食品分析学
機器分析から応用まで

[改訂版]

松井利郎・松本 清

共編

培風館

■ 編　者
松井　利郎　　九州大学大学院農学研究院
松本　　清　　九州大学名誉教授

■ 執 筆 者
池田　郁男　　東北大学大学院農学研究科　　　　　[7]
石川　洋哉　　福岡女子大学国際文理学部　　　　　[15]
受田　浩之　　高知大学教育研究部総合科学系　　　[4-2(2), 5-2, 6-1, 6-2, 8]
　　　　　　　生命環境医学部門
太田　英明　　中村学園大学栄養科学部　　　　　　[9]
熊澤　茂則　　静岡県立大学食品栄養科学部　　　　[11]
島村　智子　　高知大学教育研究部総合科学系　　　[12]
　　　　　　　生命環境医学部門
下田　満哉　　九州大学大学院農学研究院　　　　　[3-2, 13]
寺原　典彦　　南九州大学健康栄養学部　　　　　　[14]
林　　信行　　佐賀大学農学部　　　　　　　　　　[2-5]
渕上　賢一　　日本食品分析センター　　　　　　　[1]
松井　利郎　　九州大学大学院農学研究院　　　　　[3-1, 4-1, 4-2(1), 6-3, 6-4, 6-5]
松藤　　寛　　日本大学生物資源科学部　　　　　　[4-3]
松本　　清　　九州大学名誉教授　　　　　　　　　[2-1, 2-2, 2-3, 3-3(2), 5-1]
宮本　敬久　　九州大学大学院農学研究院　　　　　[3-3(1)]
渡辺美登里　　九州大学中央分析センター　　　　　[2-4, 10]

本書の無断複写は，著作権法上での例外を除き，禁じられています。
本書を複写される場合は，その都度当社の許諾を得てください。

まえがき

　近年，食品に関する研究は大きな発展をとげ，従来の栄養特性(第1次機能)，嗜好特性(第2次機能)に加え，生体調節機能(第3次機能)に関する研究が活発にされている。このような食品研究の発展は，最近の分析技術や分析機器の進歩に負うところが多く，微量成分の分離や定量法，精度の高い構造解析技術などの知識は不可決の状態になっている。したがって，食品の特性をより広く理解するためには分析法，分析技術の基礎知識とその応用発展の素養を身につけることが望まれる。

　世に「食品分析法」の成書は多いが，方法論の十分な記述ぬきに個別の成分について，実際的な分離や定量のメソッドを解説したものがほとんどである。これらは，現場の食品分析技術者には非常に便利で有益である。しかし，これから分析技術を身につけようとする学生には，メソッドに従って操作すれば中身の理解のいかんにかかわらず，こと足りると誤解されるおそれがある。また，分析機器の進歩は目覚しく，ややもすればブラックボックス化し，アウトプットされた数値を鵜呑みにして，数値が一人歩きする懸念すらある。一方，「機器分析法」などの分析機器に重点をおいた成書では，測定原理，装置，検出法などは十分解説されているが，応用例としては食品分野を志す学生には対象が分散しすぎ焦点が絞りにくい傾向がある。これから学ぶ学生には，分析法の原理・原則と特徴を理解したうえで，食品特性の理解とあいまって分析値の解釈を行う素養と能力が求められる。

　本書は，このような考えに沿って，食品分野を志す学生が機器分析法と食品特性を融合した食品の分析技術を理解しやすいように配慮した教科書である。編集にあたって，基礎編と応用編の二部構成とし，基礎編には食品の一般成分分析法と機器分析法を記載し，応用編には成分対象別に各種分析法を一括して解説する構成とした。一般成分分析法と機器分析法は本来相容れないものであるが，食品の分析では一般成分分析は避け得ない項目であり基礎編に記述した。それぞれの機器分析法の解説に各種成分の具体例を記載する方法もあるが，まず機器分析の原理・原則と特徴を理解させたいという編者の願望からの構成である。なお，応用編には，生体調節に関する成分の機能評価法を一部加えた。
　本書では，基礎的な分析化学の講義は受講していることを前提とし，分析用の器具，数値の推計学的取扱い，イオン平衡(滴定など)，溶媒抽出などは省略し

た．また，食品の物理的特性の測定法は重要ではあるが紙面の都合で割愛せざるを得なかった．各種機器分析法の応用は，成分対象の応用編で数回解説されるよう配慮したが，成分対象別では応用が記述しにくい方法については，機器分析法の解説の中で応用例を取り上げた．

　本書が食品科学，栄養科学に関する学部学生，食物学，食品学および栄養学関係の短大生の教科書として，また，食品技術者の座右の参考書としてご活用いただければ編者の喜びとするところである．

　終わりに，本書出版にあたっては培風館編集部の御助力に負うところが大きいので，ここに謝意を表したい．

2006年2月

編　者

改訂にあたって

　本書は，2006年4月に初版を発行し，基礎的かつ応用的側面から「食品分析」に関する分析法，分析装置・原理をわかりやすくとりまとめた成書として発刊してきた。食品科学，栄養科学分野の学部学生にとっては教科書として，また食品分析にかかわる技術者にとっては食品分析学を俯瞰する参考書として好評を得ている。しかし，発行後，時代に呼応した分析装置，分析法が記載されていないなど，本書においても大幅な改訂の機を迎えていた。一般成分分析法については，五訂食品成分表 (2000年) を基本としているが，その後，五訂補 (2005年)，2010年と改訂され，2015年には「日本食品標準成分表2015(仮称)」が企画されている。この間，政府は「六訂日本食品標準成分表の策定に向けての検討事項」として，国際連合食糧農業機関 (FAO) の推奨する方向への見直しを行うことが望ましいとしてきた。FAO は，タンパク質，脂肪(脂質)，炭水化物の成分量の算出にあたって，タンパク質量はアミノ酸組成から，脂肪(脂質)量は脂肪酸組成からそれぞれ求めている。また，炭水化物は単糖，二糖，オリゴ糖，多糖をそれぞれ定量のうえ，単糖当量として求めることを推奨している。今回の改訂版では，この推奨事項についての詳細な分析法は取り上げていないが，近い将来に一般成分分析法が大きく変わる可能性があることを念頭に本書を活用してもらいたい。さらに，分析法の日進月歩の進展に対応するため，質量分析法，機能性評価などについては項目の追加，改訂を行うことにした。

　昨今の食の多様化は目覚ましいものがある。その多様化を担保するのが食の安全・安心であり，また健康性である。食品の品質・機能を明らかにするうえで，客観的かつ信頼性のある成分情報を提供することが食品分析学の神髄であると考える。分析結果を鵜呑みにすることなく，結果を咀嚼し，臨機応変に対応できる真の食品分析者の育成に本書が役立つことを願ってやまない。

　本書改訂版の出版にあたり，短い改訂期間にもかかわらず迅速に対応・ご尽力をいただいた培風館編集部に衷心より感謝申し上げます。

2015年6月

編　者

目　次

第Ⅰ部　基礎編

1. 食品の一般成分分析 ——————————— 3

- 1-1 試料の調製と採取法 ………… 3
  - （1） サンプリングと縮分
  - （2） 試料調製
- 1-2 水　分 ………… 7
  - （1） 加熱乾燥法
  - （2） カールフィッシャー法
  - （3） 蒸留法
- 1-3 タンパク質 ………… 10
  - （1） ケルダール法によるタンパク質の定量
  - （2） 燃焼法（デュマ法）
- 1-4 脂　質 ………… 12
  - （1） ソックスレー抽出法
  - （2） 酸分解法
- 1-5 食物繊維 ………… 14
  - （1） 酵素-重量法
  - （2） 酵素-HPLC法
- 1-6 灰　分 ………… 17
- 1-7 炭水化物 ………… 18
- 1-8 熱量（エネルギー） ………… 18
- 1-9 国際連合食糧農業機関の推奨法 ………… 19
  - （1） アミノ酸から求めるタンパク質の分析概要
  - （2） 脂肪酸組成から求める脂質の分析概要
  - （3） 利用可能炭水化物の分析概要

2. 食品成分の定量に用いられる機器分析法 ——————————— 21

- 2-1 紫外・可視分光分析法 ………… 21
  - （1） 吸光分析の基礎
  - （2） 吸光度測定法
  - （3） 測定の実際
  - （4） 有機化合物構造解析
- 2-2 蛍光・化学発光分析法 ………… 26
  - （1） 蛍光光度法
  - （2） 化学発光法
- 2-3 イオン選択性電極法 ………… 30
  - （1） イオン電極の構成と膜電位
  - （2） pHガラス電極
  - （3） イオンセンサー
  - （4） ガスセンサー（ガス感応電極）
  - （5） 酵素電極（酵素センサー）
  - （6） 測定の実際
- 2-4 原子吸光分析法 ………… 32
  - （1） 原子吸光分析法
  - （2） 誘導結合プラズマ質量分析法
- 2-5 近赤外分光法 ………… 40
  - （1） 原　理
  - （2） 分光計と測定方法
  - （3） スペクトルの解析
  - （4） 食品への応用

3. 食品の分離・定量に用いられる機器分析法 ——— 47

- 3-1 液体クロマトグラフィー ……… 47
  - （1） カラムクロマトグラフィー
  - （2） 高速液体クロマトグラフィー
  - （3） 平面クロマトグラフィー
- 3-2 ガスクロマトグラフィー ……… 63
  - （1） 分離の原理と理論
  - （2） 装置と検出器
  - （3） GC の検出器としての質量分析計
  - （4） 恒温および昇温 GC 分析法
  - （5） GC 分析における定性と定量
- 3-3 電気泳動法 ……………… 74
  - （1） ゲル電気泳動法
  - （2） キャピラリー電気泳動法

4. 構造解析に用いられる機器分析法 ——— 86

- 4-1 赤外分光分析法 …………… 86
  - （1） 分子の振動スペクトル
  - （2） 測定装置
  - （3） 試料調製
  - （4） スペクトルの帰属と解析
- 4-2 磁気共鳴法 ………………… 90
  - （1） 核磁気共鳴法
  - （2） 電子スピン共鳴
- 4-3 質量分析法 ………………… 102
  - （1） MS 法の基礎
  - （2） 装置の概要
  - （3） マススペクトルの解析法

5. 生化学的反応に基づく分析法 ——— 114

- 5-1 酵素を用いる分析法 ………… 114
  - （1） 酵素の特徴と酵素活性
  - （2） 反応速度論
  - （3） 酵素分析法の原理
  - （4） エンドポイント法による測定の実際
  - （5） 酵素的サイクリング法
- 5-2 免疫学的反応を用いる分析法 … 120
  - （1） 抗原抗体反応
  - （2） EIA 法の原理
  - （3） EIA に用いられる酵素と標識法

第Ⅱ部　応用編

6. アミノ酸・タンパク質の分析 ——— 125

- 6-1 アミノ態窒素の定量 ………… 125
  - （1） バンスライク法
  - （2） ホルモール滴定法
- 6-2 タンパク質の定量 …………… 126
  - （1） 紫外吸収法
  - （2） ビウレット法
  - （3） ローリー法
  - （4） 色素結合法
  - （5） 蛍光法
- 6-3 タンパク質の加水分解 ……… 128
  - （1） 前処理
  - （2） 塩酸加水分解
  - （3） 過ギ酸酸化
  - （4） アルカリ加水分解
- 6-4 アミノ酸の定量分析 ………… 131
  - （1） 前処理
  - （2） 高速液体クロマトグラフィー
  - （3） アミノ酸分析計による分析
- 6-5 ペプチド・タンパク質の分離測定法 ……………… 133
  - （1） 高速液体クロマトグラフィー
  - （2） キャピラリー電気泳動法
  - （3） アミノ酸シーケンサー法

7. 脂質の分析 — 138

- 7-1 油脂の特数の測定 …………… 138
  - （1） 油脂の特数
  - （2） けん化価
  - （3） ヨウ素価
  - （4） 不けん化物価
  - （5） 酸　価
  - （6） 過酸化物価
- 7-2 脂質の分別と定量 …………… 141
  - （1） 食品中の脂質の抽出
  - （2） 溶媒分画法
  - （3） カラムクロマトグラフィー
  - （4） 薄層クロマトグラフィー
  - （5） 検 出 試 薬
  - （6） TLCで分画した脂質の抽出
- 7-3 脂肪酸組成の分析 …………… 145
  - （1） ガスクロマトグラフィー
  - （2） 高速液体クロマトグラフィー
- 7-4 グリセリド分子種の分析 ……… 148
  - （1） ガスクロマトグラフィー
  - （2） 高速液体クロマトグラフィー
- 7-5 コレステロールおよび植物ステロールの分析 …………… 149
  - （1） ガスクロマトグラフィー
  - （2） 高速液体クロマトグラフィー
  - （3） 酵素キット法

8. 炭水化物の分析 — 152

- 8-1 全糖の定量 …………… 152
  - （1） フェノール硫酸法
  - （2） アンスロン硫酸法
- 8-2 還元糖の定量 …………… 153
  - （1） レイン-エイノン法
  - （2） ソモギ-ネルソン法
  - （3） 酵素キット法
- 8-3 糖および糖アルコールの分別定量 …………… 155
  - （1） ガスクロマトグラフィー
  - （2） 高速液体クロマトグラフィー
  - （3） キャピラリー電気泳動法
- 8-4 デンプンの定量 …………… 158
  - （1） デンプンの定量
  - （2） アミロース・アミロペクチンの分別定量
- 8-5 水溶性・不溶性食物繊維の定量　159

9. ビタミンの分析 — 161

- 9-1 試料調製時の注意点 …………… 161
- 9-2 脂溶性ビタミンの分析 ………… 162
  - （1） ビタミンA
  - （2） ビタミンE（トコフェロール）
- 9-3 水溶性ビタミンの分析 ………… 165
  - （1） ビタミンB_1（チアミン）
  - （2） ビタミンC（L-アスコルビン酸）

10. 無機質の分析 — 169

- 10-1 個別金属の分析 …………… 169
  - （1） 乾式分解法と湿式分解法
  - （2） 吸光光度法
  - （3） 原子吸光分析法
- 10-2 誘導結合プラズマ質量分析法 …………… 172
- 10-3 非破壊分析の利用 …………… 174

11. 有機酸の分析 — 175
- 11-1 総有機酸量 …………… 175
- 11-2 有機酸の定性・定量分析 …… 176
  - （1） 抽出・前処理
  - （2） ガスクロマトグラフィー
  - （3） 高速液体クロマトグラフィー
  - （4） キャピラリー電気泳動法

12. 核酸関連物質の分析 — 179
- 12-1 高速液体クロマトグラフィー 179
  - （1） 前処理
  - （2） 陰イオン交換クロマトグラフィー
  - （3） イオン対逆相クロマトグラフィー
  - （4） 親水性相互作用クロマトグラフィー
- 12-2 キャピラリー電気泳動法 …… 181
- 12-3 個別的方法によるヌクレオシド，ヌクレオチドの定量 ………… 181
  - （1） 生物発光によるATPの測定
  - （2） 酵素法によるイノシン酸および鮮度関連因子の測定

13. 香気成分の分析 — 183
- 13-1 香気成分の捕集 ………… 183
  - （1） 溶媒抽出法
  - （2） ヘッドスペースガス分析法
  - （3） カラム濃縮法（固相抽出法）
  - （4） 減圧水蒸気蒸留法
  - （5） 減圧連続蒸留抽出法
  - （6） 固相ミクロ抽出法
- 13-2 ガスクロマトグラフィー …… 185
- 13-3 ガスクロマトグラフ質量分析法 ………………………… 187
- 13-4 香気成分とその官能特性 …… 187
  - （1） 官能的特性
  - （2） 香気成分

14. 色素の分析 — 190
- 14-1 カロテノイド ………… 192
  - （1） 高速液体クロマトグラフィー
- 14-2 クロロフィル ………… 192
  - （1） 高速液体クロマトグラフィー
- 14-3 ポリフェノール ………… 193
  - （1） フラボノイド系色素
  - （2） カテキン類
  - （3） アントシアニン

15. 抗酸化性評価 — 198
- 15-1 活性酸素種の捕捉と発生予防 198
  - （1） 吸光光度法によるO_2^-消去活性評価
  - （2） 電子スピン共鳴法によるO_2^-消去活性評価
  - （3） XOD阻害活性評価
- 15-2 フリーラジカルの捕捉と発生予防 ………………………… 200
  - （1） DPPHラジカル消去活性測定法
  - （2） ABTSラジカル消去活性測定法
  - （3） 活性酸素吸収能法
  - （4） ロダン鉄法・チオバルビツール酸法

索　引 — 205

第Ⅰ部
基礎編

1 食品の一般成分分析

　食品には様々な機能がある。第1次機能は栄養補給性，第2次機能は風味や嗜好性を決定する官能特性，第3次機能は生体調節性である。ここでは，食品の第1次機能に関連し，一般成分とよばれる水分，タンパク質，脂質，灰分，炭水化物(糖質＋食物繊維)の分析方法と，それらの結果を用いて算出する熱量(エネルギー)について述べる。

　一般成分の分析は，あらかじめ決められた分析条件による約束分析で行う。この分析法では分析条件が変わると結果も変わる場合があり，結果と分析条件をセットにして考える必要がある。一般成分の分析条件は多くのものが公表されており，分析の目的により取捨選択されるべきである。ここでは，一般成分が栄養に強く関連することを踏まえ，栄養表示基準の分析方法*(「栄養表示基準における栄養成分等の分析方法等について」，「平成11年4月26日　衛新第13号，別添　栄養成分の分析方法等」)を中心に解説する。ただし，同時に日本食品標準成分表の分析法や複数の書籍に記載された方法も参照する。

　栄養表示基準の分析方法は，その名の通り，栄養表示基準に従って食品の成分表示をする際，その分析値を求める方法として定められたものである。一般成分の他にも，糖類やビタミン類など様々な分析方法が記載されている。ここでも一般成分は約束分析が主体であり，原則として，そこに記載されたことをトレースしながら試験することが求められる。

1-1　試料の調製と採取法

　分析は試料全量を使って行うのが理想的であるが，試料が大量な場合にはその一部を抽出して測定する。具体的には，サンプリングにより固体を選別し，選別した固体を縮分し，縮分された部位を試料調製により均質化する。ここでは，その流れに従って説明する。

　なお，サンプリングから試料調製までの一連の操作は分析結果に直接影響を及ぼすが，再現性が悪い，もしくは予想しない分析結果が得られたときに，試料調製段階に問題がある場合が多い。調製作業を通して試料の形状，色，においが変わる様子をしっかり観察しながら，分析結果を広い視点で考察できる力を養うことが重要である。

(1)　サンプリングと縮分

　分析対象となる食品は，生物体そのものかあるいは生物由来のものであるので，同一種であっても，個体あるいは部位によって成分組成にかなりの差異がある。したがって，分析にあたっては，採取した試料が全体を代表するものでなければならない。例えば，ある魚について成分分析する場合，1匹ではその魚の代表になるとは考えにくい。そこで，魚が多数入った容器から数匹を取り出し，個体差の影響を減らす。この作業をサンプリングという。

　サンプリングは基本的に無作為試料採取(ランダムサンプリング)である。すなわち，個人的な

＊　食品表示基準(平成27年3月30日　消食表第139号)，別添　栄養成分等の分析方法等が最新。

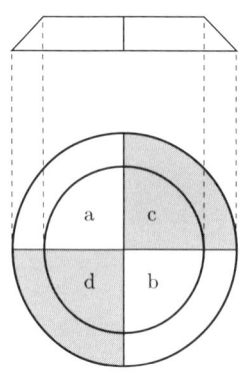

図 1-1　円錐四分法

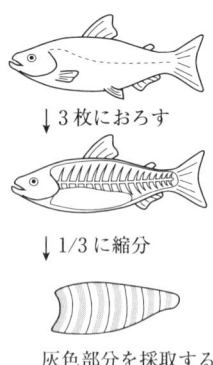

図 1-2　大型魚の三枚おろし縮分例

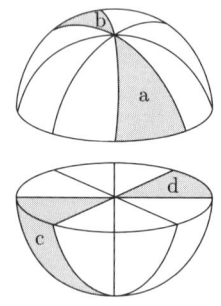

図 1-3　果実類の縮分例

偏りのない合理的な試料を得るために，統計学にのっとった方法で行われる。最も簡単なサンプリング法は単純ランダムサンプリングである。これは，乱数表やコンピューターの乱数機能を用いて母集団全体から時間的にも位置的にもランダムに，同じチャンスで試料を採取する方法である。母集団が大きすぎる場合には，全体を多数の小区分に分けて，それぞれの区分よりランダムに少量ずつ取り出す方法も採用される。場合によってはこの操作を段階的に行い，適切な試料量，個数にする。このときの試料の大きさ（採取すべき試料の量，個数）は，どの程度の情報が知りたいかというその程度（いわゆる情報の量）と，その情報を得るために要する費用との兼ね合いで決まってくる。試料の大きさを減じる一般的な基準としては，母集団の試料数（ロット，仕切り，N）の平方根（$\sqrt{N}$）が適切である。したがって，段階的に試料を採取する場合は，目安として $\sqrt{N}$ ずつ試料数を減じる。

一般に，合理的にサンプリングされた試料は，分析に供する試料としてはまだ量的に大きすぎるので，「縮分」を行う。小麦粉や穀類のように粉あるいは粒状試料の場合，よく試料を混合し清浄なシート上に円錐状に積み上げた後，上部を押さえ図1-1のように台形に広げ，台形上部に十字の線を引き4つに分ける。

図1-1の対角部分（aとb）を取り，よく混合する。他方の対角部分（cとd）は予備試料として保管する（逆でもよい）。同様の操作を試料が分析に必要な適切量になるまで繰り返す。この縮分法を円錐四分法という。粉あるいは粒状試料を機械的に混合し，分割する試料分割器も縮分にあたって効果的である。

サケやカツオのような大型魚の場合，三枚おろしにし，廃棄部位を除去して約1cm間隔に切り灰色部分を採取することにより，1/3に縮分することができる（図1-2）。形の長いものや平たいもの，例えば，ニンジン，ホウレンソウの葉，キュウリなども等間隔に切り，魚の場合と同様に縮分する。リンゴやオレンジのような果実類の場合，まず赤道方向に分割し上下に切り分け，偏りのないように上下を互い違いに取って場所による偏りをなくすようにする（図1-3）。

ミルクやシロップのような液体食品の場合，密閉した容器を回転させたり，振とうさせたりして均一化した後，一定量を採取する。

(2) 試料調製
a. 粉砕（摩砕）

縮分された試料が試料の平均組成となるように均質化する。均質化は基本的にフードプロセッサーなどの器具を用いて行う。この作業を粉砕（摩砕）という。

粉砕で用いる器具のうち，最も基本的な器具は磁性乳鉢である。磁性乳鉢は基本的に手作業で行うため，少量の場合のみに制約される。そこで，試料点数や量が多いなどの場合はフードカッター（図1-4）などの器具を使う。

調製時の注意点は，調製により進行する成分変化をできるだけ止めることと，コンタミネーション（汚染）を防ぐ点にある。

成分変化を止めるためには，酸化，熱による変化，紫外線による分解などに注意を払う。特に，ビタミンは分解しやすい成分の1つであり，試料の均質化をやりすぎると，調製後の試料組成が大きく変わることがあるため，注意が必要である。水分含量も容易に変化することがあるため，吸湿や放湿を抑える配慮をしつつ調製する。いずれにせよ，すばやく，かつ，必要最低限の調製操作を行うことが必須である。

コンタミネーションを防ぐためには，調製に使う器具を常に清潔に保つことである。そのため，フードプロセッサーなどは，試料が接触する容器やカッター部など，分解清掃できるようなものを選択する必要もある。なお，微量元素や鉄の分析を行う予定がある場合には，ステンレス製のカッターや容器に使われた金属に由来するコンタミネーションが発生する可能性がある。このような場合は，セラミック製の器具を使う方が安心である。フードプロセッサーの他に，目的に応じて手動式ローラーミル（図1-5），ホモジナイザー（図1-6）などを用いる。

固体試料は，形状，粒度などが不均一に分布しているものが多く，全体的に微細化する。粉砕後の粒子は目安として目開き0.5 mmのメッシュ（篩）を通過する程度まで行うが，目開き幅に明確な決まりはなく，分析結果に再現性が担保できる粒子サイズであればよい。

水分の多い野菜，果実，魚介類，肉や各種加工食品などは，摩砕，すなわち，すり潰して均質にする。

固体試料，水分含量が高い試料とも，図1-4～図1-6に示した器具の他に，磁性乳鉢などを用

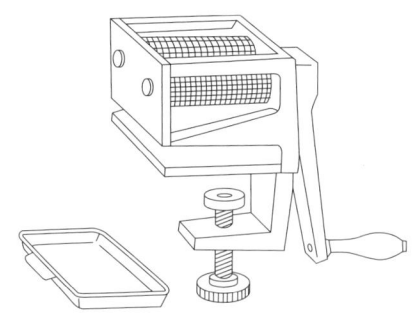

図 1-5 手動式ローラーミル

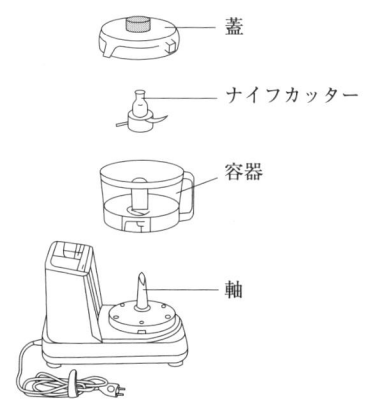

図 1-4 フードカッター

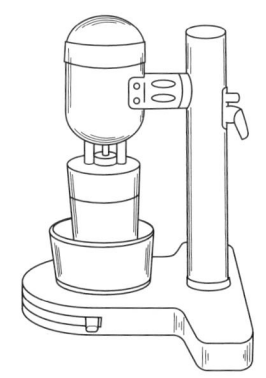

図 1-6 ホモジナイザー

いて粉砕(摩砕)する。

b. 予備乾燥もしくは予備脱脂

試料は原則的に直接粉砕するが，水分や脂質の多い食品はそのままでは粉砕が困難な場合がある。その場合，予備乾燥や予備脱脂すると粉砕がスムーズになるものがある。ただし，一定以上の温度で加熱すると壊れてしまうビタミンなどを測定する場合はこの方法は選択できないので，実施する場合にはこれから測定する成分を確認することが必要である。

予備乾燥：水分が迅速に蒸発するように表面積を広げて採取容器に一定量を取り，試料重量を秤量する(風袋を引いた予備乾燥後の試料重量を S_1 g とする)。次に，湯浴上あるいは通風乾燥器中で 60℃ 程度の温度で加熱乾燥する。このとき，温度を上げすぎると褐変する場合があるので注意する。加熱乾燥後，室温で 1～2 日間放置して秤量する(風袋を引いた予備乾燥後の試料重量を S_2 g とする)。これを風乾試料という。S_1, S_2 を記録しておき，風乾試料の水分測定データと合わせて水分含量(g/100 g)を算出する。

予備脱脂：油脂を多く含む種実や油脂加工食品を粉砕する場合，油脂がしみだし，器具に付着して回収が困難になり，結果として脂質の損失をまねく。したがって，予備的な脱脂を行った後，粉砕して分析試料とする。まず，秤量した試料(S_1 g)を粗挽きし乾燥させる。この試料を三角フラスコに移し，エーテル(ジエチルエーテル)200～300 ml を加える。この際，粗挽きに用いた器具を少量のエーテルで数回洗いながら三角フラスコに移し，密栓して 1 日放置する。翌日，フラスコ上部のエーテル相をメスフラスコに移し，内容物をあらかじめ重量測定したろ紙をセットした漏斗でろ過する。三角フラスコとろ紙上の試料(内容物)を新しいエーテルで洗浄し，ろ液と洗液を先のメスフラスコに集める。ろ紙上の試料は，ろ紙を広げて風乾し，エーテルを蒸発させた後，60℃ で乾燥後，1～2 日放置して水分平衡に達した後に秤量する。ろ紙の重量を差し引いたものが予備脱脂された試料の風乾重量(S_2 g)である。一方，メスフラスコに標線までエーテルを加え，混合した後に一定量を取ってあらかじめ恒量を測った恒量ビン中でエーテルを蒸発させた後，105℃ で乾燥し恒量になるまで秤量を繰り返す。秤量ビンの重量を差し引いた値を全試料に対して換算して得た値を S_3 g とする。脱脂風乾試料から求めた脂質量 S_4 g との合計 $(S_3 + S_4)$ g が全脂質量である。予備脱脂は脂質に富む食品には適しているが，脂溶性ビタミンの定量を行う場合には避けなければならない。

c. 食品群別の試料調製法

穀類，豆類，種実類：米，麦，アワ，ヒエなどの小粒の穀類はそのまま粉砕する。小豆，インゲン豆，大豆はローラーミルで粗挽きする。粗挽きはプラスチックで囲いをした簡易チャンバーかポリエチレンあるいはポリプロピレン袋でトンネルドーム(図 1-7)を用意して，その中ですばやく操作する。大粒のインゲン豆類やソラマメは，二重にした厚手のポリ袋中に入れ，外から木づちで叩いて砕いた後，ローラーミルで粗挽きする。水分の多いめし，生めん，ゆでめんなどは厚手のポリ袋中に入れ，外から揉んで水分の蒸発を防ぎながら均一にする。脂質含量の多いものは，必要に応じて予備脱脂を行う。

魚類，肉類：魚類は部位により成分含量が異なる。複数(4～5 匹)個体を 3 枚におろし，1 cm 間隔で細切りしながら二重のポリ袋に集め，全量を混和し調製試料とする。縮分する場合は 1 切れあるいは 2 切れおきに採取する。操作中の水分が変化しないようにすばやく処理する。調製試料をフードカッターで摩砕し，十分に均質化する。肉類は脂身の偏在で測定値が変動するので，縮分にあたっては筋肉部と脂身部の比率が変わらないよう

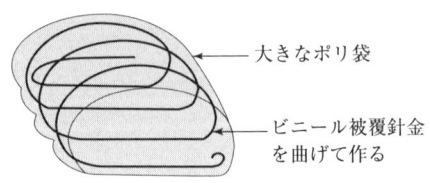

図 1-7　ポリ袋トンネルドーム

に注意する。その後は，魚肉と同様に処理して測定試料とする。

乳類，乳製品：穏やかに混和して均質化する。クリームが分離している場合は，約40℃に加温して均質化後，室温まで冷却する。発酵乳は液が分離している場合があるので，全量をホモジナイザーで均質化して測定試料とする。チーズは各部位より少量ずつ取り1/3～1/4に縮分し，乳鉢で潰して混和する。バターは各部位より少量ずつ取り，加温して混和する。粉乳類は吸湿性が強いので，二重にしたポリ袋に試料を移し，密封して振り混ぜて混和する。なお，ホモジナイズされていない牛乳やクリームは，混和により個体と液体に分離するので注意する。

卵類：全卵を分析する場合は，5個体以上を取り，割卵し，内容物をポリ袋に入れ密封し，袋ごと揉んで均質化する。フードプロセッサーなどで均質化するときは泡立たないよう注意する。卵黄，卵白に分けて分析する場合は，割卵し，卵黄と卵白に分け，それぞれの重量を測定しておく。卵黄は大型のろ紙上に取り，静かに転がして付着している卵白を除く。それぞれを全卵と同様に処理する。

野菜，果実類：野菜類はそれぞれ形状が異なるので形状に合わせた試料調製を行う。キュウリ，大根，ニンジンなどすりおろし可能な試料の場合，水洗いし，清浄なタオルなどで水分を拭き取る。廃棄部位を除去した後，形状に応じた縮分（図1-2あるいは図1-3）を行い，調理用のプラスチックすりおろし器ですりおろす。十分混和して測定試料とする。キャベツ，白菜などは，廃棄部位を除去した後に縮分し，セラミック包丁で1～2 cm片に細切りした後，フードプロセッサーで摩砕混和する。果実類は縮分し（図1-3），1～2 cm片に細切りした後，フードプロセッサーで摩砕混和する。

d. 調製された試料の保管

調製した試料は速やかに分析するのが原則であるが，保管後に試験する場合もある。その場合，適切に保管しないと成分が変化してしまう。保管するときは，①水分の蒸発あるいは吸収，②微生物による影響，③酵素による影響，④空気による酸化，などに注意する。対処策の例をあげると，①水分変化の防止には，密閉容器を用い，容器の空間をなるべく少なくする，②微生物の影響および③酵素の影響を防ぐためには，冷凍保管がよい。④酸化防止には試料保存容器の空きスペースを窒素ガスなどで置換するか，できる限り空間が小さくなる容器を選定する。

保管に用いる容器は50～100 g程度が入る大きさとし，複数の容器に小分けする。容器には識別を付けるが，容器に直接書いた文字は冷凍・解凍を繰り返すと消えてしまうことがあるので注意する。

1-2 水 分

(1) 加熱乾燥法

水は加熱すると蒸発する特性を利用し，加熱前後の重量変化を調べて測定する方法である。

加熱乾燥法には乾燥器庫内を大気圧とする常圧加熱乾燥法，減圧状態にする減圧加熱乾燥法がある。さらに，圧力条件とは別に使用する容器の相違により，乾燥助剤法とプラスチックフィルム法がある。

多くの試料は常圧加熱乾燥法で測定できるが，加熱により褐変反応などが生じる場合には減圧加熱乾燥法を選択する。減圧加熱乾燥法では，乾燥温度を下げても水分が揮発するため，不要な化学反応を抑えるメリットがある。

圧力条件に加え，加熱温度と時間の組合せを考えると，非常に多数の組合せが考えられるが，採用すべき分析条件は，栄養表示基準に記載された分析条件を参照するとよい（表1-1）。栄養表示基準は加工食品を対象としており，食品素材は表1-1に記載がないことも考えられる。その場合は食品素材を対象とした日本食品標準成分表の分析条件を参照するとよい。それでも，条件が見つけられない場合，成分組成を考えて，最も組成が類似すると考えられる食品の試験条件を選択することになる。

表 1-1　加熱乾燥法による水分定量条件の例[1]

食品群	乾燥温度(℃)	乾燥時間
穀粒,乾めん,せんべい類	135	3
穀粉(小麦粉,そば粉など),デンプン類	135	1-2
めし,生めん,ゆでめん	135	2
パン類(菓子パンなど異種材料を多く含むものを除く)	135	1
いも類	100	5
切干しいも,乾燥マッシュポテト	105	3
大豆および油の多い豆類(全粒)	130	3
その他の豆類	135	3
きな粉,脱脂大豆,凍豆腐	130	1
煮豆	V 100	5
油あげ,豆腐,納豆	100	5
みそ	V 70	5
精製糖	105	3
液状糖,転化糖	V 100	2-3
糖みつ	V 90	3
油脂	105	1
種実(乾燥品,ロースト品)	130	1
くり,ぎんなん	130	2
魚介類およびその加工品	105	5
獣,鳥,鯨肉およびその加工品	135	2
卵	V 100	5
液状乳,クリーム,アイスクリーム	98-100	3
発酵乳,乳酸菌飲料	V 100	4
粉乳,練乳	98-100	3-4
チーズ	105	5
野菜,果実およびその加工品	V 70	5
きのこ,海藻	105	5
甘酒,酒粕	V 70	5
茶	98-100	5
コーヒー豆,ココア	105	5
しょうゆ,ソース,乾燥スープなど調味料	V 70	5
生・半生菓子	105	5
洋菓子	V 70	5

Vは減圧加熱乾燥(vacuum)を示す。減圧度の目安は5～100 mmHg程度である。

a. 秤量容器

蓋付アルミ製秤量容器(図1-8)：粉状,粒状で粘性の少ない試料に使う。試料採取前に恒量を求めておく。

ガラス製秤量容器(乾燥助剤法)：加熱すると表面が被膜で覆われ,それ以上水分が蒸発しなくなる試料に適用する。採取した試料に乾燥助剤を加えて撹拌することで表面積を広げ,被膜の影響を

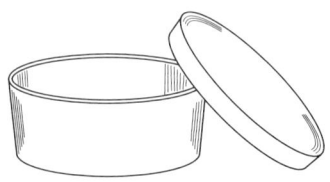

図 1-8　アルミニウム製秤量容器

1-2 水分

最小限にして水分を十分に揮発させる方法である。乾燥助剤にはケイ砂やけいそう土（セライト）が一般的である。もし，これらの乾燥助剤の精製度が高くない場合は希塩酸などで洗浄処理してから使用する。

なお，ガラス製秤量容器（乾燥助剤，ガラス棒入り）は，いずれも試料測定と同温度で1～2時間乾燥後室温まで放冷し，試料を入れないときの恒量（W_0 g）を求めておく。

b. 試料採取

容器を問わず，適量の試料（目安として2～3 g）を採取し，秤量（W_1 g）する。

アルミ製秤量容器に採取した場合は，表面積を増やすため，試料を広げる。ガラス製秤量容器に採取した場合は，試料と乾燥助剤がよく混和するように，ガラス棒でかき混ぜてから湯浴上（60℃程度）で加熱する。しばらくすると，水分の蒸発に伴い乾燥助剤が固まるので，ガラス棒で固まりを崩す。

c. 測定

あらかじめ乾燥器を所定の温度に設定し，そこに試料採取した秤量容器を入れる。この際，アルミ製秤量容器の場合は，蓋をずらす。

乾燥器のドア開閉により若干温度が下がるので，設定温度に戻ってから時間を計測する。

減圧加熱乾燥法では，ドアを閉めた後に真空ポンプで吸引し，所定の減圧度に達した後も測定終了まで吸引する。ドア開閉により温度が下がるが，放置するともとに戻る。

乾燥時間に達したら，秤量容器を取り出す。この際，アルミ製秤量容器の場合は，すばやく蓋をする。

減圧加熱乾燥法では，吸引ポンプの扱いに十分な注意が必要である。吸引ポンプを突然停止すると，庫内圧力と大気圧差の関係で吸引ポンプの潤滑オイルが乾燥器庫内に逆流するなどの問題が生じることがある。また，減圧状態を一気に大気圧に戻すと，庫内の試料が舞ってしまうこともあるので注意する。必ず減圧乾燥器の構造と取扱方法を習得してから操作する。

d. 放冷と測定

乾燥器から取り出した容器は，シリカゲルなどの乾燥剤を入れたデシケーターで室温まで放冷し，室温になった後，秤量する（W_2 g）。必要に応じて，恒量になるまでこの操作を繰り返す。繰り返す際は，同じ乾燥温度で，乾燥時間を1～2時間にして放冷，秤量する。恒量の判断は，前後2回の重量差が0.5 mg以下になったときに恒量とする。

e. 計算

以下の式から求める。

$$\text{試料中の水分}(g/100\,g) = \frac{W_1 - W_2}{W_1 - W_0} \times 100$$

なお，加熱乾燥法において，アルコール類，酢酸などの揮発酸も揮発して重量変化に影響することがある。その場合は，これらを個別に測定して，差し引くことで水分とする。

粘性が高い試料やペースト状の試料の容器として，ポリエチレンフィルムを使った方法（プラスチックフィルム法）があるが，乾燥助剤法で適応できる場合には，そちらで試験してもよい。

（2） カールフィッシャー法

カールフィッシャー（Karl Fischer）法は，水そのものの化学反応による定量法である。この方法は，加熱乾燥法で測定するのが難しい水以外の揮発性成分を多く含んだ試料や，加熱すると酸化により重量変化する脂質含量が100 g/100 gに近い試料などに適用する。カールフィッシャー試薬（KF試薬）は，ヨウ素，二酸化硫黄（無水亜硫酸），ピリジンの混合液からなっており，この試薬はメタノールを含む溶媒中において，次式のように水と定量的に反応する。

$$H_2O + I_2 + SO_2 + 3\,C_5H_5N$$
$$\longrightarrow 2\,C_5H_5NHI + C_5H_5NSO_3$$
$$C_5H_5NSO_3 + CH_3OH$$
$$\longrightarrow C_5H_5NHSO_4CH_3$$

注意点として，カールフィッシャー試薬は，水以外にアスコルビン酸，ヒドラジン誘導体，活性

ケトン，活性アルデヒド，過酸化物，金属酸化物とも反応するため，これらの成分含量が高い試料は影響を解消する方法を選択する必要がある。

なお，カールフィッシャー法は，複数の機器メーカーから測定装置が販売されており，市販の分析機器を用いることが一般的である。そこで，事前に注意すべき試料や，マトリックスの影響，さらにその除去方法などについて，メーカーが提供する情報にしっかり目を通す。

カールフィッシャー装置には容量滴定法の他に，ヨウ素の化学変化を電気量に換算して定量する電量滴定法がある。

表 1-2　窒素・タンパク質換算係数[1]

食品名	換算係数
小麦(玄穀)，大麦，ライ麦，えん麦	5.83
小麦(粉)，うどん，マカロニ，スパゲティ	5.70
米	5.95
落花生，ブラジルナッツ	5.46
くり，くるみ，ごま，その他のナッツ類	5.30
アーモンド	5.18
かぼちゃ，すいか，ひまわりの各種実	5.40
大豆，大豆製品(植物性タンパク，調味植物性タンパク，豆乳類を除く)，しょうゆ	5.71
乳，乳製品，マーガリン	6.38
ゼラチン	5.55

（3）蒸留法

水と混和しない有機溶媒中で試料を加熱し，水と溶媒の共沸混合蒸気として蒸留する。この蒸気を冷却し，分離した水を目盛管に集め容量を測定する。スパイス類など，揮発成分を含む試料に適用することができるが，可能な限り加熱乾燥法を選択するのがよい。また，有機溶媒を加熱するため，操作をドラフトチャンバー内で行うなど，健康面・安全面での配慮を忘れてはならない。

1-3　タンパク質

タンパク質は，構成するアミノ酸の構成元素である窒素を定量し，それに係数を乗じて求める。

食品のタンパク質に含まれる窒素含量比率は一般的に平均約16%である。そこで，$100/16 ≒ 6.25$という窒素・タンパク質換算係数を乗ずることによりタンパク質を算出する。ただし，表1-2に示された食品は該当する窒素・タンパク質換算係数を使う。

この手法の問題点は，試料に含まれる窒素は，すべてタンパク質として評価されてしまうことにある。例えば，キチンやキトサンなどの多糖，もしくは核酸，含窒素脂質(レシチン)，カフェイン(茶類，コーヒー，ココア類，チョコレート類に含有)，テオブロミン(ココア類，チョコレート類に含有)には窒素が含まれているため，これらの窒素もタンパク質として評価されてしまう。この問題を解消するため，測定方法が確立しているカフェインおよびテオブロミンに関しては，各々を個別定量して，全窒素量から差し引いた値に，窒素・タンパク質換算係数を乗じてタンパク質を算出する方法がある。この手順は，非タンパク態窒素の影響を排除するために有効な方法である。また，野菜類にも硝酸態窒素が含まれていることが知られており，サリチル酸添加改良ケルダール法で硝酸態窒素を含む全窒素を定量し，別に定量した硝酸態窒素を差し引いて，タンパク質を算出する方法が用いられる場合がある。

（1）ケルダール法によるタンパク質の定量

1883年にケルダール(J. Kjeldahl)によって提案され，その後非常に多種多様な改変・改良が重ねられ現在に至っている。この方法では，タンパク質を含む試料に濃硫酸を加え，若干の触媒とともに強熱すると，分解と酸化還元が同時に起こり，試料中の窒素はアンモニアになり，硫酸アンモニウムとして分解液中に残る。これに過剰の水酸化ナトリウムを加えて蒸留すると，アンモニアが留出する。留出するアンモニアを弱酸であるホウ酸溶液に吸収させた後，硫酸標準液で滴定して窒素量を算出する。

ケルダール分解に用いる触媒は，これまでに多くの化合物が検討されてきたが，環境汚染問題に

関連して，硫酸カリウムと硫酸銅の併用が一般的である。

ケルダール法には複数の改良法があるが，ここでは，栄養表示基準に記載された方法を解説する。この方法は基本的な分析操作であるが，分解，蒸留，滴定の工程を自動で行う分析装置も市販されており，このような装置を活用すると様々なメリットがある。ただし，測定原理を正しく理解し，かつ，使用方法を的確に習得する必要がある。

a. 分　解

必ずドラフトチャンバーなどの排気装置内で実施する。

200 ml容ケルダール分解フラスコに，試料の適量(S g)を精密にはかり，分解促進剤(硫酸カリウム：硫酸銅(Ⅱ)五水和物＝9：1) 5 gを加え，濃硫酸 15 mlを加える。硫酸の状態を見ながら穏やかに振り混ぜて，分解用加熱装置にセットして加熱する。この際，最初は緩やかに加熱する。当初，液が黒化して泡立つ。特に，糖質や脂質含量が高い試料は発泡して，分解フラスコからあふれることがあるため注意する。黒色粘稠液になったら加熱を強め，反応を進める。液の色が青色や青緑色で透明な液になるので，さらに，1～2時間加熱(強熱)して分解を完了させる。

b. 蒸　留

直接蒸留装置(図1-9)を用いる。

室温程度になった分解液に，水約 120 ml，少量の粒状亜鉛の順で加え，静かに30％水酸化ナトリウム溶液 70 mlを加えて，ただちに蒸留装置に連結する。次に，加熱して蒸留し，アンモニアをホウ酸溶液で回収する。アンモニアをすべて回収するため，4％ホウ酸溶液 40 mlを入れた三角フラスコを留出口がホウ酸溶液の液面より下にあるように装着してから，水酸化ナトリウムを加える操作を行う。

蒸留操作は，液量が 120 mlになったら留出口を液面から離し，さらに 150 mlまで蒸留する。

c. 滴　定

蒸留液に混合指示薬(0.2％メチルレッドと0.2％ブロムクレゾールグリーンの95％エタノール

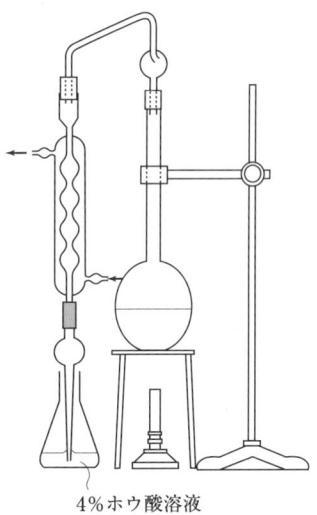

4％ホウ酸溶液

図 1-9 直接蒸留装置の例

溶液を1：5で混合)を数滴加え，0.05 mol/l硫酸標準溶液で滴定する。液の色が青(緑色)，無色を経て桃色に変わる点を終点とする(V_1 ml)。別に空試験として，試料の代わりにショ糖を試料と同量採取し，前記同様に操作して分解，蒸留，滴定する(V_0 ml)。

なお，ビュレットは 0.05 mlの刻線付きで容量 25 ml以下，テフロンコックのものを用いる。

d. 計　算

試料採取量，滴定量，0.05 mol/l硫酸のファクターを以下の式に代入して窒素含量を求め，さらに窒素・タンパク質換算係数を乗じて求める。窒素・タンパク質換算係数は基本的に6.25であるが，表1-2に記載がある食品は該当する係数を用いる。

$$窒素(g/100 g) = 0.0014 \times \frac{(V_1 - V_0)f}{S} \times 100$$

(f：0.05 mol/l硫酸標準溶液のファクター)

タンパク質(g/100 g)
　＝窒素(g/100 g)×窒素・タンパク質換算係数

(2) 燃焼法(デュマ法)

燃焼法*(デュマ(Dumas)法)は，試料を高温で燃焼し，生じるガスを還元して窒素ガスの形と

し，熱伝導度検出器で定量する方法である。アメリカでは古くから用いられていた方法で，得られる結果はケルダール法による値とほぼ一致することから，AOAC**においては，穀類，油糧種子，肉および肉製品の公定法として採用されている。

同法は，硫酸を用いた分解処理を必要としないため，安全で，かつ，ドラフトチャンバーなどの設備も不要であるため導入しやすい分析法である。さらに，ケルダール法に比較して測定時間の短縮が期待できることから，スピーディーに分析結果を得られる。

国内外の複数メーカーから専用装置が市販されており，仕様も様々なことから，使用目的に合致した機種選定ができる。

1-4 脂　　質

一般に脂質は，水に不溶で，エーテル(ジエチルエーテル)，石油エーテル，クロロホルム，ヘキサンなどの有機溶媒に可溶であることから，試料に含まれる脂質を有機溶媒で抽出し，溶媒留去後の残渣重量を測定して脂質含量とする方法が用いられる。ただし，試料によってデンプン質に脂質が結合する場合，脂肪球の形で存在する場合など，脂質の存在状態により酸やアルカリを用いた前処理が必要になる。

分析方法は複数あるが，ここではエーテルを還流して脂質抽出するソックスレー(Soxhlet)抽出法，試料を塩酸分解後にエーテルで抽出する酸分解法について説明する。

(1) ソックスレー抽出法

ソックスレー抽出器内の試料を繰り返しエーテルで抽出し，抽出物を抽出器下部の受器に集め，溶媒を留去して，抽出物の重量から脂肪含量を求める。脂質含量が高く，組織成分と結合している

＊　食品表示基準(平成27年3月30日　消食表第139号)，別添　栄養成分等の分析方法等に収載。
＊＊　AOAC：1884年にアメリカ国内の肥料検査法の統一を目的に設立された団体Association of Official Agricultural Chemists を起源とする。変遷を経て，現在の正式名称は AOAC International という。

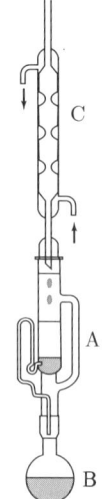

図 1-10　ソックスレー抽出器
A：抽出管(円筒ろ紙を入れる。Cで冷却されたジエチルエーテルが溜まり抽出，サイフォンの原理でBに戻る)，B：フラスコ(エーテルを入れる。ここを加熱するとエーテルは気化してCまで上がり，冷却されてAに落ちる)，C：冷却管(気化したエーテルを冷却して液体に戻す)

脂質が少ない食品や，乾燥時粉末あるいは容易に粉砕できる状態にある食品に用いる。

試料を直接粉砕するか，あるいは適切な前処理後，乾燥処理し，ソックスレー抽出器(図1-10)を用いて抽出する。

a. 前　処　理

乾燥試料：基本的に試料を円筒ろ紙に秤量し，脱脂綿を円筒ろ紙に軽く詰めて蓋をする。次に，100〜105℃の電気乾燥器で2〜3時間乾燥する。水分量が多くタンパク質に富む肉，魚，種実類のうち，脂質含有量の多いものはビーカーなどに試料を秤量し，けいそう土(セライト)を加えてよくまぶして乾燥後，乳鉢中で粉砕して，円筒ろ紙に移す。この際，乳鉢は少量のエーテルを含ませた脱脂綿でふき取り，脱脂綿ごと円筒ろ紙に入れる。試料は円筒ろ紙の2/3を超えないように注意する。

みそ類，納豆類：精密にはかった調製試料10gを約100 mlの熱水に溶解し，ろ過する。この際，ろ過は，あらかじめNo.5 A(アドバンテック

1-4 脂　質

東洋)のろ紙上に，けいそう土(セライト)層(水に懸濁した約5gのけいそう土(セライト)を流す)を作ったブフナー漏斗で行う。ろ過後，けいそう土(セライト)層を乳鉢に移し，無水硫酸ナトリウム30gを加えてよくすり潰した後，円筒ろ紙に移す。

ジャム，果実類など：多量の糖および有機酸を含むジャム，ゼリーあるいは果実類ソース類は，温湯約200 mlを加えて溶解する。冷却後，数%程度の硫酸銅溶液約10 mlを加えて混和し，リトマス試験紙が中性(または微酸性)になるまで数%程度の水酸化ナトリウム溶液を加える。沈殿が生じるので，これを沈降させて，No.5A(アドバンテック東洋)のろ紙にろ過して，沈殿を集める。沈殿をろ紙ごと100℃の定温乾燥器に入れて2時間乾燥した後，円筒ろ紙に移す。

b. 測　定

試料を入れた円筒ろ紙の入口に脱脂綿を軽く詰め，抽出管に入れる(図1-10，A)。受器のフラスコ(図1-10，B)は事前に100〜105℃で1〜2時間乾燥し，デシケーターで1時間放冷後，0.1 mgまではかって恒量(W_0 g)を求めておく。これにエーテルを約2/3容入れ，冷却管(図1-10，C)を連結してソックスレー抽出器で8〜16時間抽出を行う。ただし，みそ類，納豆類は，10時間抽出する。

なお，コーヒー焙豆，インスタントコーヒーは，AOAC法に準じてジエチルエーテルの代わりに石油エーテルを用いて抽出する。

抽出時間が経過した後，抽出管から円筒ろ紙をピンセットなどで取り出し，フラスコに残るエーテルを抽出管に移すため，再び冷却管に連結する。フラスコを加温し，エーテルが抽出管に移った後，フラスコを取り外し，単独で加温して，フラスコ中のエーテルを完全に蒸発させる。この際，フラスコを横に寝せるなどしてエーテルを飛びやすくする。最後に，フラスコの外側をガーゼでふき，100〜105℃で1時間乾燥する。乾燥後，デシケーターで放冷し，秤量して恒量(W g)を求める。フラスコにエーテルが残った状態で乾燥すると危険なため，エーテル臭がなくなったことを確認してから乾燥処理する。

c. 計　算

以下の式から求める。

$$脂質(g/100\ g) = \frac{W - W_0}{S} \times 100$$

(S：試料採取量(g))

(2) 酸分解法

デンプン質を多く含む試料(穀類)，脂質含有量の少ない種実類，豆類，野菜類，卵類，きのこ類，藻類，調理加工食品などに適用される。脂質を結合(包含)するデンプンを酸分解して脂質を抽出しやすくした後に，エーテルを中心とした有機溶媒で抽出する。抽出した脂質は重量を指標として求められる。

a. 酸分解

適量の試料を50 ml容ビーカーに精密にはかり(S g)，エタノール(95%(V/V))2 mlを加え，ガラス棒でよく混和する。次に，乾燥試料は25 wt%塩酸(36 wt%濃塩酸：水=25：11)，水分含量が高い試料は濃塩酸10 mlを加えて混和し，時計皿をかぶせて70〜80℃で30〜40分間加温する。加温中，ときどき撹拌する。

b. 抽　出

放冷後，内容物を抽出管(マジョニア管(図1-11)またはレーリッヒ管)に移す。ビーカーとガラス棒をエタノール10 ml，エーテル25 mlで洗浄

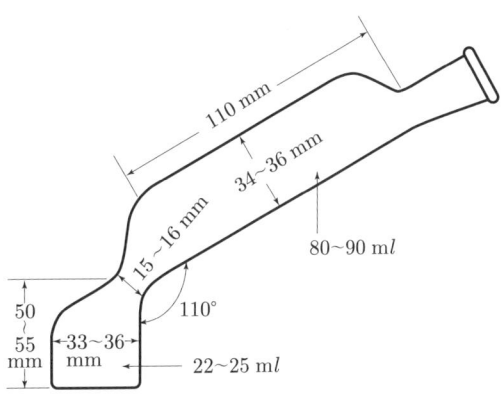

図1-11 マジョニア管(寸法は目安)

し，洗液を抽出管に集める。

マジョニア管は水槽がくびれの先の部分に溜まり，くびれより入口側に有機溶媒を集める構造になっている。そのため，マジョニア管を使った抽出操作では，水層量が約 25 ml より少なくなるよう液量を調節する。栓をして軽く振って混和すると，ガスが発生して圧力が上がるため，栓をゆっくり回して抽出管内のガスを抜く。再び栓をして 30 秒間激しく振り混ぜる。この時も内圧が上がり蓋が飛びやすくなるので注意する。次に，石油エーテル 25 ml を加え，同様にして 30 秒間激しく振り混ぜる。上層が透明になるまでしばらく静置し，脱脂綿を詰めた漏斗でろ過する。ろ液はあらかじめ 100〜105℃ で 1 時間乾燥後，デシケーターで 1 時間放冷して恒量(W_0 g)を求めたフラスコに集める。抽出管内の水層に再びエーテルと石油エーテル各 20 ml ずつの混液を加え，同様に操作し，エーテル混液層をろ過してフラスコに集める。再度，抽出管内の水層にエーテルと石油エーテル各 15 ml ずつの混液を加え，この操作をもう一度繰り返す。その後，抽出管，栓，漏斗の各先端をエーテル・石油エーテルの等量混液で洗い，これも抽出管に集める。フラスコ内のエーテル混液をロータリーエバポレーターで留去後，フラスコを取り外して単独で加熱してフラスコ中のエーテル混液を完全に蒸発させる。この際，フラスコを横に寝せるなどしてエーテルを飛びやすくする。ロータリーエバポレーターの水浴温度は 70〜80℃ とする。

最後に，フラスコの外側をガーゼでふき，100〜105℃ で 1 時間乾燥する。乾燥後，デシケーターで放冷し，秤量して恒量(W g)を求める。フラスコにエーテルが残った状態で乾燥すると危険なため，エーテル臭がなくなったことを確認してから乾燥処理する。恒量後，フラスコにジエチルエーテルまたは石油エーテルを加えて穏やかに加温し，抽出物が可溶することを確認する。もし，不溶物が含まれている場合は，エーテルまたは石油エーテルでフラスコを洗浄し，恒量を調べた別のフラスコに移して溶媒留去後に秤量する。あるいは，不溶物が生成する可能性を予想する場合，あらかじめエーテルおよび石油エーテル層を分液漏斗などに全量移し，水による洗浄操作を 2〜3 回行う。その後，硫酸ナトリウム（無水）を用いた脱水ろ過を行いエーテル層をフラスコに集め，溶媒を留去して恒量を求める。

c. 計　算

以下の式から求める。

$$脂質(\text{g}/100\text{ g}) = \frac{W - W_0}{S} \times 100$$

(S：試料採取量(g))

1-5　食物繊維

食物繊維には整腸作用やコレステロール低減作用などの第 3 次機能があり，食品に機能性という付加価値を付ける成分の 1 つである。食物繊維の分析方法のうち，最も代表的な手法はプロスキー（Prosky）（変）法である。この分析法は，アミラーゼおよびプロテアーゼによりデンプンやタンパク質を分解後，エタノール添加により食物繊維を沈殿させて回収し，回収物を重量法により定量する測定原理である。プロスキー法は食物繊維として 1 つの分析結果を得るが，プロスキー変法では不溶性食物繊維と水溶性食物繊維の 2 つの分析結果を得る。分析法の詳細は後述するが，両者の相違点は，エタノール添加による食物繊維沈殿形成させるタイミングと，それをろ過で回収する回数にある。ただし，注意点があり，プロスキー変法で求められる水溶性食物繊維は比較的高分子なものに限定される。難消化性オリゴ糖など，低分子水溶性食物繊維は測定対象にならない。これを含めて分析する必要がある場合は，栄養表示基準に記載された酵素-HPLC*法を選択する。栄養表示基準には，食物繊維の分析方法として，酵素-重量法および酵素-HPLC 法の 2 つが定められている。酵素-重量法は，プロスキー法とほぼ同じである。酵素-HPLC 法は，酵素-重量法で生じ

---

*　HPLC：高速液体クロマトグラフィー（high-performance liquid chromatography）のこと（3-1 節）。

1-5 食物繊維

表 1-3 食物繊維区分と分析法の関係

区分	プロスキー変法	栄養表示基準	
		酵素-重量法(プロスキー法)	酵素-HPLC法
不溶性食物繊維	○	○	○
(高分子)水溶性食物繊維	○	(一括測定)	(一括測定)
(低分子)水溶性食物繊維	×	×	○

るエタノール沈殿後のろ液に残存する低分子水溶性食物繊維をHPLCで分析し，同時に実施する酵素-重量法による結果と合計する。なお，酵素-HPLC法における低分子水溶性食物繊維の定義は，試験溶液に含まれる重合度が3以上のオリゴ糖類が該当する。

表1-3に，食物繊維の区分とプロスキー変法および栄養表示基準の方法（酵素-重量法，酵素-HPLC法）の関係性を示す。

ここでは，酵素-重量法（プロスキー法）および酵素-HPLC法の試験概要について説明する（プロスキー変法による個別定量については，8-5節を参照）。

(1) 酵素-重量法
a. 試料調製
基本は前述の試料調製と採取法に記載した手法で行う。この際の注意点は，粒度が試験結果に影響するため，必ず2 mm(10メッシュ)以下にすることである。

水分が高含量の試料は，事前に予備乾燥してもよい。特に，野菜，きのこ，果実など，生ものの場合，粉砕により細胞内の酵素が活性をもって様々な酵素反応が生じる。できるだけこれを抑えるため，予備乾燥することが好ましい。予備乾燥は70℃程度で加熱乾燥するか，凍結乾燥する。乾燥方法の選択は試料が受ける酵素反応の影響程度による。大きく影響されないのであれば加熱乾燥でよいが，影響が懸念される場合は凍結乾燥がよい。

加熱乾燥，凍結乾燥のいずれの場合も，試料を1 cm程度の幅に切断して乾燥して，乾燥後に粉砕する。

約10%以上の脂質を含む試料は脱脂処理することが好ましい。脱脂処理は200 ml容遠心管に試料5 gを精密にはかり，1 gにつき25 mlの比率で加えた石油エーテルにより脱脂処理する。石油エーテルを加えた後は，ときどき撹拌しながら15分間放置し，遠心分離後に上澄み液をG-3のガラスろ過器でろ過する。遠心管の沈降物を同様の操作で2回処理して，最後は全量をガラスろ過器に移す。これを風乾後に秤量する。脱脂処理後，試料の粒度が大きければホモジナイザーなどで粉砕する。なお，脂質および水分を比較的多く含む試料は，脱脂試料を調製せず，試験操作中にエーテルを用いた脱脂操作を取り込んでもよい。

上記の乾燥処理もしくは脱脂処理を行う場合，元試料あたりの変化量に換算できるよう，必要な重量を正確に記録する。

b. 試料採取と酵素処理
3種類の酵素処理を行う。

熱安定α-アミラーゼ：試料1〜10 g(固形分として約1 g)を0.0001 gまで精密に2つはかり(S_P, S_A，差は20 mg以内)，それぞれをトールビーカーに入れ，一方(S_P)をタンパク質測定用，他方(S_A)を灰分測定用とする。必ず2連で行う必要があるので注意する。それぞれのビーカーに0.08 mol/lリン酸緩衝液50 mlを加え，pHが6.0±0.5であることを確認する。これに熱安定α-アミラーゼ溶液0.1 mlを加え，アルミニウム箔で覆い，沸騰水浴中に入れ，5分ごとに撹拌しながら30分間放置する。

沸騰水浴は，ビーカーを入れることによって温度が低下しないように，十分な大きさがあるものが望ましい。小さな水浴を用いる場合は，水浴が再び沸騰しはじめてから30分間放置する。

プロテアーゼ：ビーカーを冷却後，0.275 mol/l 水酸化ナトリウム溶液約10 ml を加えて，pH 7.5±0.1に調整する。プロテアーゼ溶液0.1 ml を加え，ビーカーを再びアルミニウム箔で覆い，60±2℃の水浴中で振とうしながら30分間反応させる。

アミログルコシダーゼ：ビーカーを冷却後，0.325 mol/l 塩酸約10 ml を加え，pH 4.3±0.3に調整する。アミログルコシダーゼ溶液0.1 ml を加え，アルミニウム箔で覆い，60±2℃水浴中で振とうしながら30分間反応させる。

c. 食物繊維の沈殿生成

室温において酵素反応液の4倍量に相当するエタノールを，60±2℃に加温してから酵素反応液に加え，室温に正確に60分間放置して，食物繊維を沈殿させる。放置時間が長くなると，無機質の沈殿が生成して，ろ過に時間がかかり，誤差の原因となるので注意する。

d. ろ　　過

78%エタノールによって，るつぼ型ガラスろ過器のけいそう土（セライト）を底に均一にしておく。吸引しながら食物繊維を含む酵素反応液をろ過器に流し込む。ビーカーおよびろ過器を78%エタノール20 ml で3回，95%エタノール10 ml で2回以上，アセトン10 ml で2回以上，順次洗浄する。この際，95%エタノール洗浄分までろ液を回収し，酵素-HPLC法に用いる。ただし，脂質の多い試料などでは，アセトンによる洗浄を30 ml ずつで5回程度に増やした方がよい。さらに，アセトンによる洗浄の後，ジエチルエーテル10 ml で3回以上洗浄すれば，より効果的である。

なお，るつぼ型ガラスろ過器はPyrex社製の耐熱性るつぼ型ガラスろ過器G-2をよく洗浄し，525±5℃で加熱したものを用いる。けいそう土（セライト）約0.5 g（2 G-2を使用する場合は約1 g）を入れ，水20 ml で3回以上，さらに78%エタノール20 ml で3回以上洗浄して風乾した後，130±5℃で1時間加熱して，恒量を0.1 mgまで測定する。使用前までデシケーター中で保存する。また，ろ過装置は，るつぼ型ガラスろ過器を装着できるものを用いる。

e. 乾燥・秤量

残留物を含むろ過器を一夜105±5℃で乾燥し，デシケーター中で冷却後，0.1 mgまで秤量する。それぞれの重量をR_P mgおよびR_A mgとする。

f. 残留物中のタンパク質および灰分の定量

タンパク質測定用の残留物は，けいそう土（セライト）とともにかき取り，ケルダール法によって残留物中の窒素含量を定量する。窒素係数6.25を乗じてタンパク質含量（P mg）を求める。

灰分測定用の残留物は，525±5℃で5時間灰化する。デシケーター中で冷却後，0.1 mgまで秤量し，残留物の灰分含量（A mg）を求める。

g. 空　試　験

空試験は，試料を含まずに同様に操作し，それぞれ乾燥・秤量後の残留物をR_{PB} mg，R_{AB} mg，残留物中のタンパク質含量（P_B mg）および灰分含量（A_B mg）を求める。

h. 計　　算

以下の式から求める。

ブランク（B mg）

$$= \frac{(R_{PB}+R_{AB})-\left(\dfrac{P_B}{R_{PB}}+\dfrac{A_B}{R_{AB}}\right)(R_{PB}+R_{AB})}{2}$$

乾燥・脱脂試料中の食物繊維含量（D g/100 g）

$$= \frac{(R_P+R_A)-\left(\dfrac{P}{R_P}+\dfrac{A}{R_A}\right)(R_P+R_A)-2B}{S_P+S_A}\times 100$$

生試料中の食物繊維含量（TDF g/100 g）

$$= D\left(1-\frac{W+F}{100}\right)$$

W：乾燥減量（%）
F：脱脂減量（%）

(2) 酵素-HPLC法

酵素-重量法により生じるろ過時のろ液につい

て，HPLC 法により低分子水溶性食物繊維を分析し，分析結果を酵素-重量法の分析結果と合算する。

a. HPLC 用試験溶液の調製

酵素-重量法と同様に操作し，酵素処理液にエタノールを添加してろ過したろ液から，95% エタノール洗浄分までのろ液を回収する。回収したろ液はロータリーエバポレーターで濃縮して，エタノール分を除去後，100 ml に定容する。次に，タンパク質，有機酸，無機塩を除去のため，イオン交換樹脂(OH 型と H 型を 1:1 で混合)50 ml を充填したカラム(ガラス管，20 mm×300 mm)に 100 ml に定容した液 50 ml を通液速度 50 ml 溶液/1 時間で通液し，さらに蒸留水で押し出し溶出液 200 ml とする。この溶液をロータリーエバポレーターで濃縮し，水で適当な濃度(クロマトグラムに適切なピークが表出する程度)に調整し，孔径 0.45 μm のメンブランフィルターを通して HPLC 用試験溶液とする。

b. HPLC 法による分析

上述のように調製した HPLC 用試験溶液を，次に示す高速液体クロマトグラフ操作条件で分析し，得られたクロマトグラムから低分子水溶性食物繊維を算出する。この際，内標準物質(ブドウ糖または添加内標準物質)および食物繊維画分のピーク面積を求める。

〈高速液体クロマトグラフ操作条件例〉

検出器：示差屈折計
カラム：ゲルろ過系，または配位子交換樹脂系
カラム温度：80℃
移動相：水
流速：0.5 ml/min
注入量：20 μl

c. 内標準物質

クロマトグラムに観察されるピークを個別に定量することができないため，ブドウ糖換算値を求める。そのために，内標準物質をブドウ糖とし，HPLC 用試験溶液に含まれるブドウ糖をピラノースオキシダーゼ法で測定し，ピーク面積と含量の比率を求める。ブドウ糖を内標準物質とできない場合は，HPLC 用試験溶液に既知重量の物質(例えばグリセリン)を添加して内標準物質とすることができる。ただし，この場合，当該内標準物質の感度をブドウ糖の感度に対して補正する。

d. 計　算

以下の式から求める。

低分子水溶性食物繊維重量：

$$\text{低分子水溶性食物繊維重量(mg)} = \frac{\text{食物繊維のピーク面積}}{\text{内標準物質のピーク面積}} \times \text{補正係数} \times \text{内標準物質重量(mg)} \quad (1-1)$$

ブドウ糖を内標準物質とした場合，補正係数は 1，内標準物質重量は HPLC 用試験溶液中のブドウ糖重量(mg)とする。

乾燥・脱脂試料あたりの計算：

$$\text{乾燥・脱脂試料中の低分子水溶性食物繊維 (g/100 g)} = \frac{\text{式(1-1)の結果(mg)}}{\text{試料採取量(mg)}} \times 100 \quad (1-2)$$

生試料中の低分子水溶性食物繊維の計算：

$$\text{生試料中の低分子水溶性食物繊維(g/100 g)} = \text{式(1-2)} \times \left(1 - \frac{\text{乾燥減量\% + 脱脂原料\%}}{100}\right)$$

生試料中の総食物繊維の計算：

$$\text{生試料中の総食物繊維(g/100 g)}$$
$$= \text{酵素-重量法で求めた食物繊維(g/100 g)}$$
$$+ \text{低分子水溶性食物繊維(g/100 g)}$$

1-6　灰　分

550～600℃ で試料を燃焼した残留物の量とみなし，重量を指標にして求める。

燃焼により，試料中の有機物は酸化分解し，気体となって揮散すると考えられるので，灰分は無機質の量であると考えられる。しかし，実際には灰分と無機質の総量とは一致しない。これは灰化の際に食品中の塩素の一部が失われ，また有機物中の炭素が炭酸塩の形で残留する場合があるからである。

代表的な分析方法には直接灰化法および酢酸マグネシウム添加灰化法がある。直接灰化法は，550

~600℃で試料を灰化したとき，恒量の得られる全食品に適用される．酢酸マグネシウム添加灰化法は，リン酸を多く含む試料に有効な方法で，小麦粉，米，麦などの穀物およびその加工品に適用される．試料中に含まれるリン酸をリン酸マグネシウム塩とした後に灰化する方法である．なお，本書では直接灰化法のみ解説する．

a. 測　　定

予備灰化(炭化)：適量の試料を精密にはかり(W_1 g)，あらかじめ恒量にした灰化容器(磁性のるつぼなど，W_0 g)にとる．試料を採取した状態で電気炉に入れると，測定面，安全面で問題が生じるため，予備灰化(炭化)を行う．予備灰化は試料を炭化すればよいが，試料の状態ごとの処理を行う．例えば，野菜，飲料など水分含量の高い試料は湯浴やホットプレート上で乾燥させてから予備灰化(炭化)し，また，バターや油脂類は予備乾燥後，試料を点火し，燃焼させる．ここで，予備灰化を的確に完了させておかないと，電気炉に入れた後，庫内が予想以上の高温になることもあるので注意する．一般的に，予備灰化では，炭化を進めるためにバーナーなどの弱い火で試料を燃焼してもよい．ただし，砂糖や魚介類などは加熱すると試料が膨張し，容器からあふれる試料もあるので，これらを予備灰化する際は，灰化容器の下面のみを熱し，内容物があふれ出ないように注意しながら徐々に灰化する．なお，予備灰化では煙が出るため，必ずドラフトチャンバーなど排気装置の中で行う．また，裸火を扱うため，まわりに有機溶剤などないことも確認することが重要である．

灰化：予備灰化した試料をるつぼごと，所定の温度に達した電気炉に入れ，白色またはこれに近い色になるまで灰化する．灰化後，るつぼに蓋をして200℃近くになるまで放冷してからデシケーターに移すが，蓋は熱を逃がすよう隙間を空ける．隙間は内側に熱気をこもらせないためである．熱気がこもると，蓋が動くので危険である．蓋を閉められる程度に温度が下がった後，蓋をして，さらに室温に戻った後，秤量する．原則的に，恒量(W_2 g)になるまで同じ操作(灰化，放冷，秤量)を繰り返す．

電気炉から出した際，炭塊の黒い残存物がある場合，放冷後熱水で灰を湿らせた後，炭塊をガラス棒で突き砕き，熱水約 10 ml を加えてよくかき混ぜ，可溶物を抽出する．少量の水でガラス棒を洗浄して湯浴やホットプレート上で十分に乾燥し，再び 550～600℃で灰化する．

b. 計　　算

以下の式から求める．

$$灰分 (g/100 g) = \frac{W_2 - W_0}{W_1 - W_0} \times 100$$

1-7　炭　水　化　物

炭水化物は，生体内で主にエネルギー源として利用される重要な成分である．炭水化物は，100 g から水分，タンパク質，脂質，灰分を差し引きした値で示される．差し引きで求める炭水化物には他成分も含まれることが予想され，特に，アルコール分，酢酸，タンニン，カフェイン，テオブロミンを多く含む食品においては，これらも差し引くことがある．

炭水化物には食物繊維も含まれており，栄養表示基準では，これを引いたものが糖質と定義される．

なお，魚介類，肉類，卵類については，アンスロン・硫酸法による直接測定した結果を採用する場合もある．

1-8　熱量(エネルギー)

食品のエネルギー値は，100 g あたりのタンパク質，脂質，炭水化物の量(g)に成分ごとのエネルギー換算係数を乗じて算出される．エネルギー換算係数は，従来からアトウォーター(Atwater)のエネルギー換算係数として，タンパク質 4 kcal/g，脂質 9 kcal/g，炭水化物 4 kcal/g が用いられてきたが，「日本人における利用エネルギー測定調査」に基づくエネルギー換算係数または国際連合食糧農業機関(Food and Agriculture Organization of the United Nations：FAO)のエネルギー換算係数を適用することもある。具体的な係数と適用食品については，栄養表示基準や日本食品標準成分表2010を参照する。また，エネルギーの単位としてkcalの他にkJ(キロジュール，1 kcal＝4.184 kJ)もある。日本食品標準成分表では，きくいも，こんにゃく，藻類，きのこ類は，アトウォーターのエネルギー換算係数を適用して求めた値に0.5を乗じて算定する。なお，栄養表示基準では，炭水化物について，食物繊維や難消化性糖質について0～3 kcal/gのエネルギー換算係数を定めている。これらのエネルギー換算係数は，新しい知見とともに変更される可能性があるので最新情報に注意する必要がある。

1-9　国際連合食糧農業機関の推奨法

前述したタンパク質，脂質，炭水化物の分析(算出)方法は，対象成分を直接分析する方法ではない。そのため，指標となる成分や重量がマトリックスの影響を受けると，本来の数値から乖離する問題がある。この問題の解決法として，構成成分の分析値を合計する手法がある。例えば，タンパク質であればアミノ酸，脂質であれば脂肪酸を個別に分析し，その結果を合計して重合物として算出したものをタンパク質，もしくは脂質の分析値とする。炭水化物は単糖，二糖，オリゴ糖，多糖などを個別に分析し，その結果を合計することで，100から水分，タンパク質，脂質，灰分を減じる差し引き法で求める分析結果よりも情報量が増え，かつ正確さが増す。

国際連合食糧農業機関(FAO)では，これら成分の分析方法をpreferred(好ましい)，acceptable(受容できる)の2つに分けている(表1-4)。acceptable(受容できる)に示されている方法は，前述の方法である。ここでは，preferred(好ましい)とされる分析概要を説明する。

(1) アミノ酸から求めるタンパク質の分析概要

タンパク質を構成するアミノ酸を個別定量し，これを重合物として合計することによりタンパク質を算出する方法である。

アミノ酸を分析するため，最初にタンパク質を酸やアルカリで分解する必要がある。この分解法は対象とするアミノ酸の種類により使い分ける必要がある。分解法は酸分解が一般的であり，この手法でほとんどのアミノ酸は適切に分解される。しかし，シスチンおよびメチオニンは過ギ酸酸化処理法，トリプトファンはアルカリ分解法を使うなど，分解条件を変えるのがよい(6章)。

分解後，pH調整や希釈倍率を合わせ，アミノ酸分析計によりアミノ酸を個別に分析する。アミノ酸分析計の測定条件も様々あり，ここでも対象とするアミノ酸分析に最適な条件を設定する。

各アミノ酸の含量は合計し，重合物として算出(換算)する。重合物換算は，アミノ酸2分子が結合する際に脱水する水1分子を補正する。

表 1-4　FAOによる方法の認識

	タンパク質	脂質	利用可能炭水化物
preferred(好ましい)	アミノ酸分析計などによりアミノ酸を測定し，各アミノ酸残基(各アミノ酸の分子量からペプチド結合による水の分子量を差し引く)の総量を求める	脂肪酸組成からのトリアシルグリセロール換算，すべての脂肪酸がグリセロールに結合していると仮定して計算する	利用可能炭水化物(単糖，二糖，デンプン)の測定
acceptable(受容できる)	ケルダール法などによる全窒素に，窒素-タンパク質換算係数を乗じる	有機溶媒抽出による重量測定	差し引き法による利用可能炭水化物

(2) 脂肪酸組成から求める脂質の分析概要

脂肪酸は前処理としてけん化や酸分解を行い，脂肪酸を分離する。次に，生成した脂肪酸をメチルエステル化してガスクロマトグラフ法により分析する(7章)。

脂肪酸含量を求めた後，トリアシルグリセロール(グリセロールに脂肪酸3分子が結合した形)に換算する。すなわち，脂肪酸1分子にグリセロール分子の1/3重量を加え，エステル結合で除かれる水分子の重量を減ずる。グリセロール分子の1/3重量は 30.6979(＝92.0938/3)で，水分子は18.0153なので，減ずると12.6826になる。この値を脂肪酸1分子に加えて脂肪酸の分子量で除した比を求める。

$$脂肪酸含量(\mathrm{mg}/100\,\mathrm{g}) \times \frac{(脂肪酸の分子量 + 12.6826)}{脂肪酸の分子量}$$

により脂肪酸ごとのトリアシルグリセロール換算値を求め，すべて合計して脂質とする。

(3) 利用可能炭水化物の分析概要

FAOでpreferred(好ましい)とする利用可能炭水化物は，単糖，二糖，デンプンを個別定量し，合計したものである。食物繊維は含まれておらず，栄養表示基準における糖質に近い。

炭水化物に対する各国の認識には相違がある。FAOのpreferred(好ましい)試験法もあり，世界的動向を踏まえると，差し引き法は遅れている印象がある。日本においても日本食品標準成分表2015(仮称)作成に向けた取り組みとして，単糖，二糖，オリゴ糖，デンプン，フラクタン，糖アルコール，有機酸を分析し，差し引き法との比較調査が行われている。FAOでのpreferred(好ましい)で記載された成分にオリゴ糖，フラクタン，糖アルコール，有機酸が上乗せされているのは，単糖，二糖，デンプンだけでは利用可能な炭水化物の構成成分が網羅されない場合が想定されるためである。単糖，二糖，オリゴ糖，糖アルコール，有機酸は高速液体クロマトグラフ法，その他の成分は酵素法により定量される。高速液体クロマトグラフ法では種々の測定条件を設定する必要があり，対象とする成分ごとに最適条件を選択することが重要である。

引用・参考文献

1) 「四訂早わかり栄養表示基準　解説とQ&A」，中央法規出版(2011).
2) 文部科学省科学技術・学術審査会資源調査分科会 編：「五訂増補　日本食品標準成分表」，国立印刷局(2005).
3) 菅原龍幸，前川昭男 監修：「新　食品分析ハンドブック」，建帛社(2000).
4) 日本食品科学工学会 新・食品分析法編集委員会 編：「新・食品分析法」，光琳(1996).
5) 日本分析化学会 編：「分析化学大系　試料調整」，丸善(1978).
6) 安井明美：「食品成分表改訂の概要」，日本食生活学会誌，**25(1)**，9-12(2014).

2

食品成分の定量に用いられる機器分析法

2-1 紫外・可視分光分析法

　私たちの身のまわりには，着色した液体食品が多数存在する。その液体の色が濃い場合，薄い色の液体よりも着色成分の濃度は濃いことを直感的に理解しているであろう。試料溶液の色の濃さを標準溶液（標準液）のそれと肉眼で比較して目的成分の量（濃度）を決定する方法を比色法とよび，古くから利用されてきた。しかし，肉眼での比較では精度が悪く，現在では分光光度計を用いた吸光光度法（spectrophotometry）による測定が行われている。

　溶液が色を示すのは，その溶液が白色光の中からある波長の光を選択的に吸収するため，吸収されずに透過した光が目に色として感じられるためである。したがって，吸収される光と目に感じられる光とは互いに補色（余色）の関係にある。波長と光の色との関係を表2-1に示す。

　光学的方法による物質の定量は，一般に物質と電磁波との相互作用を利用するもので，相互作用の起こり方や電磁波の波長によっていろいろな方法がある。図2-1は電磁波の波長または振動数と光分析法との関係を示したものである。

　電磁波のエネルギー E とその振動数 ν（あるいは波長 λ）との間には，次のような関係がある。

$$E = h\nu = \frac{hc}{\lambda}$$

ここで，h はプランク（Planck）定数（6.626×10^{-34}

表 2-1 波長と光の色[4]

吸収波長(nm)	吸収される色	透過する色（補色）
380～435	すみれ	黄緑
435～480	青	黄
480～490	緑青	橙
490～500	青緑	赤
500～560	緑	紫
560～580	黄緑	すみれ
580～595	黄	青
595～650	橙	緑青
650～780	赤	青緑

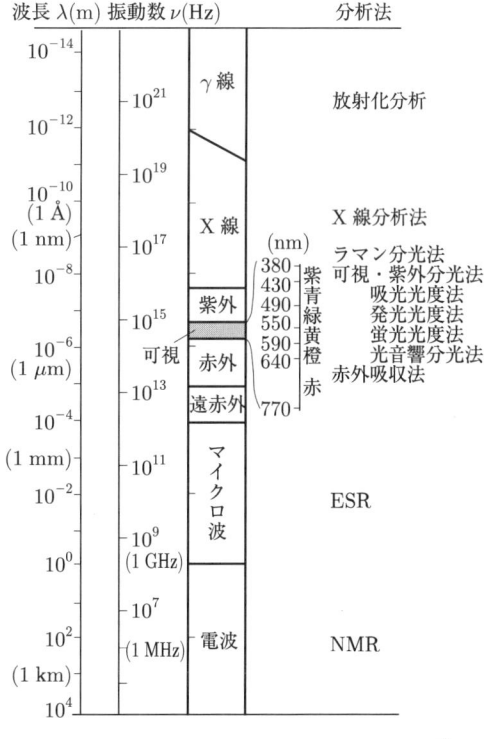

図 2-1 電磁波の波長，振動数と光分析法[1]

J·s)，c は真空中の光速度(3.0×10^8 m/s)である。溶液中の物質は，その物質に特徴的なある特定の波長の電磁波を吸収する。

吸光光度法は，溶液による光の選択的吸収の強さを測定して溶液の濃度を求める方法であるが，可視部ばかりでなく，紫外部または近赤外部の光吸収に対しても広く利用されている。

(1) 吸光分析の基礎

分子の吸光は，光の吸収により分子内の内部エネルギーが，より高い状態へ上がるために起こる。分子のもつエネルギーは，回転によるもの(E_r)，結合の振動によるもの(E_v)，電子のエネルギー状態によるもの(E_e)の和($E = E_r + E_v + E_e$)によって表される。分子に電磁波(光)を照射すると適当なエネルギーの光子が吸収されて，回転エネルギー準位の遷移，振動エネルギー準位の遷移，電子エネルギー準位の遷移，あるいはそれらの複合的な遷移を起こす。これらのエネルギーは量子化されているので，不連続的に変化する。これらのうち，回転エネルギー準位の差は最も小さく(0.04 kJ/mol)，マイクロ波のエネルギーに相当する。振動エネルギー準位の差(20 kJ/mol)は赤外線のエネルギーに相当し，電子エネルギー準位の差(約 400 kJ/mol)は可視・紫外線のエネルギー準位の差に相当する。分子の電子，振動，回転エネルギー準位の状態を図2-2に示す。

可視・紫外部で吸収を示す電子エネルギー遷移では，電子遷移の他に振動および回転の遷移が重なることで，本来の電子遷移による輝線の上に，より小さい振動および回転遷移に相当するエネルギーが加算される。したがって，可視部および紫外部での吸収は，多くの遷移エネルギー状態が存在し，全体として広い帯状の吸収帯となる。

可視・紫外吸光光度法では，その吸収スペクトルは全体として広い帯状の吸収帯となるが，吸収される電磁波の波長(吸収帯の位置)はその物質の化学構造と関連があり，物質の構造を推定したり，確認することがある程度可能である(定性分析)。また，一定の標準化した条件では，吸収された電磁波の強さを比較することにより，その物質の量を知る(定量分析)ことができる。

a. 光吸収の法則

単色光が，ある濃度の溶液を通過すると光が吸収される。図2-3のように，溶液に強さ I_0 の光が入射し，溶液層の厚さ b を通過するとき，透過光の強さ I は式(2-1)のように表される。これをブーゲ(Bouguer)の法則という。

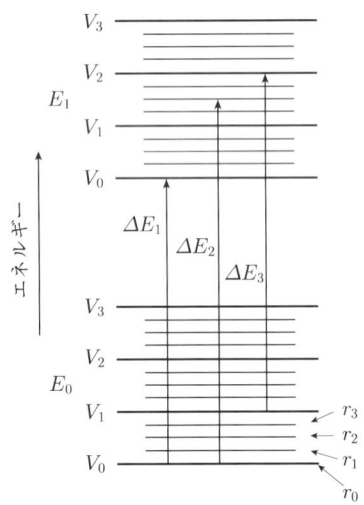

図 2-2 分子の電子，振動，回転エネルギー準位の概念図
E_0, E_1：電子エネルギー準位(E_0：基底状態の準位)，$V_0 \sim V_3$：振動エネルギー準位(V_0：所属電子準位での最低の振動準位)，$r_0 \sim r_3$：回転エネルギー準位

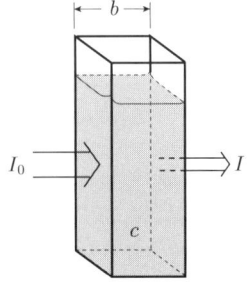

図 2-3 吸光測定の原理[2]
I_0：入射光の強さ，I：透過光の強さ，b：溶液層の厚み，c：溶液の濃度

$$-\log\left(\frac{I}{I_0}\right) = k_1 b \quad (2\text{-}1)$$

I/I_0 は b の増加とともに指数関数的に減少するが, b が一定で溶液の濃度 c のみが変化するときには, 式(2-2)に従って減少する。これをベール(Beer)の法則という。

$$-\log\left(\frac{I}{I_0}\right) = k_2 c \quad (2\text{-}2)$$

ここで, k_1, k_2 は比例定数である。

一般の溶液では, 光吸収は b, c のみによって支配されると考えられるので, 式(2-1)と式(2-2)をまとめて, 式(2-3)のように表現できる。

$$-\log\left(\frac{I}{I_0}\right) = abc \quad (2\text{-}3)$$

これをブーゲ-ベールの法則という。ここで, a は比例定数であり, 吸光係数(absorptivity)という。特に, c を mol/l で表し, b が 1 cm であるときの吸光係数をモル吸光係数(molar absorptivity)とよび, a の代わりに ε を用いる。また, I/I_0 を透過度(transmittance)といい T で表し, その百分率を透過率(percent transmittance)とよび, T % で表す。透過度の逆数の常用対数 $\log(I_0/I)$ を A で表し, 吸光度(absorbance)とよぶ。A を用いると, 式(2-3)のブーゲ-ベールの法則は式(2-4)のようになる。

$$A = \varepsilon b c \quad (2\text{-}4)$$

このように, ブーゲ-ベールの法則は ε と b が一定の場合, 溶液の濃度に比例する。吸光度 A は無次元であるので, モル吸光係数 ε は $l/(\text{cm}\cdot\text{mol})$ の単位をもつことになる。また, $l/(\text{cm}\cdot\text{mol}) \equiv 10^3 \text{cm}^2/\text{mol}$ であるので, cm^2/mol の単位でも表現される。ベールの法則が成立する濃度範囲では, モル吸光係数は物質に固有の定数である。

b. 発色試薬

可視・紫外部にほとんど吸収のない成分を分析する場合は, この成分を適当な発色試薬と反応させ, 可視部に吸収をもつ化合物に変化させる必要がある。この場合, ①発色した色が鋭敏で安定であること, ②目的成分と選択的に反応すること,
③ブーゲ-ベールの法則に従うこと, などが望まれる。

c. 吸収スペクトル

波長を変えたときの吸収の変化を示したものを吸収スペクトルという。スペクトルそのものの起源は電子遷移に基づくものであり, その中に振動・回転エネルギー遷移を含むため, 広い帯状の吸収帯(バンドスペクトル)となる。

電子遷移を分類すると, ①π 軌道から π^* 軌道への遷移(モル吸光係数 $\varepsilon : 10^3 \sim 10^5$), ②分子末端の π 電子(孤立電子対)から π^* 軌道への遷移($\varepsilon : 10 \sim 10^2$), ③d 電子軌道間の遷移($\varepsilon : 1 \sim 10^2$), ④錯体におけるドナーとアクセプタ間の電荷移動遷移($\varepsilon : 10^3 \sim 10^4$)のようである。光吸収効率(モル吸光係数)からみると, 物質の微量検出に利用される遷移は, 主として π-π^* 遷移と電荷移動遷移である。吸収スペクトルの位置や強度は, 有機化合物の構造に依存しており, 吸収スペクトルは有機化合物の分子構造解析に有用な情報を与える。

(2) 吸光度測定法

a. 装　置

分光光度計は, ①光源部, ②波長選択部, ③試料部, ④測光部(検知部)からなる。分光光度計の概要を図 2-4 に示す。

光源部：光源には可視・近赤外部(約 350～2500 nm)を測定するタングステンランプ, 紫外部(180～400 nm)を測定する石英窓をもった重水素放電管が用いられる。通常ランプの切り換えは鏡によって行われる。

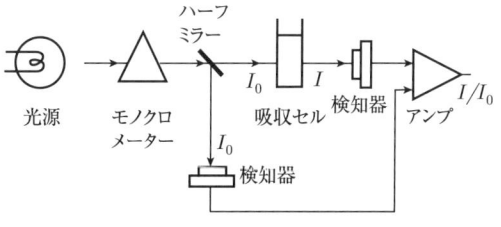

図 2-4　分光光度計の概要

波長選択部：波長の選択には，主としてモノクロメーターまたは光学フィルターを用いる。モノクロメーターはスリットから入射した光を回折格子によって分光している。回折格子は，1 mm に1000本以上の溝を刻んだガラス板あるいはアルミ板で，これによって起こる光の干渉で生じる回折像から特定の波長の光のみをスリットを透して取り出す。

試料部：試料液および対照液を入れる容器と容器ホルダーが試料室に設けてある。この容器をセルあるいはキュベットという。吸収用セルには各種の形状があるが，標準タイプは角型で液層の長さ（光路長）b = 1 cm である。液層の長さは正確でなければならない。吸収用セルの材質には，ガラス，石英，プラスチックなどが用いられている。ガラスは紫外線を吸収するので可視・近赤外用とし，紫外部吸収測定には石英セルを用いる。石英セルは全波長領域に使用可能である。プラスチック製は可視・近赤外吸収測定に用いられる。

測光部：透過した光の量を検出するには，光電管，光電子増倍管，光電導セルなどが用いられる。通常は光電子増倍管が用いられる。受光すると光量に応じて電流を発生し，これを増幅してメーターに送る。

b. 測定法

操作法：分光光度計には，波長を自動的に変化させるものと，手動で変化させるものがある。ここでは，手動式を取り上げる。まず光度計の調整を行う。試料セル，対照セルに溶媒あるいは分析化学種のみを含まない溶液を入れて100合わせ（T = 100%）を行い，それから試料セルの光束を遮断して0合わせ（T = 0%）を行う。次に，試料溶液を入れ透過度あるいは吸光度を測定する。入射光の波長を少しずつ変え吸光度を測定し，波長に対する吸光度をプロットすることにより，吸収スペクトルが得られる。自動式の場合，波長変化範囲（長波長から低波長）を設定し波長スキャンさせることにより，吸収スペクトルが得られる。測定波長があらかじめはっきりしている場合は，吸収スペクトルをとることなく，最初から機器の波

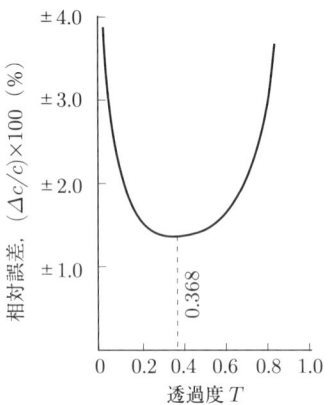

図 2-5 透過度と相対誤差[2]

長を測定波長に合わせ，分光光度計の調整を行う。波長校正は機器の出荷時に調整されているが，重水素放電管の輝線で校正する場合もある。

溶媒：吸光光度法では，試料は一般に溶液として測定する。したがって，溶媒自身の吸収に注意する必要がある。水（190 nm），メタノール（210 nm），シクロヘキサン（210 nm），ヘキサン（210 nm），ジエチルエーテル（220 nm），p-ジオキサン（220 nm），エタノール（220 nm）などは吸収端波長がかなり短いので比較的広汎に用いることができる。生化学反応などでは，緩衝液をよく用いるが，緩衝液のバックグラウンドとしての吸収にも十分注意する必要がある。

濃度と誤差：吸光光度法では吸光度 A が濃度 c に比例するので，透過度 T の大きさにより A の誤差は一様ではない。T の読みとの誤差 ΔT に伴う濃度決定の相対誤差 $\Delta c/c$ の値は ΔT = 0.005 の場合，図2-5のように変化する。このグラフから，透過度 T が 0.1〜0.7（吸光度 A が約 1.0〜0.15）の範囲にあれば，比較的誤差を小さく測定できる。最も誤差が小さいのは，T = 0.368, A = 0.434 のときである。

（3） 測定の実際

a. 定量操作の選定

吸光光度法の場合，試料をそのまま測定できることは少なく，何らかの処理を必要とする。測定

対象物質がそのままでは吸収を示さない場合は，適当な発色剤と反応させて呈色物質に変換する．定量を妨害する共存物質がある場合は，沈殿，溶媒抽出，イオン交換などの分離法を併用する．

b. 測定波長の選定

定量法が決められていて測定波長が指示されている場合はそれに従う．それ以外は吸収スペクトルを測定し，吸収極大波長(λ_{max})を測定波長とする．吸収極大波長では，感度が高く，多少の波長のずれによる影響が少ないからである．目的成分と共存成分および試薬の吸収スペクトルが重なる場合は，吸光度は小さくなっても影響の少ない波長を選択する．

c. 検　量　線

ベールの法則が成立する範囲では，ある特定の波長における吸光度と溶液の濃度との間には直線関係が成立する．そこで，既知濃度の目的成分の濃度系列を作製し，定量操作に従って検量線を作成する．濃度を横軸，吸光度を縦軸にプロットすると，図2-6のような直線が得られる．呈色化学種のモル吸光係数が大きいほど検量線の傾きは大きくなる．高濃度域ではベールの法則からずれ，直線から外れる場合があるので，定量は直線域で行うのが好ましい．

d. 2成分同時定量

溶液中に吸収帯が互いに重なる化学種がX, Yの2種類存在し，両成分が独立に変化する場合，吸光度に加成性が成立するためX, Yをそれぞれ定量することができる．いま，X, Yが図2-7のようなスペクトルを与える場合を考える．Xの極大波長λ_1におけるXまたはYのモル吸光係数をそれぞれε_{X_1}, ε_{Y_1}, Yの極大波長λ_2におけるそれらをε_{X_2}, ε_{Y_2}とし，これらのモル吸光係数の値は既知であるとする．それぞれの極大波長λ_1, λ_2の吸光度をA_1, A_2, 濃度をc_X, c_Yとすると

$$A_1 = (\varepsilon_{X_1} c_X + \varepsilon_{Y_1} c_Y) b$$
$$A_2 = (\varepsilon_{X_2} c_X + \varepsilon_{Y_2} c_Y) b$$

が成立する．この2つの式を解くと

$$c_X = \frac{\varepsilon_{Y_2} A_1 - \varepsilon_{Y_1} A_2}{\varepsilon_{X_1} \varepsilon_{Y_2} - \varepsilon_{X_2} \varepsilon_{Y_1}}$$
$$c_Y = \frac{\varepsilon_{X_1} A_2 - \varepsilon_{X_2} A_1}{\varepsilon_{X_1} \varepsilon_{Y_2} - \varepsilon_{X_2} \varepsilon_{Y_1}}$$

となる(ただし，$b = 1$)．このように，あらかじめモル吸光係数を求めておき，2つの波長で試料の吸光度を測ることによって両成分を同時定量できる．ただし，この方法ではスペクトルの重なりが大きいほど誤差は大きくなる．

e. 解離定数の測定

可視・紫外部に吸収をもつ弱酸または弱塩基物質は，pHを変えた緩衝液中で吸光度を測定することにより，解離定数Kを求めることができる．例えば，弱酸HAの解離平衡は次式で表され

$$HA = H^+ + A^-$$

ヘンダーソン-ハッセルバルヒ(Henderson-Hasselbalch)の式から

図 2-6　検量線のずれ

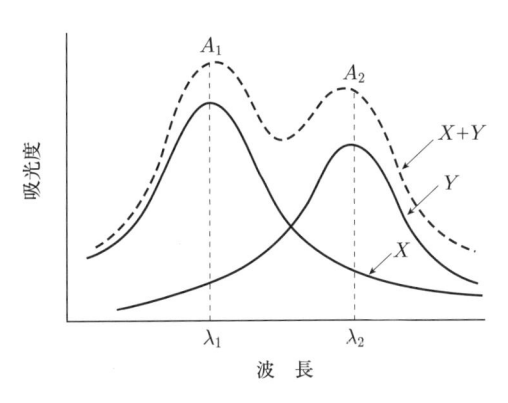

図 2-7　2成分系の吸収スペクトル

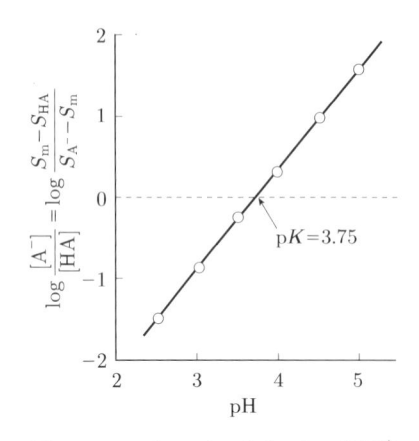

図 2-8 pH と log[A⁻]/[HA] の関係[2)]
対数項＝0 のとき pH = pK = 3.75

$$\mathrm{pH} = \mathrm{p}K_a + \log\frac{[\mathrm{A}^-]}{[\mathrm{HA}]}$$

で表される。

したがって，[HA]＝[A⁻] のときの pH が pK_a となり，これより K が得られる。完全な HA 型および A⁻ 型の吸光度を S_{HA}, S_{A^-}, 両者が混合しているときの吸光度を S_m とすれば，上式は

$$\mathrm{pH} = \mathrm{p}K_a + \log\frac{S_m - S_{HA}}{S_{A^-} - S_m}$$

となる。ここで，対数項と pH を示す関係（図2-8）から対数値が0になる点を求めると，その点の pH が pK_a に相当する。

（4）有機化合物構造解析

多くの有機化合物は，紫外または可視領域で光を吸収し，分子内電子のエネルギー準位の遷移に対応する吸収スペクトルを与える。有機化合物の吸収スペクトルは，σ→σ*，n→σ*，π→π*，n→π* 遷移に基づくものであるが，分子内の発色基および助色基の数や状態，また共役した構造などによって，分子固有の吸収極大および吸収強度を示す場合が多い。したがって，吸収スペクトルは有機化合物の分子構造解析に有用な情報を与える。

有機化合物の吸収帯で近紫外から可視領域に現れるものは，通常 π→π* あるいは n→π* 遷移のいずれかである。このような吸収帯を有する発色基が1個だけ孤立して分子内に存在する場合，それらの吸収特性を表2-2に示す。

有機化合物の吸収特性は，この他に多数あるが，本書ではこれ以上取り扱わない。詳細は他の成書を参照する。

2-2 蛍光・化学発光分析法

ある種の物質は光，熱，X線などのエネルギーを吸収すると，熱放射を伴わないで光を発する。このような発光をルミネッセンス（luminescence, 冷光）という。物質が光エネルギーを吸収した場

表 2-2 孤立発色基をもつ化合物[2)]

発色基	構造	化合物	遷移	λ_{max}(nm)	ε_{max}	溶媒
アルケン	—CH＝CH—	エチレン	π→π*	165	15000	蒸気
アルキン	—C≡C—	アセチレン	π→π*	173	6000	蒸気
アルデヒド	—HC＝O	アセトアルデヒド	n→π*	290	17	ヘキサン
ケトン	＞C＝O	アセトン	π→π*	188	900	ヘキサン
			n→π*	279	15	
カルボン酸	—COOH	酢酸	n→π*	208	32	エタノール
エステル	—COOR	酢酸エチル	n→π*	211	57	エタノール
アミド	—CONH₂	アセトアミド	n→π*	205	160	メタノール
ニトリル	—C≡N	アセトニトリル	π→π*	＜160	弱	蒸気
アゾ	—N＝N—	アゾメタン	n→π*	338	4	エタノール
アゾメチン	＞C＝N—	アセトキシム	π→π*	190	5000	水
ニトロ	—NO₂	ニトロメタン	n→π*	274	17	メタノール
ニトロソ	—N＝O	ニトロソブタン	n→π*	300	100	エーテル
			n→π*	665	20	

2-2 蛍光・化学発光分析法

合，図2-9に示すように，その基底状態にあった電子レベルの状態が励起されて不安定な励起状態に遷移する。この励起状態からもとの安定な基底状態に戻る際に，光エネルギーを発する。光を放出する際に，一重項状態(S_1)より基底状態(S_0)に遷移する場合に放出される光を蛍光(fluorescence)，いったん準安定な励起三重項状態(T_1)へ移行した後，基底状態に遷移するときに放出される光をりん光(燐光, phosphorescence)とよんでいる。

化学発光は，化学反応により分子が励起されて励起状態となり，そこから基底状態に戻る際に光を放出する現象である。化学発光における化学反応はほとんどの場合が酸化反応である。すなわち，分子が酸化されることにより励起状態となり，光を放出して基底状態に戻る。この光の放出過程は，光ルミネッセンスと同じ過程であるので，得られる化学発光スペクトルは反応分子や生成する分子の蛍光スペクトルと一致する。

蛍光・発光分析法は，放出される光のスペクトルあるいは光の強度から物質の性質および量に関する情報を引き出す分析法である。

(1) 蛍光光度法
a. 蛍光光度法の原理

物質が光エネルギーを吸収して励起状態になり，基底状態に戻るときの光のスペクトルと強度を測定する方法を蛍光分析法(fluorimetry)とよぶ。蛍光分析法は，光励起のための励起スペクトルと放出される蛍光スペクトルの両方が関与するので，吸光光度法に比べ選択性が高く，また感度も高い。目的物質そのものに蛍光性がない場合には，化学反応により蛍光物質に誘導して検出することができる。これを蛍光誘導体化という。

蛍光現象と分子構造：共鳴安定度の高い芳香族化合物で剛直な平面構造の分子は，強い蛍光性を示す。これは，共役二重結合の存在で励起されやすく，容易に電子移動性を示し，また剛直な構造のため励起されたエネルギーが他分子と干渉を起こして無放射遷移しないためである。一般に，電子供与性の置換基(—NH$_2$, —OH, —OCH$_3$など)を導入すると蛍光性が強くなる。逆に，電子吸引基(—COOH, —NO$_2$, —N=N—など)を導入すると一般に蛍光性は弱くなる。

蛍光スペクトル：蛍光分析では分子が最も励起されやすい波長(励起波長：λ_{ex})で分子を励起させ，放射された蛍光の強い波長(蛍光波長：λ_{em})で蛍光強度を測定することが好ましい。未知の蛍光物質ではスペクトルを測定し，各極大波長を検索する。一例として，図2-10に4-メチルウンベリフェロンのスペクトルを示す。図中(a)は分子から放出される蛍光測定の波長を450 nmに設定し，励起する光の波長を変化させて蛍光強度を測定したものである。これを励起スペクトル(excitation spectrum)という。一方，(b)は励起波長を360 nmに設定し，蛍光強度の波長依存性を示し

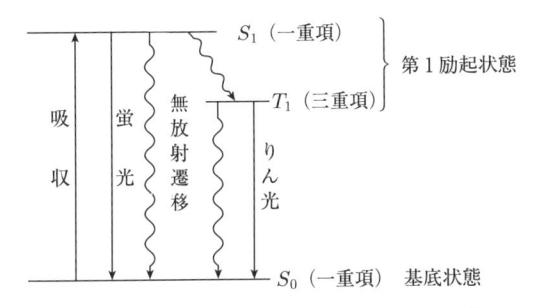

図 2-9 分子の電子エネルギー準位と遷移[2]

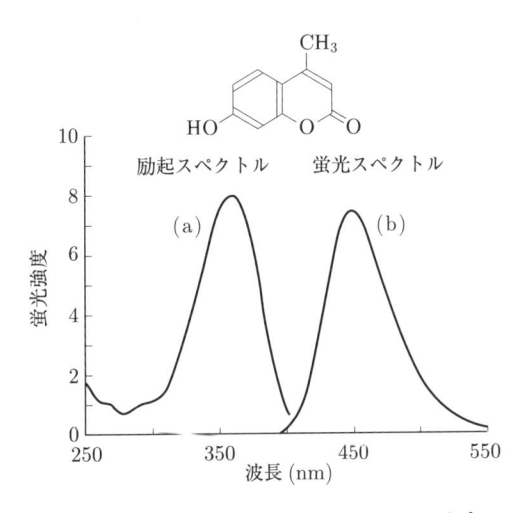

図 2-10 4-メチルウンベリフェロンのスペクトル

たものである。これを蛍光スペクトル(fluorescence spectrum)という。図の(a),(b)から明らかなように,励起スペクトルと蛍光スペクトルは互いに左右対称に近い形となる。実際の測定では,励起波長,蛍光波長を若干変化させて各スペクトルを描き,各極大波長を求める。

濃度と蛍光強度:励起光を照射して得られる蛍光の強さと蛍光物質の濃度との間には式(2-5)の関係がある。

$$F = KI_0\{1 - \exp(-abc)\} \qquad (2\text{-}5)$$

ここで,F は蛍光の強さ,I_0 は照射光の強さ,K は比例定数,a は蛍光物質の吸光係数,b は溶液の厚さ(光路長),c は蛍光物質の濃度である。

蛍光物質の濃度が低く $abc < 0.05$ のときは,式(2-6)で表される。

$$F = KI_0 abc \qquad (2\text{-}6)$$

すなわち,濃度が低い場合は,蛍光強度と濃度は直線関係を示す。

蛍光量子収率:励起のために吸収された光量子数に対する放射光(蛍光)の光量子数の比を蛍光量子収率とよぶ。量子収率が大きいほど蛍光分析に有利となる。蛍光量子収率は,式(2-6)の K に含まれている。

b. 蛍光測定法

装置:蛍光光度計は,励起光源部,励起光選択部,試料部,蛍光選択部,測光部からなっている。装置の概略を図 2-11 に示す。

励起光源には,キセノンガスを高圧封入したキセノンランプが用いられる。このランプでは,200 nm から可視部まで広い波長範囲にわたり強い連続スペクトルの光が得られる。

励起光選択および蛍光選択には分光器(モノクロメーター)が用いられる。これは回折格子とスリットの組合せにより単色光を取り出すことができる。

試料室に,測定セル(キュベット)を設置する。1 cm 角の石英製のものが一般的である。320 nm 以上の長波長域での測定ではパイレックス製も用いられる。蛍光測定では,吸光光度法とは異なり,励起光に対して直角方向に発散した蛍光を測定するので,四面透明セルを用いる。

測光部には,高い感度が得られる光電子増倍管が用いられる。

測定法:①試料に対して最適な励起波長と蛍光波長を設定する。新規物質で不明の場合は,励起スペクトルと蛍光スペクトルを測定し,設定波長を決める。②蛍光強度に応じて感度を設定する。③試料の最適励起波長における蛍光強度を最適蛍光波長で測定する。

蛍光分析に影響する因子:蛍光分析を行うに際しては,次のような点に注意すべきである。①溶液の pH や温度は蛍光強度に影響を与える。したがって,最適 pH を求め,一定温度での測定が好ましい。②紫外線照射を続けると,蛍光強度は減少する場合がしばしばあるので,蛍光の時間変化には注意を要する。③溶媒は蛍光強度や蛍光寿命に著しい影響を与える。極性の高い溶媒中ほど励起状態が安定であり,そのため蛍光波長は極性の高い溶媒中ほど長くなる。④共存成分による消光現象が見られる場合がある。消光過程には,蛍光

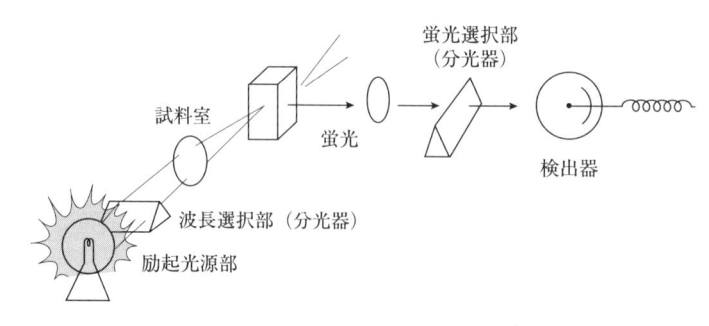

図 2-11 蛍光測定装置の概略図[4]

性分子が消光分子と安定な錯体をつくり，これが基底状態で非蛍光性分子をつくる場合と光吸収した分子が励起状態で消光分子と衝突し，光エネルギーを失う場合がある。

c. 測定の実際

無機イオンの蛍光分析：無機化合物の成分はウラニル塩や希土類元素を除いて蛍光性のものはあまりない。したがって，蛍光性のキレートに変えて蛍光性をもたせて分析する。例えば，CaはQuin2*と錯形成することによって強い蛍光を示す。この錯体は，励起波長(λ_{ex}) 339 nm，蛍光波長(λ_{em}) 492 nm で高い蛍光量子収率 0.14 を示す。

有機物の蛍光分析：ほとんどの芳香族化合物は蛍光性を示し，直接蛍光分析することができる。π電子をもたない化合物も，特定の官能基と蛍光試薬を反応させることによって蛍光分析が可能である。例えば，アミノ基，チオール基，アルデヒド基，カルボキシ基，ヒドロキシ基などと特異的に反応する多くの種類の蛍光誘導体化試薬が開発されている。

（2） 化学発光法

a. 化学発光の原理

化学発光反応は，少数の例外を除いてほとんどが酸化反応である。酸素分子あるいは過酸化水素により有機化学発光物質が酸化されて励起状態となる。この励起状態から基底状態に戻るときに光を発する。ホタルなど生物が発する光は生物発光(bioluminescence)とよばれるが，これも原理的には化学発光の一種である。

b. 発光体

有機化学発光系には，発光物質そのものが化学反応により発光する系(ルミノール，ロフィン，ルシゲニンなど)と，反応に添加された蛍光物質が化学反応により励起されて発光する系(過シュウ酸エステル類など)がある。

---

* Quin 2：8-Amino-2-[(2-amino-5-methylphenoxy)methyl]-6-methoxyquinoline-N,N,N',N'-tetraacetic acid, tetrapotassium salt

---

> **発光生物**
> 光を放つ生物はホタル，オワンクラゲ，発光オキアミ，発光微生物，ウミシイタケなど多数のものが知られている。ホタル，ウミシイタケ，発光微生物などの発光は，ルシフェリン-ルシフェラーゼ反応によるものであり，オワンクラゲ，発光オキアミなどの発光は光タンパク質による発光である。ルシフェリン-ルシフェラーゼ反応は発光物質ルシフェリンが酵素ルシフェラーゼとマグネシウムの存在のもと，ATPと反応し，AMPとリン酸とに分かれる。このAMPはルシフェリンのもつカルボキシ基に結合し，ルシフェリン-AMP複合体となる。さらに，酸素とルシフェラーゼが反応してペルオキシドアニオンを生成した後，ルシフェリン-AMP複合体のAMPを切り離しジオキセタン誘導体となり，励起状態のオキシルシフェリンと二酸化炭素を生成する。励起状態のオキシルシフェリンが基底状態になる際に発光する。この反応を利用して，食品微生物の迅速検査法が開発されている。

ルミノール：ルミノールはアルカリ性水溶液(pH 10～11)中で過酸化水素の存在下で青色(485 nm)に発光する。その反応式は以下のように考えられている。

ルミノール + $2H_2O_2$ + $2OH^-$
$\longrightarrow$ 3-アミノフタール酸イオン
$+ N_2 + 4H_2O + h\nu$

この反応は，ジメチルスルホキシドのような非プロトン性溶媒の添加で増強される。また，p-ヨードフェノールによっても増強される。過酸化水素が発光に関与するので，H_2O_2発生系の脱水素酵素反応の検出によく利用される。

ロフィン：ロフィンはアルカリ性で，含水ジオキサンやジメチルスルホキシド中，酸素と反応して黄色(530 nm)に発光する。この反応は，Co(II)，Cr(III)，Cu(II)などにより増強されるので，これらの金属の検出に利用される。

ルシゲニン：ルシゲニンはアルカリ性水溶液にすると暗所で青緑色(420 nm)の微光を発する。この反応系に過酸化水素などの酸化剤を加えると強く発光する。この発光は，四酸化オスミウムなどの触媒で増強される。ルシゲニンはアルカリ性で

図 2-12 過シュウ酸エステル化学発光の発光原理[2]

還元性物質によっても発光する。この性質を利用して還元糖やアスコルビン酸などの定量が可能である。

過シュウ酸エステル化学発光：シュウ酸誘導体と過酸化水素系による化学発光反応は，過シュウ酸エステル化学発光反応とよばれている。シュウ酸クロリドやシュウ酸エステルが過酸化水素と反応するとき，アントラセンなどの蛍光物質が共存すると強く発光し，蛍光物質の蛍光スペクトルに一致した発光スペクトルを与える。この反応は，シュウ酸エステルの種類，過酸化物の種類，蛍光物質の種類という3つの組合せ，および塩基性触媒（イミダゾール，アミンなど）によって発光強度に差異が見られる。過シュウ酸エステル化学発光の発光原理を図2-12に示す。

2-3 イオン選択性電極法

イオン選択性電極（ion-selective electrode）は，分析対象としているイオンに選択的に応答し，イオンの濃度や活量などを測定するものである。歴史的には，1906年クレマー（M. Cremer）によってガラス膜電位が発見され，それに続いてガラス電極が水素イオンの検出電極として利用できることが明らかになり，これを用いた水素イオンの測定が可能になった。現在では，ガラス電極で水素イオン濃度を測定するのと同じように，電極の電位を適当な参照（照合）電極の電位と比較することによって，20種以上の個々の陽イオンと陰イオンが容易に測定できるようになった。

(1) イオン電極の構成と膜電位

イオン電極の電位は，これと参照電極からなる電池の起電力を測定することによって得られる。その際の電池の構成は次の①または②のいずれかである。

① ⊖参照電極｜試料液｜感応膜｜内部液｜内部電極⊕
　　　　　　　　　　　イオン電極
② ⊖参照電極｜試料液｜感応膜｜金属（グラファイト）⊕
　　　　　　　　　　　イオン電極

測定の概略構成を図2-13に示す。この電池構成で，両電極間の電位差（起電力）を E とし，イオン電極の電位を E_i，参照電極の電位を E_{ref}，参照電極と試料溶液との接触部の電位差（液間電位差）を E_l とすると，E は

$$E = E_l + E_{ref} + E_i \quad (2-7)$$

で示される。E_l は塩橋（KCl塩橋）を用いることによって無視できるようにする。参照電極の電位 E_{ref} は通常一定である。したがって，測定される電位差 E はイオン電極の電位 E_i に依存して変化することになる。

いま，試料溶液中に測定対象イオン i が存在し，そのイオン活量を a_i とすると，イオン電極の電位 E_i と活量 a_i の間にはネルンスト（Nernst）の式が成立する。

$$E_i = E_i^0 + 2.303\left(\frac{RT}{z_i F}\right) \log a_i \quad (2-8)$$

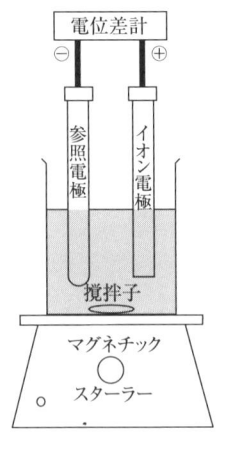

図 2-13 イオン電極による測定

ここで，E_i^0 はその電極の構成によって定まる定数，R は気体定数，T は絶対温度，F はファラデー定数，z_i はイオン i の電荷である。2.303(RT/z_iF) はネルンスト係数とよばれ，z_i が1価で25℃の場合 0.059 V（約 60 mV）の値である。したがって，イオンの電荷が2, 3価になるに従って，30, 20 mV と変化する。希薄溶液では活量係数を1とみなし，活量 a_i は濃度 c_i と置き換えられる。

試料溶液中に測定対象イオン i 以外のイオン，例えば，イオン j が共存する場合，式(2-8)は一般式として，式(2-9)のように表現される。

$$E_i = E_i^0 + 2.303 \left(\frac{RT}{z_iF}\right) \log \left\{a_i + \sum_j k_{ij}^{\text{pot}} (a_j^{z_i/z_j})\right\} \tag{2-9}$$

上式はニコルスキー(Nicolsky)の式とよばれ，共存イオンの影響を評価する場合に用いられる。k_{ij}^{pot} を選択係数(selectivity coefficient)とよび，この値が小さければ小さいほど，イオン i に対する選択性はよいことになる。

イオン選択性電極を原理的に分類すると，ガラス膜電極，固体膜電極，液体膜電極，ガス感応電極，酵素電極などがある。各種イオン選択性電極の構造を図2-14に示す。参照電極には，主として銀/塩化銀電極，飽和カロメル電極が用いられる。

(2) pHガラス電極

pHガラス電極は，図2-14(a)に示される構成で感応膜として特殊なガラス膜が用いられており水素イオンに感応する。測定は基本的に図2-13のような電池を構成して起電力を測るものであるが，現在ではガラス電極と参照電極が一体化したものが主流である。pHガラス電極では内部液がpH 7の緩衝液であるので，その電位は

$$E = \left(\frac{2.303RT}{F}\right) \log \left(\frac{a_H}{10^{-7}}\right)$$

となり，pH表示では

$$E = \left(\frac{2.303RT}{F}\right)(7-\text{pH})$$

となる。

(3) イオンセンサー

固体膜電極：固体膜電極は，不溶性の伝導性化合物の単結晶または多結晶を感応膜としたものであり，図2-14(b), (c)の構成になっている。感応膜として，例えば，フッ素イオン電極ではフッ化ランタンの単結晶を使用し，銀イオンおよび硫化物イオン電極では難溶性の硫化銀を加圧成型したペレットを使用している。硫化銀の溶解度が非常に小さいことを利用している。

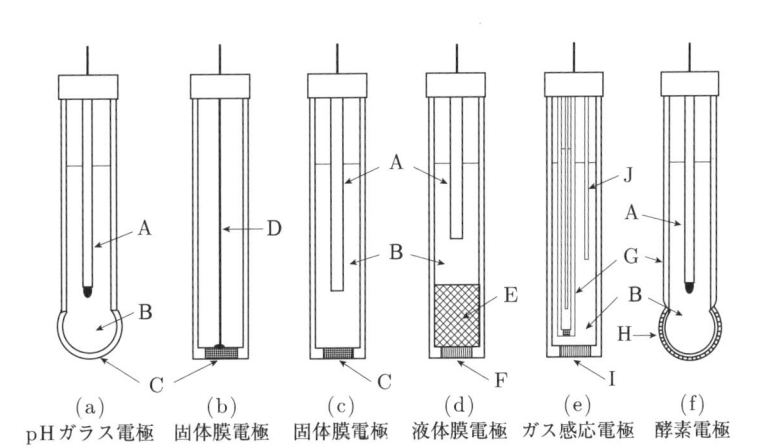

図 2-14 イオン電極の構造の概略[3)]
A：内部電極，B：内部液，C：感応膜，D：リード線，E：イオン交換液，
F：多孔性膜，G：内部イオン電極，H：酵素含有膜，I：ガス透過膜，J：参照電極

(a) pHガラス電極　(b) 固体膜電極　(c) 固体膜電極　(d) 液体膜電極　(e) ガス感応電極　(f) 酵素電極

液体膜電極：有機溶媒に有機イオン交換基を溶かしたものを，セラミックスやポリ塩化ビニルなど疎水性の膜に含浸させると，特定のイオンに選択的に感応するようになる。例えば，Ca^{2+}イオン電極では，$(Alkyl O)_2POO^-$で示される水と混ざらない高分子量の有機リン化合物が液体イオン交換体として用いられている（alkyl：アルキル基）。これらのイオン交換体は，Ca^{2+}とイオン会合して$[(Alkyl O)_2POO]_2Ca$型の会合体となる。これらのカルシウム塩は，デカナール，ジ-n-アルキルフェニルホスホナート，$(Alkyl O)_2POC_6H_5$のような，水と混ざらない媒体中に溶解されている（図2-14(d)）。

（4） ガスセンサー（ガス感応電極）

ガスセンサーは，金属酸化物などを用い気相中のガス検知を目的とするセンサーと，液相中に溶存するガスを検知する隔膜型センサーに大別される。化学実験室では液相系での測定がほとんどである。

液相で用いるガス感応電極は，アンモニア電極，二酸化炭素電極などがあり，図2-14(e)のような構成となっている。例えば，アンモニア電極では，隔膜（ガス透過膜）が内部イオン選択性電極（ここでは，pHガラス電極）の感応膜表面を覆っており，ガラス膜表面とガス透過膜の間に内部液の薄い層が存在する。試料から隔膜を透過してきたアンモニアは，ガラス膜と隔膜間に存在する薄い内部液層のpHを変化させる。したがって，このpH変化を検知することによって間接的にアンモニアの濃度を知ることができる。

（5） 酵素電極（酵素センサー）

酵素電極はある種のイオン選択性電極を下地電極とし，その感応部分をさらに酵素含有膜で覆った構成になっている（図2-14(f)）。したがって，適切な下地電極と種類の異なる酵素を組み合わせることによって，多種類の有機化合物を検出することができる。

> **ネルンストと電極電位式**
> ネルンスト（H. W. Nernst, 1864-1941）は，プロイセンのブリーセン（現ポーランド領）で生まれたドイツの物理化学者である。チューリッヒ，ベルリン大学などで物理学を学び，ライプチヒ大学でオストワルド（F. W. Ostwald）の助手を務めた。このとき，オストワルドの指導で電池の理論を研究し，ネルンストの電位式に関する基礎的研究を行った。その後，ゲッチンゲン大学の物理化学教授となり，分配の法則，誘電恒数解離に関するネルンスト-トムソンの法則を発見した。1905年ベルリン大学の物理学教授となり，途中2年間度量衡検査所長への転出はあるが，1924年ベルリン大学の物理学教授兼物理学研究所長に復帰し，1934年定年退官までここで研究を続けた。この間，溶解度積などの考えを導入して，単極電位差を熱力学的に求めるネルンストの式を完成させた。また，塩素と水素の爆発燃焼現象が数百万回にも及ぶ連鎖反応から成り立っていることを突き止め，1918年には熱力学第3法則（エントロピーは絶対零度では限りなく0に近づく）を発見した。この発見によって，1920年ネルンストにノーベル化学賞が与えられた。

（6） 測定の実際

基本的な測定は検量線法で行う。pHガラス電極では，標準校正液でpH4とpH7またはpH9とpH7での校正を行った後で測定する。その他のイオンセンサーで測定する場合には，イオン強度を調整して検量線を作成し，未知測定試料についてもイオン強度を揃えることが必要である。イオン強度調整には，各イオン電極のマニュアルに従って適切なものを選択する。

2-4 原子吸光分析法

溶液中の無機元素分析に広く使用されている機器分析法は，原子吸光分析法，ICP*発光分析法，ICP質量分析法がある。元素にもよるが，一般に原子吸光分析法（フレーム使用）とICP発光分析法は同程度の検出限界（0.1～100 $\mu g/l$）であり，固体試料の直接分析法として利用されるファーネス

＊ ICP：誘導結合プラズマ（inductively coupled plasma）

2-4 原子吸光分析法

原子吸光法は，フレーム法の10～100倍検出限界が低い。ICP質量分析法は最も高感度の測定が可能である（<0.001～0.1 μg/l）が，装置が高価になる，分子イオンの影響を受けやすいなど短所もあるので，各分析法の原理や検出限界を理解して，適切な分析法を選ぶ必要がある。なお，ICP質量分析法は原子吸光分析法とは原理は異なるが，この節で解説する。

（1）原子吸光分析法

原子吸光分析（atomic absorption spectrometry）の概念は，1955年に提案され，国内では60年代に機器分析法として急伸した。測定機器が大がかりでない，選択性がよい，高感度，装置の安定性もよいという利点で，環境分析，臨床分析，食品分析をはじめ多くの分野で広く用いられている。

a. 原子吸光分析法の原理

原子は，原子核とその周囲の特定の軌道を運動する電子によって構成されている。通常，最外殻電子は，最もエネルギーの低い軌道（基底状態）にあるが，原子が光を吸収すると，最外殻電子はさらにエネルギー準位の高い軌道に遷移する（励起状態）。励起された原子は10^{-8}～10^{-9}秒でもとの基底状態に戻るが，このときは励起状態と基底状態のエネルギー差に相当する波長の光を放出する（発光現象）（図2-15）。このような吸光および発光過程のいずれにおいても，光の波長とエネルギー準位の間には次の関係が成立する。

$$h\nu = \frac{hc}{\lambda} = E_1 - E_0$$

ここで，hはプランク定数，νは振動数，λは波長，cは光速度，E_0, E_1は基底状態と励起状態のエネルギーである。吸光および発光現象に関与する光は，その元素に固有であるので，観測されるスペクトル線の波長を測定することによって元素の種類を同定することができる。

基底状態にある原子が，その元素に固有な振動数（波長）の光を吸収する際にその減衰量を測定する原子吸光分析は，溶液の吸光分析が溶液中のイオン，分子などが特定の波長の光を吸収するのを

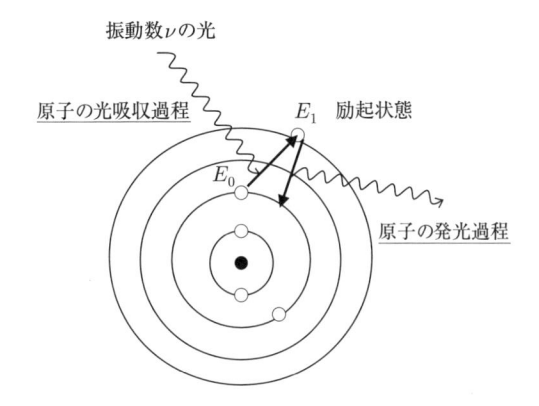

図 2-15 原子スペクトルの原理

利用することと原理的には同じである。原子吸光法では，中空陰極ランプ（hollow cathode lamp）とよばれる，元素固有の波長の光を出すランプを光源として用い，この光の吸収量を測定して原子の濃度を測定する。ある振動数の光が原子蒸気により吸収される量は，通過する原子蒸気の光路長と原子蒸気中に存在する原子濃度の関数になる（ブーゲ-ベール（Bouguer-Beer）の法則）。

$$I = I_0 e^{-abc}$$

ここで，I_0は振動数νの入射光の強度，Iは吸収された後の透過光強度，aは吸光係数，bは原子蒸気の光路長，cは吸収する原子の濃度である。

定量分析のために吸光度A（absorbance）が使われる。

$$A = \log\frac{I_0}{I} = abc$$

したがって，吸光度は濃度に比例する。

b. 測定装置

原子吸光分析装置は，光源部，試料部，分光部，測光部で構成される。光源部から出た光（光束）は，試料部で試料中の原子化蒸気に吸収された後，分光部へ導かれ，吸収された光の量を測定することにより試料中の元素濃度を算出することができる。概念図を図2-16に示す。

光源部：連続光源と線光源の2種類の光源があるが，吸光感度，分光精度が優れている線光源が圧倒的に多く用いられている。中空陰極ランプは各元素に専用のもので，陰極が目的元素で構成さ

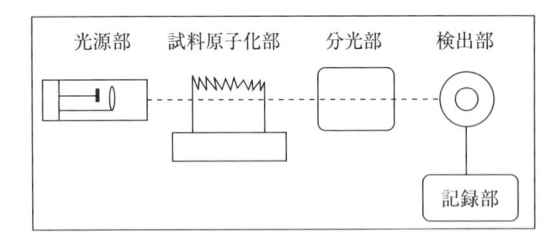

図 2-16 原子吸光分析装置概念図

れ，電圧が印加されるとその元素に特有の波長の光を放射する。測定元素別に，光源を交換する必要がある。

試料部(試料原子化部)：原子吸光分析では，溶液試料から原子を効率よく生成することが重要である。この原子化の過程には何らかのエネルギーが必要であり，原子吸光分析では熱エネルギーの供給源として化学炎を用いるものをフレーム法，用いないものをフレームレス法として区別している。フレームを発生させるにはバーナーが必要であり，予混合バーナーと全噴霧バーナーに大別される。フレームの安定性と分析精度の高さという利点から，予混合バーナーが主に用いられている。試料はネブライザー(噴霧器)で細滴にされた状態で燃料ガスと助燃ガスと混合され，フレームへ導入される。その際，90％近くがドレイン(排液)へ流出されるという不具合もあるが，原子化の効率は全噴霧バーナーより高い。フレーム温度は採用する燃料ガスと助燃ガスの組合せによって約 2200〜3300 K である。最も一般的なフレームは空気—C_2H_2 と N_2O—C_2H_2 である。フレーム法の短所としては，固体試料の直接原子化が困難である点と分析に必要な試料溶液量が多い(数 ml)ことがあげられる。

フレームレス法では，一般的にはグラファイトのような高温の発熱体に試料を注入し，電流を制御しながら加熱，原子化が行われる。フレーム法と異なり，固体試料の直接導入や粘性の高い液体も導入可能であるという利点をもつ。また，感度も高く，必要な試料の絶対量が少なくても測定可能であるが，フレーム法に比べて化学干渉の影響を受けやすい傾向にある。フレーム法との比較を表 2-3 に示す。

分光部・測光部：分光部以下の構成は，紫外・可視分光光度計などの他の分光光度計の場合とほとんど同じである。光源から出た光は，試料部の原子蒸気中で焦点を結び，その後分光器へ進み，対象元素の原子線が分離される。吸収された光の減衰量は，光電子増倍管によって検出される。

c. 干渉とその除去

原子吸光分析での分析誤差要因としては，装置の調整不良，試料部の汚染，詰まり，標準溶液調製の人為的ミス，共存物質などに起因する影響(干渉)などがあげられる。このうち干渉は大別して，分光学的干渉，物理干渉，化学干渉になるが，これらは一般的に複合的に作用する。

表 2-3 フレーム法とフレームレス法の比較

	フレーム法	フレームレス法
原子化の原理	炎の熱による原子化	抵抗体に電流を流して発生する熱による原子化
原子化の効率	約 10％	90％以上
試料量	約 1 ml	5〜50 μl
測定時間	10〜30秒/1サンプル	1〜5分/1サンプル
分析感度	低い(ppmレベル)	高い(ppbレベル)
再現性	R.S.D.* 1％以下	R.S.D.* 2〜5％程度
試料の前処理	必要	不要
バックグラウンド	小さい	大きい
共存物の影響	受けにくい	受けやすい
ランニングコスト	安価	高価

*R.S.D.：相対標準偏差

分光学的干渉：通常バックグラウンドとよばれ，特に分子による吸収と光散乱が問題になる。原因となる分子は，紫外域に吸収をもつアルカリ金属塩と可視域に影響を与えるアルカリ土類金属であるが，原子吸光分析での測定対象元素はほとんどが紫外域に分析線をもつので，NaClやKClが試料中に共存する際には注意が必要である。対策としてはバックグラウンド補正法を使用する。

物理干渉：試料溶液の物理的性質（粘性，比重，表面張力）に起因する。塩濃度が高い試料やH_2SO_4のような粘性の高い試薬を用いた場合，ネブライザーでの噴霧効率が低下し，結果としてフレームに導入される試料量が減少するので，吸光度は低下する。対策としては，干渉を受けない程度に試料を希釈するか，標準添加法を採用する。

化学干渉：原子吸光分析において最も問題になる干渉である。原子状態での元素の測定を行うので，対象元素が分子やイオンの状態では検出されない。難解離性の化合物を生成する例としては，Caの分析において試料中にリン酸が存在する場合，フレーム中でCaはリン酸と結合し，リン酸カルシウムが生成され，リン酸濃度の増加とともに吸光度の低下が認められる。対策として，Laを添加することによってリン酸の影響をマスキングすることができる。また，フレーム中で目的元素の一部がイオン化して目的元素の遊離原子の存在割合が減少する場合もある。この例としては，アルカリ土類金属のBaのイオン化による吸光度減少があるが，この場合は，よりイオン化しやすいKを添加することにより，目的元素のBaのイオン化を抑制できる。上記の例のLaやKはマトリックスモディファイアとよばれ，化学干渉を軽減することができる。

d. 測定の実際

試料溶液の調製：試料は溶液として導入されるので，有機物の多い固体試料は前処理が必要である。フレーム法での試料必要量は数 ml 程度である。試料溶液中の分析対象元素の濃度は一般にppm～ppbオーダーであるが，元素によって感度がかなり異なるので，装置の取扱説明書などを参考にして測定濃度決定の目安にする。表2-4にいくつかの元素の分析線，1%吸収濃度を示す。

検量線用溶液：市販の標準溶液を希釈して調製することが便利であるが，原子吸光分析では，原子化に影響を与えるような因子はできるだけ試料溶液と合わせることが必要である。すなわち，物理的・化学的に試料溶液と類似した組成であり，共存物質の存在量もできるだけ同じになるように調製する。

測定の手順：測定操作の詳細は装置によって異

表 2-4 各元素の分析線，フレームの種類，1%吸収濃度

元素	分析線(nm) （最大吸収波長）	フレームの種類*	1%吸収濃度**
Al	309.27	N_2O—C_2H_2	0.63
Ca	422.67	Air—C_2H_2	0.06
Cu	324.75	Air—C_2H_2	0.04
Fe	248.33	Air—C_2H_2	0.08
K	766.49	Air—C_2H_2	0.012
Mg	285.21	Air—C_2H_2	0.0035
Na	589.00	Air—C_2H_2	0.005
Pb	217.00	Air—C_2H_2	0.10
Si	251.61	N_2O—C_2H_2	1.30
Zn	213.86	Air—C_2H_2	0.011

*N_2O：亜酸化窒素，C_2H_2：アセチレン，Air：空気
**1%の吸光率を示す試料溶液濃度(ppm)

なるが，一般的なフレーム法の手順を以下に示す。
① 本体の電源スイッチを入れ，各ガスの接続を確認し，バルブを開ける。ダクトのスイッチを入れ，エアコンプレッサーを作動させる。コンピューターを起動する。
② 測定条件画面を開き，測定元素やフレーム条件を選択する。最近の装置では，光源用のランプをあらかじめターレットにセットしておけば毎回交換する必要はない。
③ 検量線溶液の濃度を入力する。
④ バーナーを点火し，フレームの状態を確認する。
⑤ 検量線溶液を吸入させて測定を開始する。画面上でリアルタイムに吸光度の確認ができる。
⑥ 検量線は自動的に作成される。
⑦ 試料を噴霧させると作成された検量線より自動的に定量値が算出される。
⑧ 装置の終了操作を行う。

(2) 誘導結合プラズマ質量分析法

誘導結合プラズマ (ICP) 質量分析法は，1980年にホーク (Houk) らにより発表されて以来，日本でもメーカー数社が装置の開発に力を注ぎ，基礎的研究も進んだ結果，当初は非常に高価で大型であった装置も現在ではある程度価格も下がり，卓上に設置できるくらいにコンパクトになっている。ICP 質量分析は，高温のプラズマ中に試料を導入するという点では，同様な ICP 発光分光分析に比較して3桁以上高感度である。最大の特徴である多元素同時分析が可能であること，測定濃度範囲が広いことは分析の効率化に大きく貢献する。また，結果の解釈も比較的容易であるので，ICP 質量分析は超微量元素分析に今後も広く利用されると予測される。

a. ICP 質量分析法の原理

プラズマは正負の荷電粒子が自由に運動しながら共存し，全体として電気的に中性となっている物質の状態であり，固体，気体，液体とは非常に異なった性質をもつ。プラズマ状態は自然界においてはオーロラなど，多くの現象において観察されるが，ICP は電気的な放電によって生成されるプラズマに分類され，高周波誘導コイル内の高周波磁界によって発生する誘導電流で無電極放電を生成させた結果生じた，非常に高温のアルゴンプラズマである。トーチとよばれる石英管に保持されたプラズマ中に溶液サンプルが導入され，そこで加熱分解，イオン化される。プラズマは，励起温度で 6000～7000 K，電子温度で 8000～9000 K で，ハロゲン，希ガスなどの一部の元素を除いて，ほとんどの元素をイオン化することができる。このようにして生成されたイオンを質量の違いで振り分け，計測するのが ICP 質量分析である (構成図を図 2-17 に示す)。ICP に導入された試料はプラズマ中で解離して原子化され，さらにイオン化されるが，プラズマ中でのイオン化の度合い，すなわち電離度が質量分析を行ううえで重要になる。図 2-18 に各元素のイオン化率を示しているが，プラズマ中でイオン化率が低い元素は測定が困難である。

ICP 質量分析では ICP はイオン源として利用されているが，ICP 発光分光分析では，これを光源として利用し，導入された試料は熱エネルギーにより励起され，発生した光を分析するものである。

b. 測定装置

ICP 質量分析装置は，試料導入部，ICP 部，インターフェース部，イオンレンズ部，質量選択部，検出部からなる。

試料導入部：試料溶液は速度制御されたペリスタルティックポンプにより送液されてネブライザーに送られる。ネブライザーでアルゴンガスにより細かい霧状にされた試料は，スプレーチャンバーの中でさらに選別されて，大きい粒径のものはドレインへ排出され，細かいものだけがキャリヤーガスとともにプラズマへ送られる。

ICP 部 (イオン化部)：試料導入部から送られてきた試料中の元素をイオン化する部分である。水平に設置されたトーチとよばれる三重同軸構造の石英管とその外側に巻かれた誘導コイルで構成される (図 2-19)。プラズマの生成は誘導コイル

2-4 原子吸光分析法

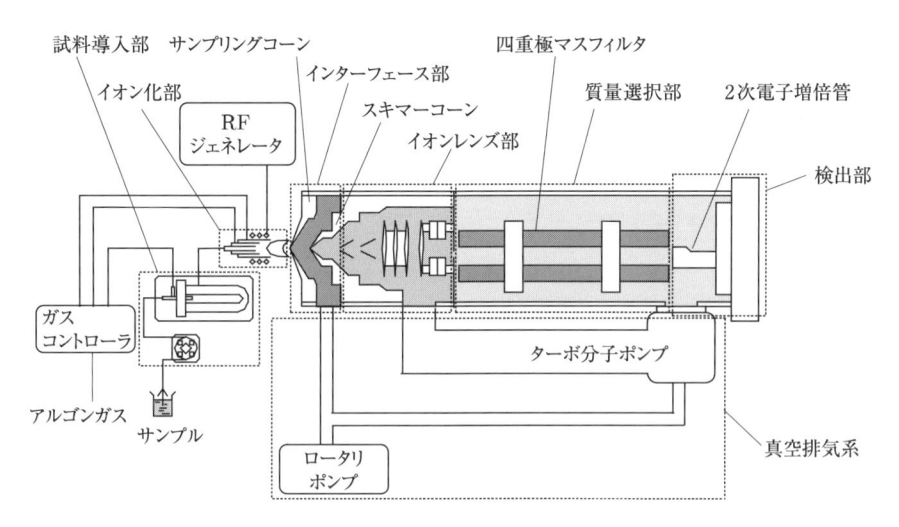

図 **2-17** ICP質量分析装置の構成図

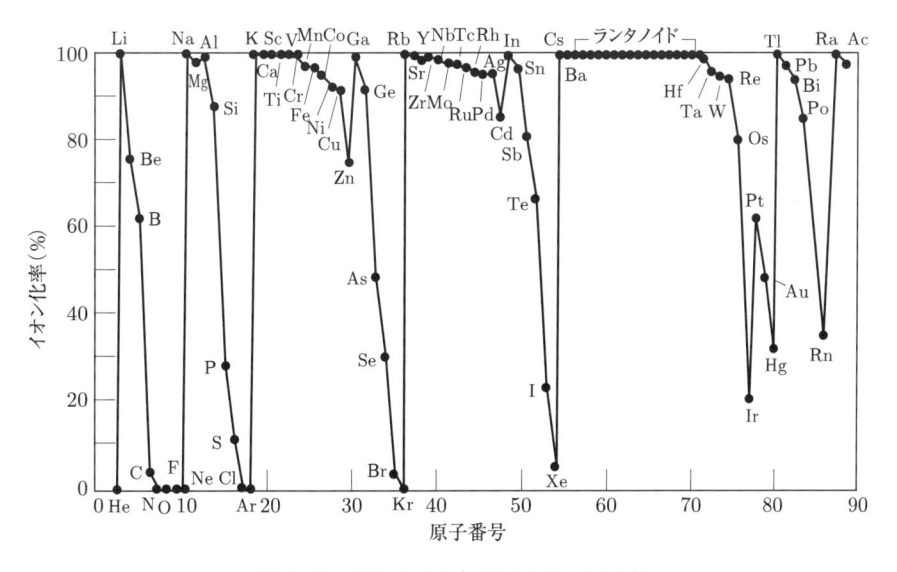

図 **2-18** ICP中での各元素のイオン化率

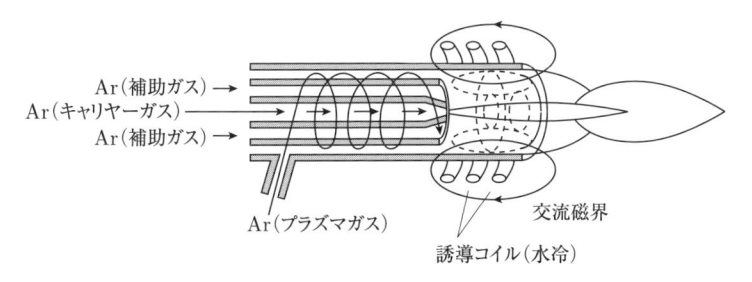

図 **2-19** ICPトーチと誘導コイル

に高周波電力を供給し，交流磁界を発生させ，高圧放電により電子がアルゴンガスと衝突することによる。このICPへ導入された試料はプラズマ中で解離して原子化され，さらにイオン化される。

インターフェース部・イオンレンズ部：プラズマで生成されたイオンを質量分析計に導くためのインターフェース部は，サンプリングコーンとそれに続くスキマーコーンとよばれる金属製のオリフィスからなる。大気中に置かれたプラズマで発生したイオンはインターフェース部を通過し，イオンレンズ部，質量選択部へと徐々に真空度の高いチャンバーへ導かれる。イオンレンズ部では高い感度を得るためにイオンを収束し，光ノイズを軽減するための設計がなされている。

質量選択部：イオンレンズから導入されたイオンを測定質量数ごとに分けるために，四重極マスフィルタが採用されている。二重収束型の高分解能質量分析計が搭載された機種もあるが，これは非常に高価である。一方，四重極マスフィルタを備えている四重極型質量分析計は比較的安価であり，操作も簡便であることから広く用いられている。四重極マスフィルタは精度よく加工された4本の電極に電圧をかけ，双曲線電場を発生させることで動作するものであるが，隣り合う2つの質量数を区別できる程度の分解能である。

検出部：質量数ごとに選別された後，イオンの数を計測する部分であり，イオンを電気信号に変換する2次電子増倍管が採用されている。この検出器の寿命は入射したイオンの総量に依存するので，導入する試料の濃度には注意が必要である。

c. 測定に影響する因子

ICP質量分析では共存元素の干渉が大きく，分析結果に系統的な誤差を生じることがあるので，この干渉を的確に把握することが測定上重要である。干渉には大別して分光学的（スペクトル）干渉と非分光学的干渉がある。

分光学的干渉：スペクトルの重なりによるもので，干渉を起こすイオンは目的イオンの質量対電荷比 m/z と同じ値をもつ原子または分子イオンである。アルゴンプラズマを採用しているため，例えば，純水を導入した際にはArO，ArOH，Ar_2 などの分子イオン（多原子イオン）が発生し，これらと同じ質量数をもつFe ($m/z = 56$)，Fe ($m/z = 57$)，Se ($m/z = 80$) などは干渉を受けることになる。表2-5に各種酸を用いた場合の発生する主な分子イオンを示す。質量数80以下の元素では特に注意する必要がある。この他に共存元素が多量に存在する場合，その分子イオンの発生にも注意しなければならない。特に，アルカリ土類金属元素，希土類元素は酸化物を生成しやすい（例：CaO^+ は ^{56}Fe に干渉）。また，ICP質量分析では1価イオンを測定するが，プラズマ中では2価イオンも生成される。2価イオンは1価イオンの半分の質量数の位置にピークが現れるので，多量に存在する共存元素の質量数が測定元素の質量数の2倍にある場合には注意する（例：Fe^{2+} は ^{27}Al に干渉）。2価イオンは，酸化物イオンと同様に，アルカリ土類金属元素や希土類元素の場合に生成されやすい。

スペクトル干渉の軽減：多原子イオンと2価イオンのスペクトル干渉はプラズマ条件を最適化することによりある程度軽減できる。最近の装置では自動で感度調整（チューニング）できるものもある。プラズマ温度を低温にすることで多原子イオンの生成を抑える方法や生成した多原子イオンに水素やヘリウムガスを衝突させることで軽減する方法などがあり，試料や測定元素によってはかなり効果がある。

非分光学的干渉：この干渉としては物理干渉，マトリックス干渉がある。物理干渉の原因は，溶液中の酸濃度，共存元素濃度など溶液の粘性や表面張力，比重が変わることで溶液の霧化効率が変動することによる。軽減するには検量線用標準溶液と測定用試料溶液の液性を一致させることが必要である（マトリックスマッチング）。あるいは内標準補正を採用する。内標準補正とは，検量線試料，実試料すべてに一定量の内標準元素を添加し，内標準元素の変化の割合で分析対象元素の変化を補正する方法であるが，内標準元素の選択の際には試料に含有されない元素であること，プラズマ

2-4 原子吸光分析法

表 2-5 酸に起因する主な分子イオン（抜粋）

m/z	干渉を受ける元素 （　）内は同位体存在比	HNO₃	HCl*	H₂SO₄*
28	Si (92.2 %)	CO, N₂		
29	Si (4.7 %)	N₂H, COH		
30	Si (3.1 %)	NO		
31	P (100 %)	NOH		
32	S (95.0 %)	O₂		S
33	S (0.75 %)	O₂H		SH, S
34	S (4.2 %)	O₂		S, SH
35	Cl (75.8 %)	O₂H	Cl	SH
36	S (0.02 %), Ar (0.34 %)	Ar	ClH	S
37	Cl (75.8 %)	ArH	Cl	SH
38	Ar (0.06 %)	Ar	ClH	
39	K (93.2 %)	ArH		
40	Ar (99.6 %), K (0.01 %), Ca (96.9 %)	Ar		
41	K (6.7 %)	ArH		
42	Ca (0.65 %)	ArH₂		
43	Ca (0.14 %)			
44	Ca (2.1 %)	CO₂		
45	Sc (100 %)	CO₂H		
46	Ti (8.2 %)	NO₂		SN
47	Ti (7.4 %)			SN
48	Ca (0.19 %), Ti (73.7 %)			SO, SN
49	Ti (5.4 %)		ClN	SO
50	Ti (5.2 %), V (0.25 %), Cr (4.4 %)	ArN		SO
51	V (99.8 %)		ClO, ClN	
52	Cr (83.8 %)	ArC, ArO	ClOH	SO
53	Cr (9.5 %)		ClO	
54	Cr (2.4 %), Fe (5.8 %)	ArN	ClOH	
55	Mn (100 %)	ArNH		
56	Fe (91.8 %)	ArO		

* 塩酸，硫酸を使用した場合，硝酸溶液と同様の分子イオンが生成される。
表はそれ以外に生成される分子イオンを示す。

中での挙動が測定元素と類似していることなど注意が必要である。

マトリックス干渉はICP質量分析特有の干渉であり，多量の共存元素が存在すると測定元素のカウント数が一般的に減少する。この傾向は，測定元素の原子量に比べて，共存元素の原子量が重いほど干渉の程度が現れやすい。原因としてはイオンレンズ系における空間電荷効果などが考えられる。対策としては，物理干渉の場合と同様に，マトリックスマッチング，内標準補正があるが，干渉を低減あるいは補正できない場合は標準添加法を採用する必要がある。

d. 測定の実際

試料溶液の調製：ICP質量分析法は溶液試料を対象とする分析法である。通常は水溶液が主に用いられる。飲料水は硝酸を添加し，必要に応じて希釈するだけで直接測定できるが，固形物や脂肪含量が多い食品は前処理を行い，有機物を分解する必要がある（10章）。

定性分析（半定量分析）：試料の構成元素が未知の場合は，定性分析を行って，含有されている元素とおよその濃度を把握しておく。まったく未知の試料の場合は，1000倍以上希釈して全質量範囲（Li〜U）の測定を行う。半定量分析は，一定濃度の標準溶液で感度を補正することによりおよその濃度を算出することができる。

標準溶液の調製：溶液試料の定量分析を行う場合は，検量線を作成する必要がある。検量線用の標準溶液は市販されている高純度物質から調製する方法もあるが，一定濃度に調製済みの標準溶液も各種用意されている。多元素同時分析用の混合標準溶液も市販されているので，目的に応じて選択する。

定量分析：試料濃度に近い濃度範囲で検量線を作成する。試料によっては含有元素によって濃度がかなり異なることがあるので，必要に応じて測定する際に希釈倍率を変更する。マトリックス濃度が高い場合には，内標準法を採用した方が精度の高い測定を行うことができる*。

感度調整（チューニング）：装置はプラズマ点火後安定するまで30分程度必要である。その後，低質量数〜高質量数の数種の元素を含むチューニング溶液（通常使用するものは1 ppbのLi, Co, Y, Ce, Tlの硝酸溶液）を導入して感度を確認する。感度が通常通りに出ていない場合は，各パラメータのチューニングを行う。測定前後に感度確認を行うことが望ましい。

測定条件の設定：測定元素の質量数は同位体が数種存在する場合は，一般的に同位体存在比が大きいものを選択する。

測定の手順：装置によって多少異なるが，一般的な操作は以下の通りである。

① 装置を制御しているコンピューターを起動する。
② アルゴンガスや冷却水の準備をする。
③ プラズマを点火する。
④ 安定するまで30分程度待つ。
⑤ チューニング溶液を導入し，感度を確認する。
⑥ 測定条件を設定する。
⑦ 検量線用の標準溶液を測定，検量線の直線性を確認後，サンプル測定を行う。
⑧ プラズマを消火し，装置の終了操作を行う。

2-5 近赤外分光法

可視光と中間赤外光の間の光を近赤外光とよび，上下限ともに厳密ではないが，おおむね800〜2500 nmの波長帯の電磁波をいう。近赤外分光法は，この領域で生じる吸収をもとに分析を行う手法で，観察されるほとんどのバンドは水素を含む官能基に帰属し，中間赤外領域（2500〜10000 nm）に見られるC—CやC＝Cの伸縮振動にかかわる吸収は観察されない。そのため構造解析への用途には不向きであるが，近赤外スペクトルは多数の吸収が重なり合って構成されており，解析によって一度に多くの情報を得ることができる点に特徴がある。近赤外分光法の発展の歴史は比較的新しく，1975年にCGC（カナダ穀物協会）が小麦のタンパク質分析の公定法として採用したのをきっかけに急速に発展してきた分析法で，現在では研究領域のみならず，果実の糖度・酸度の非破壊分析，サトウキビの品質評価など生産現場でも実用性の高い分析法として用途拡大が進んでいる。近赤外分光法は，液体試料のみでなく，懸濁液，ペースト，粉体，固体，気体など多様な形態の試料に適用可能な点に特徴を有し，また，非破壊・無侵襲で迅速な分析が可能な点も優れた特性といえる（表2-6）。

(1) 原　理

赤外光の領域では主に分子の振動による吸収が観察され，その多くは図2-20に示すような基準振動を中間赤外領域にもつ（4-1節）。近赤外領域ではこの基準振動の倍音や結合音の吸収が起こり，それらは主としてC—H, O—H, N—Hのよ

---

* ここで用いられている「マトリックス」とは，多量の共存成分である。具体的には，海水中の微量元素を測定する場合，マトリックスはNaClである。海水を希釈せずに装置に導入するとインターフェース部（特にスキマーコーン）に塩が析出し，詰まりの原因になる。

2-5 近赤外分光法

表 2-6 近赤外分光法の特徴

特徴・特性	長 所	短 所
水素を含む官能基に帰属される吸収がほとんどで，中赤外域の基準振動の倍音や結合音の吸収が起こる。また，それらが重畳して観察される	多成分の同時定量が可能	構造解析には不向きである。スペクトルの情報を読み取るために，多変量解析のような統計処理が必要
中赤外領域に比べて，バンドの吸収は非常に微弱である（水の吸光係数は赤外領域の1/1000程度）	溶液や高含水率食品の分析にも適用可能。試料の深部まで光が到達するので豊富な情報を含むスペクトルが得られる	高感度，低ノイズの分析装置が必要
近赤外光のエネルギーは低く，試料の損傷がほとんどない	非破壊分析，*in situ* 分析が可能	
透過のみでなく，透過反射，拡散反射などの測定法が利用できる	液体，懸濁液，ペースト，粉体，固体，気体など多様な形態の試料の分析が可能。また，化学量のみでなく粒度や密度などの物理量の測定が可能	微量試料の測定には不向き
非接触分析，光ファイバを用いた分析が可能。発色剤などの化学薬品を必要としない	オンライン分析やフィールド分析が可能	吸収強度は温度の影響を受けやすく，測定にあたっては補正が必要な場合がある

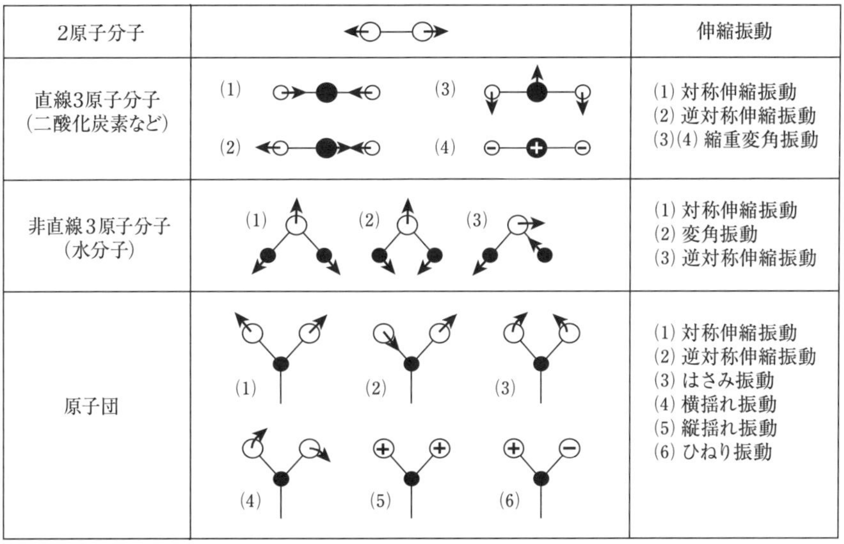

2原子分子	←○――○→	伸縮振動
直線3原子分子（二酸化炭素など）	(1) (2) (3) (4)	(1) 対称伸縮振動 (2) 逆対称伸縮振動 (3)(4) 縮重変角振動
非直線3原子分子（水分子）	(1) (2) (3)	(1) 対称伸縮振動 (2) 変角振動 (3) 逆対称伸縮振動
原子団	(1) (2) (3) (4) (5) (6)	(1) 対称伸縮振動 (2) 逆対称伸縮振動 (3) はさみ振動 (4) 横揺れ振動 (5) 縦揺れ振動 (6) ひねり振動

＋：紙面垂直方向，手前側への運動　　－：紙面垂直方向，向こう側への運動

図 2-20 多原子分子の振動モード

表 2-7 波長域と吸収の帰属

800～1100 nm	主として OH, CH の伸縮振動の第3倍音
1100～1800 nm	CH, NH, OH 伸縮振動の第1倍音，第2倍音。CH 振動の結合音など
1800～2500 nm	CH, NH, OH 振動の結合音。アミド基の振動の結合音。C＝O 伸縮振動の第2倍音など

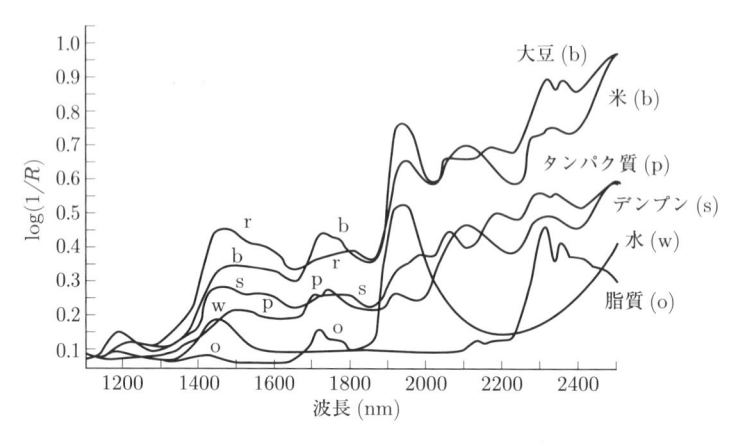

図 2-21 近赤外スペクトルの例[11]

うな水素を含む官能基および C—O からなる官能基に帰属される(表2-7)。一般に，近赤外領域で生じる吸収は非常に弱く，その吸光係数は中間赤外域の数十分の一から数百分の一である。特に，中間赤外では水の—OH 基にかかわる吸収が非常に強いため，高含水率の試料に対しては適用が難しかったり，試料のごく表面の分析にとどまる場合が多いが，近赤外領域での水の吸収は適度に弱いため，食品の水分含量の測定にも適用できる利点がある。すなわち，吸収が弱いということは，試料に照射された電磁波のエネルギーの減衰が小さいことを意味し，照射光は試料深部まで到達できる。したがって，果実などの試料でも，そのままの状態で内部の成分の分析を行うことができる(非破壊分析)。また，試料の奥深くまでの吸収情報を豊富に含んで出てくる出射光はその解析により，多成分の同時分析を可能にする。ただし，近赤外スペクトル上のピークは図 2-21 に見られるように，バンド幅の広いブロードなピークで，しかもそれらが重畳して現れる。そのためブーゲーベールの法則が適用できない場合が多く，近赤外分光法を用いた多くの分析では，多変量解析を主とするケモメトリックスによる解析の必要性を伴うのが一般的である。

（2） 分光計と測定方法

近赤外分光計も基本的には紫外可視分光計や赤外分光計と同じく，光源，分光部，試料セル，検出部からなるが，光ファイバーを用いた遠隔分析や粉体試料・固体試料用のセルを用いた拡散反射測定なども行われる。

a. 光　源

光源には，広い波長域にわたって測定する場合にはタングステン光源を用いる場合が多く，研究用の機種に多い。短波長域(～1100 nm)を対象とする測定器ではダイオードを光源としたものも多く，オンライン測定やフィールド測定で使用する機種に見られる。

b. 分光部および検出器

検出器は一般的には PbS 光導電検出器(1000～2500 nm)と Si 光起電力型検出器(600～1000 nm)が用いられ，InGaAs フォトダイオードが使用さ

2-5 近赤外分光法

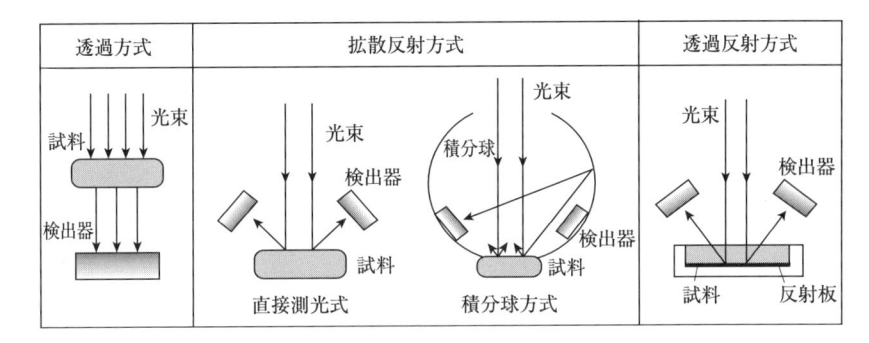

図 2-22 近赤外法で用いられる種々の測定モード

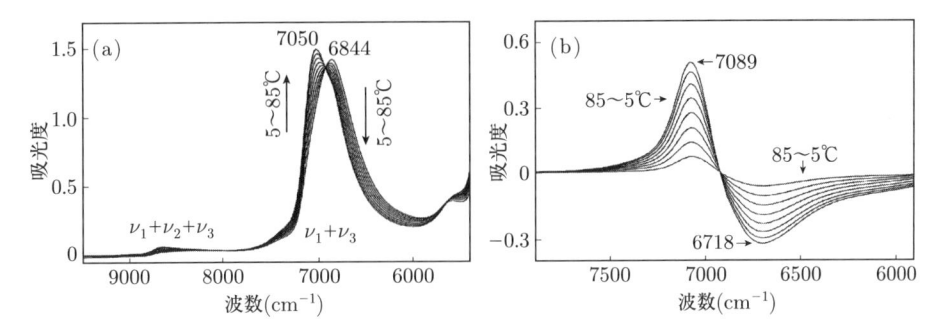

図 2-23 種々の温度の純水の原スペクトル(a)と差スペクトル(b)[14]

れている機種もある。反射モードによる測定(図2-22)では，複数の素子を配置した検出器が用いられる。分光法には，干渉フィルター方式，回折格子方式，干渉計(FT-IR)方式，音響光学変調フィルター方式，アレイ検出器方式など多くの方式があるが，それぞれに特徴と長所・短所がある。詳細については他の成書を参考にされたい。

c. 測定モード

近赤外分光法では，紫外・可視分光法などで通常用いられる透過方式に加え，透過反射方式，拡散反射方式などの測定法が用いられる(図2-22)。透過方式は，主に透明な溶液，フィルム状の試料，穀類のような粒状試料に用いられるが，果皮の厚い果実の測定例もある。透過反射方式は，基本的に透過方式と同じような形態の試料に利用されるが，粘稠な液の測定ではもっぱら透過反射方式が用いられる。拡散反射方式は，粉体や固体試料の測定に向いた測定法である。

(3) スペクトルの解析
a. スペクトル処理

近赤外スペクトルは，弱いバンドが複雑に重畳して構成されている。そのため，含まれている多くの情報を有効に引き出す目的で解析前の前処理として差スペクトルや微分スペクトルに変換されることが多い。差スペクトルは試料間のわずかな差や変化を検出するのに大変有効である。図2-23は温度の違う水の近赤外スペクトルを示しているが，図(b)のように差スペクトルをとることにより温度と吸収挙動の関係がより明確にできる。スペクトルの微分処理では2次微分スペクトルが一般に用いられる。吸光度を波長で2回微分するとピークの向きが逆になるが，スペクトル中の微小ピークを強調したり，ブロードなピークのショルダー部に存在するピークを明確にして重なり合ったピークを分離する効果があり，スペクトル解析の前処理として大変有効な処理である。図2-24(a)は品種が異なる米の原スペクトルであるが，図

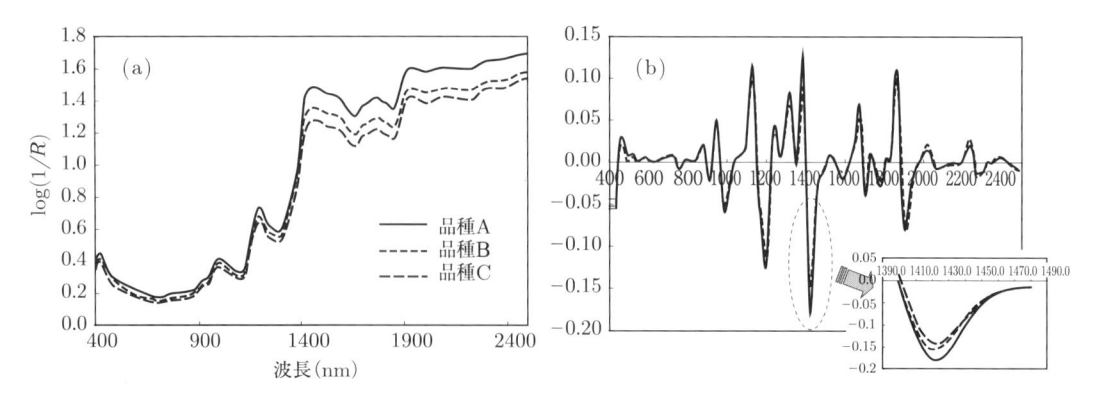

図 2-24 うるち米の原スペクトル(a)と2次微分スペクトル(b)

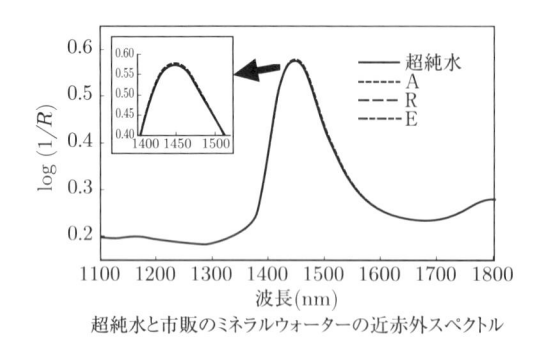

図 2-25 ミネラルウォーターの近赤外スペクトルと判別分析結果

(b)のように2次微分によりベースラインの変動が除去されるため非常に都合がよい。ただし，微分スペクトルではノイズも強調されるためS/N比*が低下する場合があり，注意が必要である。

b. ケモメトリックス

近赤外スペクトルの解析ではケモメトリックスが威力を発揮する。ケモメトリックスとは「数学的手法や統計的手法を適用し，最適手順や最適実験計画の立案・選択を行うとともに，化学データから得られる情報量を最大化することを目的とした計量学」をいう。定量分析には，線形重回帰分析（MLR），主成分回帰分析，部分的最小二乗分析（PLS），フーリエ変換回帰分析が，定性分析には，判別分析，主成分分析，クラスター分析などの手法が用いられることが多い。これらの多変量解析は近赤外分光法のみでなく，多くの実験デー

タや調査データの解析に用いられ大変重要であるが，紙面の関係からここでは省略する。多くの成書があるのでそれらを参考にされたい。

(4) 食品への応用

近赤外分光法の最大の利点は，非破壊・無侵襲的に多成分同時分析を迅速に行える点にある。特に，液体から固体まで試料の形態を選ばない近赤外法は，食品分析法としての利用価値が非常に大きい。ここでは一例として，市販のミネラルウォーターの判別分析を行った結果を図2-25に示す。ミネラルウォーター中に含まれるわずかな量の電解質が水の近赤外吸収に反映し，高い的中率で水の銘柄を識別できることを示している。

商品を傷めることなく果実や野菜の糖含量や有機酸量を非破壊で測定できる近赤外法は，個々の個体の品質保証と格付けを可能にし，付加価値を高めることができる。なお，リンゴやモモのよう

---

* S/N比：シグナル(S)とノイズ(N)の比。

2-5 近赤外分光法

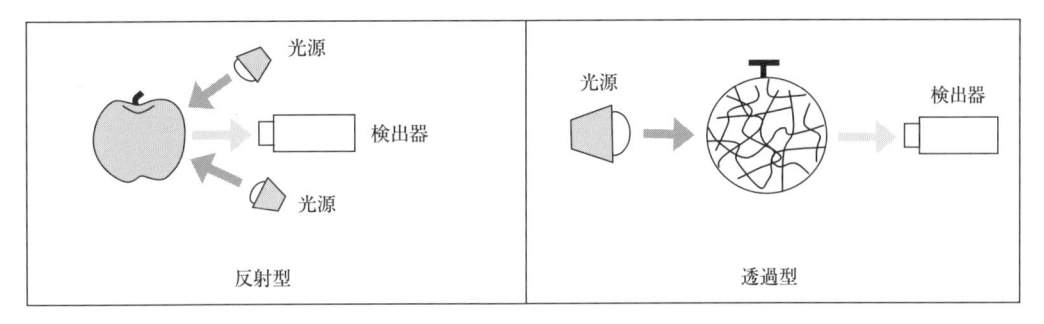

図 2-26 反射型測定法と透過型測定法

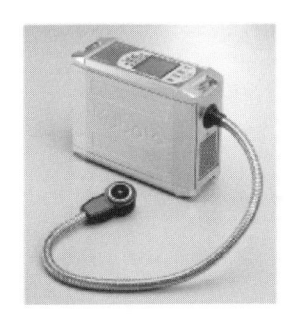

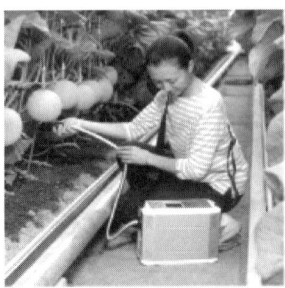

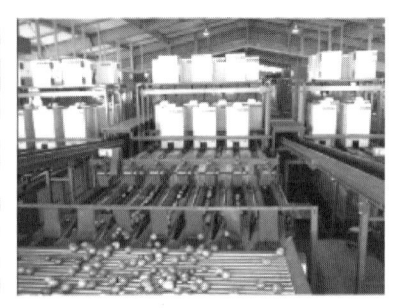

図 2-27 果実糖度酸度計(クボタ)とオンライン糖度計(三井金属)

表 2-8 近赤外分光法の食品などへの応用例[15]

1. 基礎研究
   - 水分子の水素結合状態の解析
   - ミネラルウォーターの判別分析
   - デンプンの糊化度の測定
2. 穀類
   - 米,小麦,大豆,そば粉などの水分やタンパク質,デンプン,灰分の測定
   - 食味計による米の品質評価
3. 畜産物
   - 生乳のタンパク質,脂質,乳糖,固形分の測定
   - ハムの塩分や肉のカロリー,異常肉の検出
4. 飲料
   - 酒類中のアルコール量,日本酒中のアミノ酸,糖類の定量
   - ジュース中の糖類の測定
5. 加工食品
   - 醤油の塩分,全窒素,グルタミン酸,アルコールの定量
   - 損傷デンプンの定量
   - パンの添加物のビタミンC,L-システインの定量
6. 青果物
   - モモ,リンゴ,温州ミカン,メロン,トマトなどの糖度や酸度の測定
   - 茶葉中の各種成分の測定
   - サトウキビ搾汁液の品質評価

な果皮の薄い果実では反射型，透過型の装置がともに用いられるが，果皮の厚い温州ミカン，メロン，スイカなどでは透過型の装置が用いられる(図2-26)。日本の選果場から出荷されるミカンの半数は，主に糖度と酸度を毎分数十個の速度で測定して格付けが行われている。また，フィールドでも使用可能な小型の装置も開発されており，ファイバーを装着して使い勝手をよくした製品は収穫前の果実の熟度などを測定し，最適な摘果時期を判定するのに有効である(図2-27)。

その他，近赤外分光法の食品への適用例を現在開発途中のものを含め，表2-8に一括して示す。

引用・参考文献

紫外・可視分光法/蛍光・化学発光法
1) 斎藤信房 編:「大学実習 分析化学 改訂版」, p. 202, 裳華房(1998).
2) 日本分析化学会九州支部 編:「機器分析入門 改訂 第3版」, pp. 11, 12, 22, 30, 32, 52, 南江堂(1996).
3) 鈴木周一 編:「イオン電極と酵素電極」, 講談社(1981).
4) 山田次良 編著:「食品分析機器のてびき」, pp. 1, 9, 三共出版(1997).

原子吸光法
5) 島津製作所, 無機分析ワークショップテキスト.
6) 横河アナリティカルシステムズ, Agilent 7500 ICP-MS, ハードウェアマニュアル.
7) C. Vandecasteele, C. B. Block 著, 原口紘炁 他共訳:「微量元素分析の実際」, 丸善(1995).
8) 河口広司, 中原武利 編:「プラズマイオン源質量分析」, 学会出版センター(1994).
9) 原口紘炁 著:「ICP発光分析の基礎と応用」, 講談社(1986).
10) 泉美治 他監修:「機器分析のてびき 第2版」, 化学同人(1996).

近赤外分光法
11) 岩本睦夫 他著:「近赤外分光法入門」, pp. 40-61, 幸書房(1994).
12) H. Maeda, *et al.*: *Journal of Near Infrared Spectroscopy*, **3**, 191-201(1995).
13) 相島鐵郎 著:「ケモメトリックス—新しい分析化学」, pp. 1-10, 丸善(1992).
14) M. Tanaka, *et al.*: *Journal of Near Infrared Spectroscopy*, **3**, 203-210(1995).
15) 河野澄夫 編:「食品の非破壊計測ハンドブック」, pp. 30-40, サイエンスフォーラム(2003).

3

食品の分離・定量に用いられる機器分析法

3-1 液体クロマトグラフィー

　液体クロマトグラフィー(liquid chromatography：LC)は移動相に液体(溶媒)を使うクロマトグラフィー*の総称である。試料中に存在する成分を分離するための方法の1つで，分離のために使われる液体のことを溶離液とよぶ。また，液体クロマトグラフィーの中で，固定相を充填する用具**の形状が円柱状のものをカラムクロマトグラフィー，平板状のものを平面クロマトグラフィーとよぶ。カラムクロマトグラフィーの分離速度や分離能を向上させるために高流速(高圧)での溶離液の送液を可能としたものを，高速液体クロマトグラフィー(high-performance liquid chromatography：HPLC)とよんでいる。

　天然物，生体成分，合成物質などの化学物質の80～85％は揮発性が低く，気相で取り扱うより溶液として取り扱う方が容易であるため，これらの物質は液体クロマトグラフィーのよい対象物質

となる。言い換えると，溶媒に溶かすことのできる物質であれば，不揮発性や熱に対する安定性を考慮することなく，無機化合物でも有機化合物でも，低分子化合物でも高分子化合物でも液体クロマトグラフィーの対象となる。この方法が様々な化合物の分離・分析に対して柔軟に対応することができる理由の1つに，分離手段の豊富さがあげられる。すなわち，試料成分ごとに種々の固定相(stationary phase)や移動相(mobile phase)を選択できるため，分離の場において試料成分，固定相，移動相の三者間に働く様々な相互作用に基づいた最適分離条件を設定することが可能となる。

　食品分析分野において，本法は必須の機器分析法の1つであるが，経験の浅い研究者にとっては，この選択項目の豊富さと柔軟さが逆に混乱のもととなっていることも事実のようである。図3-1に液体クロマトグラフィーに適用可能な食品成分

---

*　クロマトグラフィー：混合体から目的とする成分を「分ける(分離する)」操作のことをクロマトグラフィーとよぶ。したがって，この語の接頭語が「どのようにして分けるかを示す手段」を表す。本書においても多数の「…クロマトグラフィー」が記されているが，すべて分ける操作を示している。経験のない，聞き覚えのない分析法であっても，本語があれば何らかの操作によって分けている分析法であることが容易に推察されよう。
　ちなみに，クロマトグラフィー(chromatography)は分離操作，クロマトグラフ(chromatograph)は分離装置，クロマトグラム(chromatogram)は分離して得られたピークプロファイルを示しており，三者の使い分けは重要である。

**　用具：市販の用具を用いる場合は下記のことは気にかける必要がないが，覚えておくことは重要である。
　まず，用具には，ガラス製，ステンレス製，プラスチック製(主にポリプロピレン)のものがあり，HPLCの流路接続にはPEEK樹脂チューブがある。樹脂が充填されていない用具をエンプティカラム(empty column，あるいは空カラム)とよぶ。いずれの用具についても，試料の用具への非特異的吸着がないことが必須となる。ガラス(ホウケイ酸ガラス)製カラムでは，遊離のシラノール基(ヒドロキシ基)による化学的吸着の影響を最小限とするため，ヒドロキシ基どうしの架橋によるエンドキャップ処理がなされている。
　また，カラムクロマトグラフィーにおいては，使用目的(少量～大量分取)によってカラムの耐圧使用制限があり，低圧用(ガラス，PPプラスチック)，中圧用，高圧用(強硬質プラスチック)のカラムがそれぞれ用意されている。

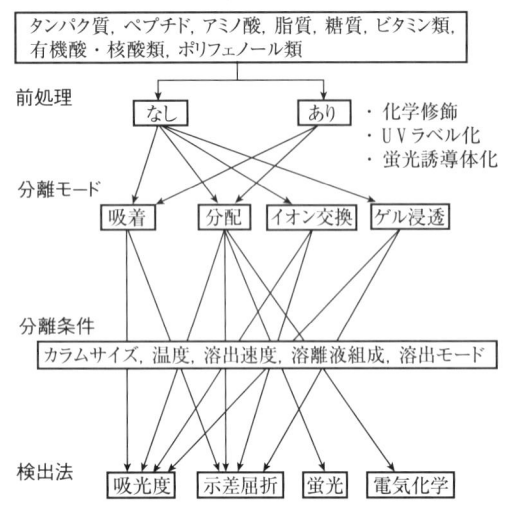

図 3-1 液体クロマトグラフィーでの分離にかかわる選択因子

と代表的な分離選択因子の概要を示した。単純に考えて，ある食品成分を分析するための選択数は160通りあることになる。個々の分離選択因子については後で述べる（個別の成分分析については本書の応用編を参照）。分離法と検出法は食品成分によってほぼ特定されるが，分離条件はいずれの場合も検討すべき項目となる。また，*Analytical Chemistry* 誌に隔年掲載される review[1] からわかるように，本法の高い柔軟性によって数多くの新規分析法が提案されており，その展開性は無限であるといえよう。

(1) カラムクロマトグラフィー

図3-2にカラムクロマトグラフィーに用いられる装置の一例を示す。本法は大量分取が目的であるため，食品成分の分離・分析のための方法としては不適である。すなわち，(1)分離が悪いこと，(2)分離の再現性が悪いこと，(3)迅速性に欠けること，(4)分離条件が限られることなどから，食品分析法としてはあまり適切ではなく，後述するHPLC法が主流となっている。ただし，多成分の混合体である食品のHPLC分析のための前処理としては威力を発揮する。したがって，HPLC食品分析法のための前処理としての観点から要点

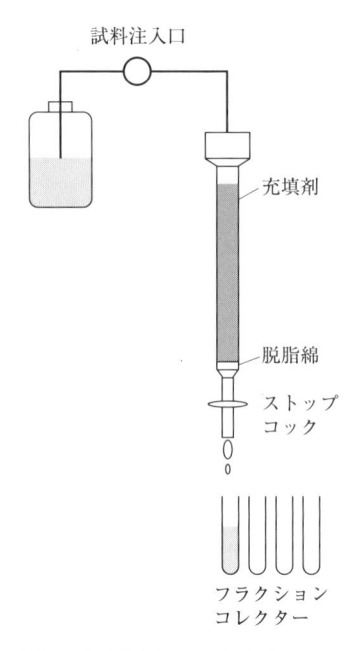

図 3-2 液体クロマトグラフィー

のみを述べる。

a. カラムクロマトグラフィーとは

カラムクロマトグラフィーでは，試料中の各成分は移動相（溶離液，eluent）に溶解した状態で充填カラムを通り，溶出液（eluate または effluent）としてカラム出口から順次溶出されてくる。充填剤と成分間に働く相互作用力 K_A は，充填剤のもつ分離特性と溶出条件によって決定されるため，その分離特性に基づき穏和な条件で成分を分取・取得することができる。カラムクロマトグラフィーを溶出クロマトグラフィーとよぶこともある。

分離原理：液体クロマトグラフィーにおいて，成分Aの移動距離を L_A，溶離液の移動距離を L_s とすると，成分Aがまったく充填剤と相互作用をしないならば

$$L_A = L_s \qquad (3\text{-}1)$$

が成立する。しかし，実際には充填剤と何らかの相互作用を生じるため，このときの充填剤に対する吸着のしやすさを K_A（吸着係数）とすると，単位充填剤あたり成分Aを引き離すのに必要な溶媒量 V_{A0} は

$$V_{A0} = V_{p0} + W_R \cdot K_A \qquad (3\text{-}2)$$

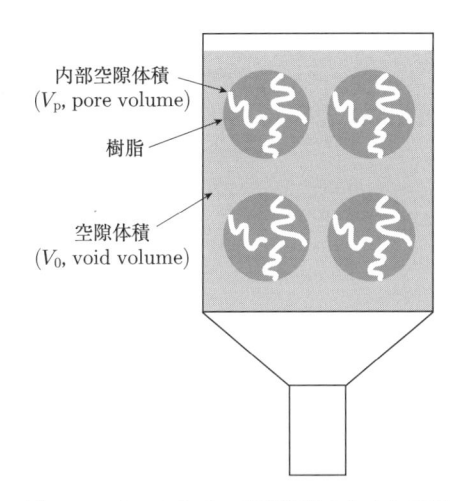

図 3-3 カラム内での充填樹脂の占める体積

となる。ここで，V_{p0} は単位重量充填剤あたりの内部空隙体積（pore volume，図 3-3 の V_p を単位重量あたりに換算したもの），W_R は充填剤の比重を示している。したがって，成分と充填剤との相互作用力 K_A が強くなると，V_{A0}，すなわち溶出に要する溶離液量は多くなる。また，このときの移動距離は式（3-1）から

$$L_A = \frac{1}{V_{p0} + W_R \cdot K_A} \times L_s \quad (3-3)$$

となる。上式は，充填剤量に依存せず，成分に固有の値である。一方，充填剤が入ったカラム全体では，成分 A を溶出するのに必要な溶離液量 V_A は，式（3-2）より

$$V_A = V \times (V_{p0} + W_R \cdot K_A) \quad (3-4)$$

となる。ここで，V は充填剤のカラム体積である。式（3-4）から明らかなように，成分 A を溶出するための溶離液量は充填剤の充填量に比例しており，充填量が多いほどより溶出するのに必要な溶離液量が多くなることを示している。言い換えると，2 成分 A, B を分離する（溶出するための溶液量の差を大きくする，ΔV）には，両者の吸着係数の差と同時に，充填量 V を多く（カラム長を長く）すればよいことが理論的にわかる。

$$\Delta V = V_A - V_B = V \cdot W_R \cdot (K_A - K_B) \quad (3-5)$$

なお，図 3-3 で示すように，カラム内において充填剤が占める容積（充填剤容積 + pore volume）以外の空隙体積のことを void volume とよぶ。充填樹脂とまったく相互作用をしない場合，すなわち溶離液をカラムに負荷後，溶出するまでに要した体積量を dead volume（void volume + pore volume）とよぶこともある。

b. カ ラ ム

カラムの長さ（充填剤が詰まっている部分の長さ；bed 長）は，一般的に，カラム内径（0.5～3 cm）の 10～50 倍が適当である。クロマト管は先端を細め，充填剤の流出を防ぐため，脱脂綿を詰める小さなふくらみを作り，先端を内径 0.5 mm 程度の細管とし，ピンチコックやコックを用いて流速を調節できるようにする。市販品ではこれら形状のものが入手可能である。カラムクロマトグラフィーでは，吸着，分配，イオン交換，ゲル浸透（分子ふるい効果）が主な分離モードとして用いられる（いずれも高速液体クロマトグラフィーにも共通のモードであるため，これら分離モードの詳細については後に述べる）。

c. 充 填 剤

充填剤には 100 メッシュ（粒径 150 μm）前後の粒子がよく用いられ，吸着型の分離モードではアルミナやシリカゲル，分配型ではシリカゲルがよく用いられる。充填カラムの作製方法には乾式充填法と湿式充填法があるが，食品分析法としては湿式充填法が好ましい。乾式充填法では所定量の充填剤をそのまま少しずつクロマト管に入れ，軽くタッピングしたり，バイブレーターを使ったりして均一に充填する。充填剤の上端にはろ紙，ガラス綿などを置き，溶離液を静かに注ぎ，充填剤を均一にぬらし，さらに溶離液を流して安定化させてから用いる。湿式充填法ではクロマト管の 1/3 程度まで溶離液（メタノールなど）を入れておき，これに充填剤を少しずつ入れて均一に詰めるか，あらかじめ充填剤を溶離液中に懸濁し，なるべく一気にクロマト管に注ぎ込み充填剤をゆっくり均一に沈降させる。湿式充填法では，充填剤が使用溶媒によって十分に膨潤すること，膨潤後に十分な脱気（超音波処理）を施すこと，カラム充填時に空気を混入させないことが重要である。また，

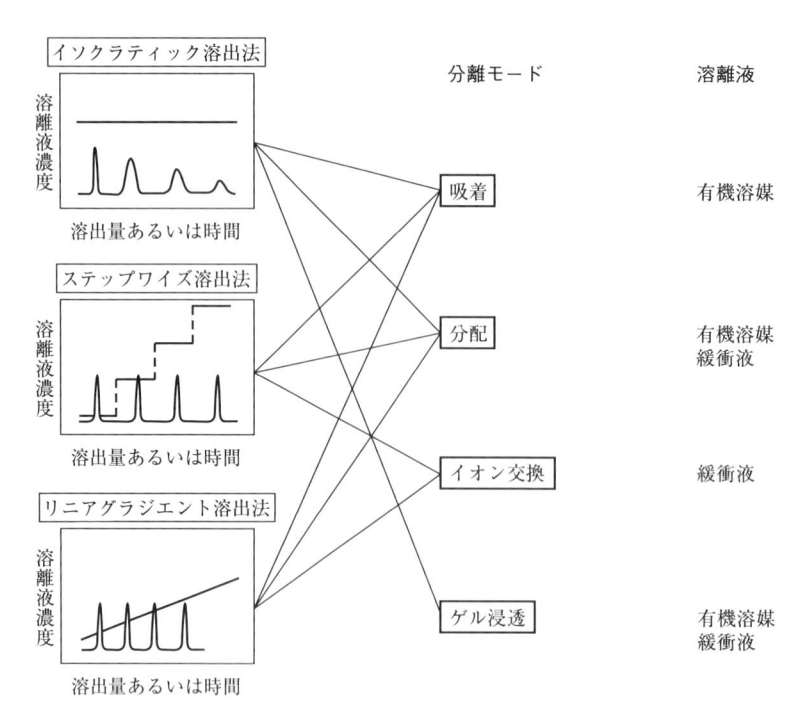

図 3-4　各種溶出法の概要

充填剤をビーカーで懸濁する際に，充填剤どうしの接触による物理的損傷を避けるため，スターラー撹拌したり，ガラス棒で激しく撹拌をしてはいけない。

作製したカラムの上端に溶離液に溶かした試料溶液(カラム体積の1/10～1/100)を負荷し，この溶液がカラム上端まで下降するのを待って，図3-2のように溶離液を流すか，低圧送液ポンプで送液するか，またはカラムが液切れしないように溶離液を次々と注ぎ込んでいく。流速は10～20 ml/h 程度とする場合が多い。各成分はカラム下端より順次溶出されてくるので，これをフラクションとして一定体積ずつ集めた後，各種の分析方法により溶離成分の情報(例えば吸光度)を求める。フラクションコレクターの使用が便利である。なお，溶離終了には数時間から1日を要する。長時間を要することがカラムクロマトグラフィーの最大の欠点であり，分取には使えるが，分析目的には適していない理由の1つである。溶出方法には，等濃度溶出法(isocratic elution，イソクラティック溶出法)，段階的溶出法(step-wised elution，ステップワイズ溶出法)，直線的濃度勾配溶出法(linear-gradient elution，リニアグラジエント溶出法)の3つの方法がある。図3-4に，これら溶出法の概要と各分離モードでの代表的な溶出条件を示す。食品成分のような混合成分の分離には，リニアグラジエント溶出法が適していることがわかる。

d. 前 処 理

図3-5に，カラムクロマトグラフィーによる前処理の概要を示す。ある特定の食品成分(群)を獲得するには，夾雑物質をいかに取り除くかがカギとなる。なお，いずれの場合も試料の回収率は60～70%程度である。なお，近年では前処理用のプレパックカートリッジカラムが市販されており，処理量は少ないが有用である。

（2）高速液体クロマトグラフィー

微量試料の分析を可能にし，しかもその分離能を向上させるために，固定相，検出器，送液装置などに改良を加えて発展してきたものが，高速液体クロマトグラフィー(HPLC)である。HPLC法

3-1 液体クロマトグラフィー

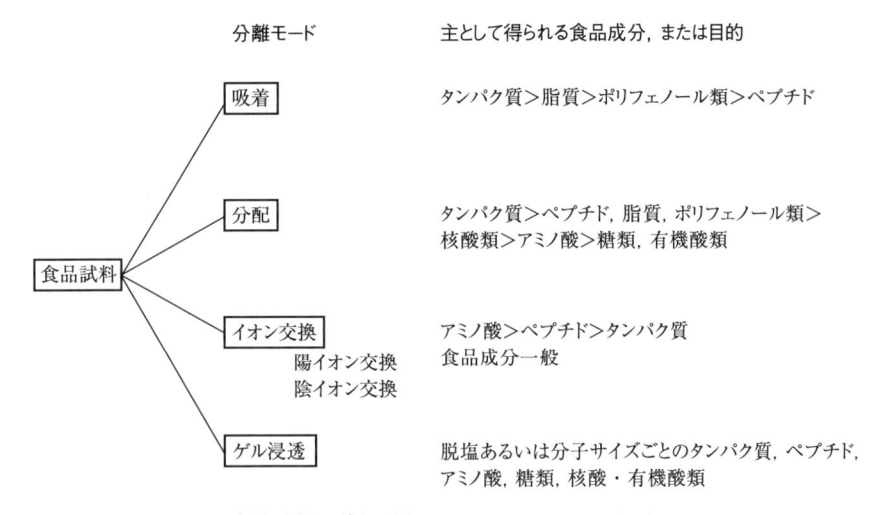

図 3-5 食品試料の前処理としてのカラムクロマトグラフィー

（分離モード / 主として得られる食品成分，または目的）

- 吸着：タンパク質＞脂質＞ポリフェノール類＞ペプチド
- 分配：タンパク質＞ペプチド，脂質，ポリフェノール類＞核酸類＞アミノ酸＞糖類，有機酸類
- イオン交換（陽イオン交換／陰イオン交換）：アミノ酸＞ペプチド＞タンパク質　食品成分一般
- ゲル浸透：脱塩あるいは分子サイズごとのタンパク質，ペプチド，アミノ酸，糖類，核酸，糖類・有機酸類

と，従来の液体クロマトグラフィー（カラムクロマトグラフィー）とは，原則的にはまったく同一であるが，HPLC法においては，カラム内のクロマトグラフィーのプロセスを拡大させることにより，分離速度を高速化したものといえ，再現性，迅速性，展開性の広さから，ルーチン分析法として極めて重要な地位を占めている。

a. 基礎と原理

分配平衡：食品分析法としてHPLC法を活用するには，再現よく目的とする成分のみを独立ピークとして分離・検出することが必要である。そこで，どのような原理で成分がカラム内を通過するかについて述べる。個々の成分への完全な分離が食品分析法としてのHPLC法の基本となることから，以下のHPLC分離にかかわるパラメータは，特に定量分析を行ううえで十分に理解しておく必要がある。均一充填された固定相と移動相（溶離液）の間には常に平衡が成り立っており，そこに運び込まれた試料中の成分はそれぞれ固定相と移動相の両相に分布している。

図3-6で示すように，まったく固定相との相互作用がなく固定相に保持されない成分は，移動相に溶解したままでカラムを素通りする。固定相と何らかの相互作用がある成分は，固定相と移動相に一定の比で分布する。この比（固定相中の溶

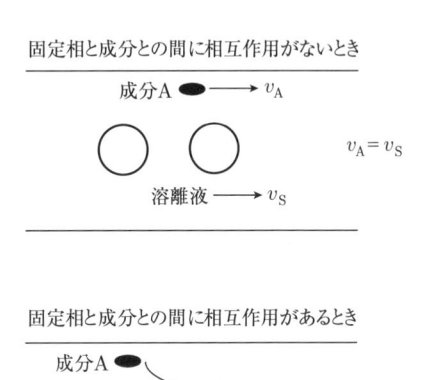

図 3-6 カラム内での成分の移動挙動

（固定相と成分との間に相互作用がないとき：成分A　$v_A = v_S$　溶離液 → v_S）

（固定相と成分との間に相互作用があるとき：成分A　$v_{A'} < v_S$　溶離液 → v_S）

質の濃度／移動相中の溶質の濃度）を分配係数（K）とよぶ。分配係数Kは固定相に対する吸着係数K_A（したがって，後述する分離モードによって固有の値となる）と相関づけられる。移動時間（カラムからの溶出時間）は溶離液の移動速度（移動にかかわる駆動力）と分配係数Kによって定まり，各成分分子は固定相と一定の分配平衡を保ちながら，固定相と移動相を往復しつつカラムの先に進

んで溶出されてくる。ここで，成分Aのカラム内での移動速度 $v_A{'}$ はカラムの出口方向のみの速度として考えてよいことから，この移動速度は単位断面積を通過する成分の濃度変化と比例する。したがって，フィック(Fick)の第1法則より

$$v_A{'} = -D\frac{\partial c}{\partial t} \quad (3\text{-}6)$$

が与えられる。ここで，拡散係数 D には成分が v_A で移動する際にそれを引き留める力 S が作用することから

$$D \propto \frac{kT}{S}$$

となる(k：ボルツマン定数，T：絶対温度)。したがって，各成分によって分配平衡が異なり，分布が移動相側に偏っているものほど，速く溶出されてくることになり，成分ごとに溶出時間に差ができるので分離が達成される。また，温度が高くなるほど拡散係数が大きくなり，より速く溶出することがわかる。以上より，HPLC分離とは試料中の各成分に関する分配平衡に差をつける操作であることがわかる。これは，分離条件の設定に固定相と移動相の選択およびこれらの組合せの選択が重要であることを示している。

分離機構：得られるクロマトグラム上のピーク形状からHPLC法での分離にかかわるパラメータが決定される。以下のパラメータ値は，HPLCカラムの分離特性を見極めるうえで重要であり，またよりよいピークの分離を達成するうえで重要な判定要因となる。

HPLC分析で得られる典型的なクロマトグラムを図3-7に示す。t_0 は使用するHPLCシステムにおける dead volume に相当する。まず，得られる情報として試料注入(インジェクション)から各ピークが出現するまでの時間 t_R が求まる。dead volume を考慮した相対保持時間を容積比(capacity factor, k')とよび，分析するHPLC条件において，各成分の固有値となる。

$$k' = \frac{t_R - t_0}{t_0} \quad (3\text{-}7)$$

2成分間の分離にかかわるパラメータとしては，

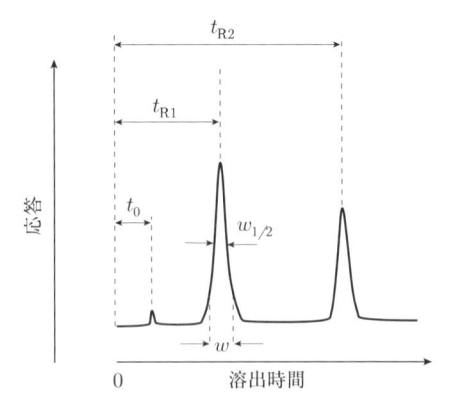

図 3-7 典型的なクロマトグラム

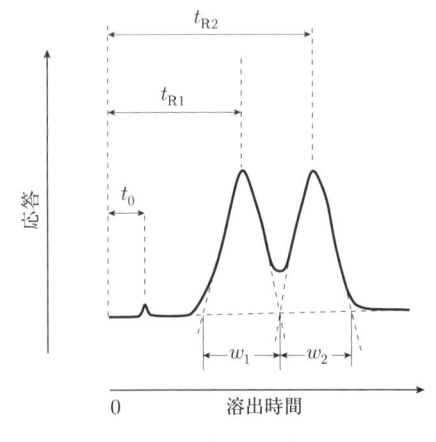

図 3-8 ピークの重なり

分離係数 α が与えられる。

$$\alpha = \frac{k_2{'}}{k_1{'}} = \frac{t_{R2} - t_0}{t_{R1} - t_0} \quad (3\text{-}8)$$

$\alpha \geq 1$ のとき，両ピークの頂点位置は分離しているといえるが，図3-8で示すように，ピークのすそ部分が重なっている場合もある。そこで，ピーク全体を考慮した分離にかかわる係数が設定され，これを分離度 R_S とよぶ。

$$R_S = \frac{t_{R2} - t_{R1}}{0.5(w_1 + w_2)} \quad (3\text{-}9)$$

図3-8のように，2成分のピークが同じ高さで，かつ正規分布($\pm 4\sigma = 100$)をしているとすると，$R_S = 1(\pm 2\sigma)$ のとき，互いのピークは5%の面積分ずつ重なっていることになる。したがって，完全な分離には，R_S は1.5以上が必要となる。す

なわち，ピーク間の分離をより完全に達成するには Δt_R を大きくするか，あるいはピーク幅をより小さく（よりシャープに）すればよい。そこで，この速やかな溶出（ピーク幅の小さい溶出）に関する指標として，理論段数 N が設定され，カラムの分離効率の指標としている。

$$N = 16\left(\frac{t_R}{w}\right)^2 = 5.54\left(\frac{t_R}{w_{1/2}}\right)^2 \quad (3\text{-}10)$$

ここで，$w_{1/2}$ は半値幅（ピーク高さの半分の位置でのピーク幅）を示している。この理論段数 N は，カラムが複数の段から構成され，その1つ1つの段で分離が起こっていると仮定したときの分離効率を示していることになる。したがって，実際には N はカラム長 L に比例するので，これを打ち消すために一理論段相当高さ（height equivalent to the theoretical plate：HETP）H（単位は mm）も同様の分離指標として使われる。

$$H = \frac{L}{N} \quad (3\text{-}11)$$

N が大きい，あるいは H が小さいカラムほど，よりシャープなピークとなることがわかり，式 (3-9) の分離度 R_S に，カラムでの分離効率（ピーク形状）N を適用することができる。すなわち

$$R_S = 0.25\left(\frac{\alpha-1}{\alpha}\right)\cdot\left(\frac{\bar{k}}{1+\bar{k}}\right)\cdot N^{1/2} \quad (3\text{-}12)$$

ここで，$\bar{k} = (k_1' + k_2')/2$ である。上式で，分離度 R_S にかかわる変数 $\alpha, \bar{k}, N$ の値を大きくすると，ピークの分離が向上することが図 3-9 からわかる。すなわち，分離能は第1の α 項（充填剤や溶離液の選択性），第2の $\bar{k}$ 項（保持力），第3の N 項（ピークの広がり）の3要素で決定される。しかし，α と $\bar{k}$ を大きくしても，$(\alpha-1)/\alpha \approx 1$，$\bar{k}/(1+\bar{k}) \approx 1$ に近似されるため，HPLC 法においてよりよい分離を目指すには，N の向上にかかわる充填剤の選択や溶出条件の設定がいかに重要であるか理解できよう。

溶出原理と溶出位置予測：成分の溶出位置は相対的な尺度パラメータである k' 値で評価され，k' の違いは，カラム充填剤との相互作用を引き離すのに必要な移動相の溶離液特性のみに依存す

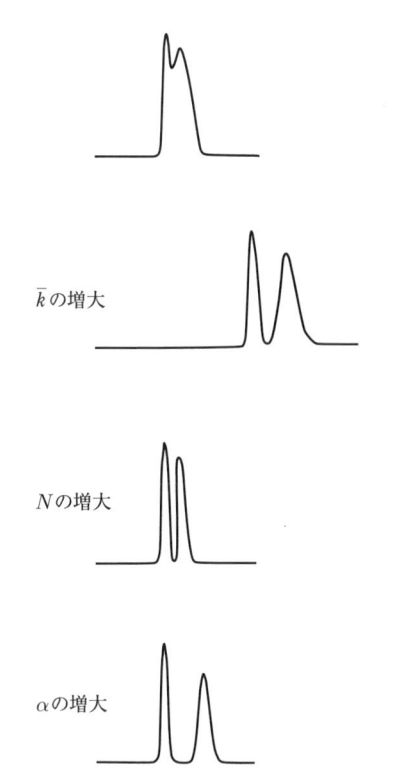

図 3-9 ピーク分離に及ぼす $\bar{k}, N, \alpha$ の影響

る。すなわち，初濃度での k' を $k'(\phi_0)$，ある濃度 ϕ での k' を $k'(\phi)$ とすると，固定相との相互作用 S はいずれの溶媒環境下でも一律であるため，$k'(\phi)$ は次式で近似される。

$$\ln k'(\phi) = \ln k'(\phi_0) + S\cdot\phi \quad (3\text{-}13)$$

ここで，有機溶媒濃度が溶質を引き離す因子となっている場合は $\phi_0 = 0$，塩濃度が因子となっている場合は，次式で設定される。

$$S\cdot\phi = S\cdot\ln\frac{\phi}{\phi_0} \quad (3\text{-}13')$$

上式からすると，各濃度での $k'(\phi)$ 値の対数と ϕ との間には負の相関関係が成立し，各成分の固有値 S が求まる。イソクラティック溶出法の場合は，各成分の固有相互作用力 S をもとにすると，上式から溶出位置と分離にかかわる情報が理論的に推察可能となる。

グラジエント溶出法では，溶離液濃度 ϕ が時間に対する関数となるため，溶出位置を把握するには以下の誘導が必要となる。成分のカラム内で

の移動距離 z は移動相の濃度 $(\phi(z,t))$ に依存するので

$$\frac{dz}{dt} = \frac{V}{1+k'[\phi(z,t)]} \quad (3\text{-}14)$$

となる。ここで，V は試料の注入量である。このときの移動相の濃度は

$$[\phi(z,t)] = f(t) = f\left(\frac{t-z}{V} - t_{V_0}\right)$$

となる。よって

$$dt = \frac{dz}{V} + d[f^{-1}(\phi)] \quad (3\text{-}15)$$

式(3-14)と式(3-15)より

$$\frac{d[f^{-1}(\phi)]}{k'(\phi)} = \frac{dz}{V} \quad (3\text{-}16)$$

となる。グラジエント溶出法の場合，溶出までにかかる時間 t はカラム溶出までの時間 t_R から dead volume 分の溶出にかかる遅れ時間 t_{V_0} と t_0 を除いた時間 $(t_R - t_{V_0} - t_0)$ であることから，式(3-16)の両辺を実質溶出にかかった時間で積分すると

$$\int_{-t_{V_0}}^{t_R - t_{V_0} - t_0} \frac{d[f^{-1}(\phi)]}{k'(\phi)} = \int_0^L \frac{dz}{V} = t_0$$

となり，最終的に

$$\int_0^{t_R - t_{V_0} - t_0} \frac{d[f^{-1}(\phi)]}{k'(\phi)} = t_0 - \frac{t_{V_0}}{k'(0)} \quad (3\text{-}17)$$

となる。ここで，$k'(0)$ は溶離液の初濃度での k' である。式(3-17)に対して，グラジエントの勾配のみが異なる条件で求めた t_{R1} と t_{R2} 値，このときの $k'(\phi)$ 値を代入し，得られた2つの連立方程式を解くことにより $k'(0)$ を求め，さらに式(3-13)より，固有値 S を算出することができる。

b. 分離モード

食品分析のために使用される主な HPLC 法での分離モードは，吸着，分配，イオン交換，ゲル浸透である。分離モードに対応する HPLC 法としては，順相クロマトグラフィー(normal phase chromatography)，逆相クロマトグラフィー(reversed phase chromatography)，イオン交換クロマトグラフィー(ion exchange chromatography)，ゲル浸透クロマトグラフィー(gel permeation chromatography)がある。食品成分の HPLC 分析で使用される主な分離モードは，図3-1から明らかなように，分配(逆相系)クロマトグラフィーである。

順相クロマトグラフィー：固定相担体の極性に対して，移動相溶離液の極性が低いクロマトグラフィーを順相とよび，その逆の極性状態での分離を逆相とよんでいる。シリカゲルやポリスチレンゲルを用いる吸着クロマトグラフィーでは，ヘキサンのように担体よりも極性の低い溶媒を用いて順相クロマトグラフィーが行われる。また，分配クロマトグラフィーでは水和シリカゲルを用いた有機溶媒による溶出が本クロマトグラフィーに該当する。図3-10に示すように，移動相溶離液の極性を増加させることによって k' が小さくなる(速く溶出する)。後述する薄層クロマトグラフィーでの展開挙動と相関があるが，食品分析法としてはあまり使用しない。

逆相クロマトグラフィー：逆相クロマトグラフィーでは，分配モードによる分離が主流である。これは，吸着(逆相系)クロマトグラフィーと比べて理論段数が高いこと，分離特性，再現性に優れているためであり，食品分析(特に定量分析)のための HPLC 法として最も広く用いられている。疎水性のアルキル基を導入した充填剤と移動相に存在する成分との間に働く疎水的相互作用力の程度によって，カラム保持性 k' が決定される(図3-11)。溶出(分離)原理は，移動相溶離液の極性を低下させることによる担体と成分間に働く疎水的

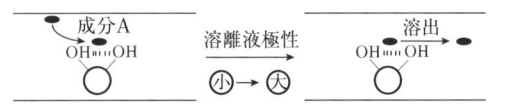

図 3-10 順相クロマトグラフィーの原理

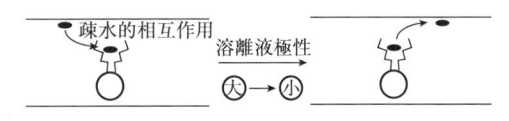

図 3-11 分配(逆相系)クロマトグラフィーの原理

表 3-1 各種 HPLC 用逆相担体

略称	構造(Si—O—R)	疎水性
C18	—(CH$_2$)$_{17}$CH$_3$	大
C8	—(CH$_2$)$_7$CH$_3$	中
C4	—(CH$_2$)$_3$CH$_3$	小
TMS	—CH$_3$	小
CN	—(CH$_2$)$_3$CN	小＋イオン的相互作用
NH$_2$	—(CH$_2$)$_3$NH$_2$	小＋イオン的相互作用
Phe	—(CH$_2$)$_2$Phe	中＋π電子－π電子相互作用

相互作用力の低下にある。したがって，溶離液の有機溶媒濃度を増加させると k' が小さくなる（速く溶出する）。疎水度に基づく分離を基本とすることから，対象とする食品成分の極性に見合った固定相担体の極性（疎水性）を選ぶことが肝要である。表3-1に，逆相HPLC用として入手可能な各種担体と疎水性の程度をまとめる。C18のカラムを単にODS(octadecyl silane)とよぶこともあり，最も広く知られた逆相系樹脂である。移動相に水100％からアセトニトリルやメタノール100％まで使うことができるため，極性物質から脂肪族炭化水素まで分離の対象とすることができる。また，シリカゲルを担体としているので400～500 kg/cm^2 の耐圧があり，溶媒による膨潤もなく，移動相との速やかな平衡が達成され，長時間使用できる。pH 2～7 の範囲内で使用できるが，強酸（側鎖の解裂），アルカリ（シリカゲルの溶解）に弱いことが欠点である。使用溶媒としては，水，メタノール，アセトニトリル，テトラヒドロフランなどの揮発性有機溶媒がその代表である。シリカ担体上に存在する未修飾の残存シラノールが担体の疎水性に大きな影響を及ぼすため，いかに未修飾基をブロック（エンドキャップ）するかが分離向上の要件となる。他方，酢酸やトリフルオロ酢酸を添加して，未修飾シラノールの解離を抑えることも理論段数向上のための1つの方策である。

イオン交換クロマトグラフィー：イオン交換クロマトグラフィーでは，分子はその電気的性質の差によって分離される。そのため，水溶液中で陽イオンや陰イオンに解離する化合物（アミン類，核酸塩基，アミノ酸，タンパク質，有機酸など）がイオン交換モードの対象成分となる。イオン交換モードの概要と代表的な種類について図3-12に示す。分離の原理は，イオン交換樹脂表面に存在する解離性基のイオン化に伴う，対イオンに解離した分析対象成分とのイオン的相互作用に基づく吸着現象である。すなわち，担体にとって「活性」な状態とは，解離性基がイオン解離していることを示す。まず，出荷時の担体はNa型（陽イオン交換体）あるいはCl型（陰イオン交換体）で解離基が保護されているので，使用時（平衡化処理）にはそれぞれH型（陽イオン交換体），OH型（陰イオン交換体）にするために，HClあるいはNaOHで十分な置換を行う必要がある。以下では，代表的な担体について説明する。

陽イオン交換体は，溶液中で次の解離平衡が成立している。

$$\text{R-SO}_3\text{H} \rightleftharpoons \text{R-SO}_3^- + \text{H}^+$$

または

$$\text{R-COOH} \rightleftharpoons \text{R-COO}^- + \text{H}^+$$

したがって，解離性化合物の場合と同様に，担体のイオン解離についてもヘンダーソン-ハッセルバルヒ(Henderson-Hasselbalch)の式が成立する。すなわち

$$\text{pH} = \text{p}K_\text{a} + \log\frac{[\text{R-SO}_3^-]}{[\text{R-SO}_3\text{H}]}$$

または

$$\text{pH} = \text{p}K_\text{a} + \log\frac{[\text{R-COO}^-]}{[\text{R-COOH}]}$$

上式より，より効率的に成分を捕捉（k' を大きく）するには，活性体であるR-SO$_3^-$ またはR-COO$^-$ 量を多くするように，pHあるいはpK_a を設定することが必要である。通常使用する溶液のpH範囲(pH 3～9)においてこの要件を満たすには，担体の解離基のpK_a 値が小さいものが最適であることがわかるであろう。HPLC用陽イオン交換体樹脂の場合，R-SO$_3$H担体のpK_a は＜2，R-COOH担体のpK_a は5～6であることから，R-SO$_3$H担体の方が広範囲なpH域でイオン性成分の捕捉性が高いことがわかる（図3-13）。したがって，前者のような高解離性担体を強（酸性）陽

		解離基	p*K*a	交換容量(meq/g)
陽イオン交換	強陽イオン交換	$-SO_3^-$	<2	0.4
	弱陽イオン交換	$-COO^-$	5～6	0.3
陰イオン交換	強陰イオン交換	$-N^+(CH_3)_3$	9～11	0.4
	弱陰イオン交換	$-N^+H_3$	4～8	0.6

イオン交換樹脂

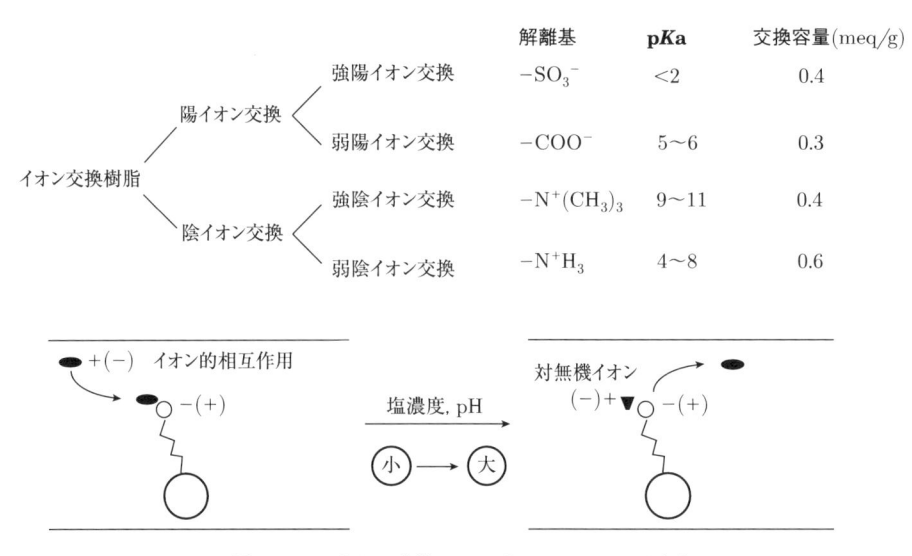

図 3-12 イオン交換クロマトグラフィーの原理

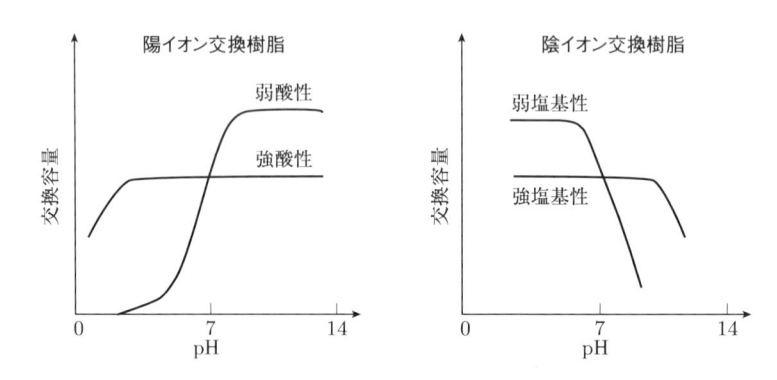

図 3-13 イオン交換樹脂の交換容量の pH 依存性

イオン交換体とよび，後者を弱(酸性)陽イオン交換体とよんで区別している。陰イオン交換体についてもまったく同様に考えることができ，図 3-13 から明らかなように，p*K*a のより大きい担体ほど広い pH 範囲で活性担体として活用できる。高解離性担体を強(塩基性)陰イオン交換体とよび，その他を弱(塩基性)陰イオン交換体とよぶ。

陰イオン性試料成分の分離には，アンモニア，アミン，トリスなどの緩衝液による陰イオン交換体を，また陽イオン性試料成分では酢酸塩，クエン酸塩，ギ酸塩緩衝液による陽イオン交換体を使用する。試料成分の分離には 2 つの方策が考えられる。低塩濃度緩衝液(溶離液)により溶解した試料成分の溶出には，pH を段階的に変化させるか，または塩濃度(イオン強度)を高くして溶出する方法がある。HPLC 分析の場合，後者の方法(NaCl など)が一般的である。なお，タンパク質やペプチドの場合，等電点 p*I* を考慮した陽イオン，陰イオン両交換体の使用が可能であり，p*I* よりも 1 pH 単位離れた移動相を選択することが望ましい。

イオン交換モードの HPLC に用いる充填剤には，イオン交換基を導入したポリスチレンゲルなどのポリマーや全多孔性シリカゲルのシラノール基を利用してイオン交換基を共有結合させたものがある。

ゲル浸透クロマトグラフィー：ゲル浸透とは，

3-1 液体クロマトグラフィー

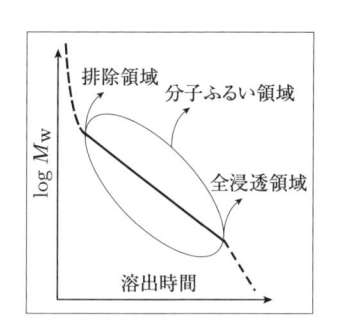

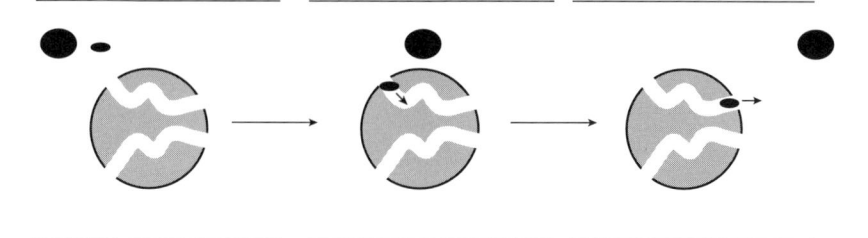

図 3-14 ゲル浸透クロマトグラフィーの原理

3次元網目構造をもつ膨潤ゲル内に溶質分子が入っていくことを意味する。ゲル浸透クロマトグラフィーをGPCと略すこともある。図3-14で示すように，GPCでの分離の原理は，等流速で流れる移動相における試料成分の移動距離の差に基づいている。一般に，成分の溶出までの相対保持時間k'と分子量M_wとの間には次の関係が成立する。

$$\log M_w = a(k'-1)+b \quad (3\text{-}18)$$

ここで，a, bは使用したHPLC条件に固有の定数であるので，試料成分の溶出時間とその成分の分子量の対数値との間に負の直線関係が成立することになる(図3-14)。

しかし，実際には高分子量画分ならびに低分子量画分で，その直線関係が崩れてしまう。高分子量画分でのずれは，使用したゲル粒子の内部空隙(孔)の大きさが溶質分子の大きさより小さいために，分子浸透作用が成立しなくなったために起こる現象である。この分子量域を排除限界とよぶ。一方，低分子画分でのずれは，内部空隙での分子間の2次的な相互作用(例えばイオン的作用，π電子的相互作用など)によって起こるとされる。この分子量域を全浸透限界とよぶ。GPC樹脂によって異なる排除限界値があるので，目的とする試料成分の分子サイズを考慮して，ゲル情報に基づき最適樹脂を選択する必要がある。

溶離液：順相クロマトグラフィーや逆相クロマトグラフィーの場合，固定相と移動相との間に働く親和性の程度がカラムからの試料成分の溶出k'に影響を与えることをすでに述べた。すなわち，移動相溶離液の極性が溶出に関する大きな影響因子となる。そこで，HPLC法で使用される代表的な溶媒の極性についてもう少し詳細に解説する。分子の極性は，双極子-双極子相互作用や誘電率などの程度で相対的に評価されるが，実質的にはその分子のもつ分子凝集エネルギーによって決定される[2]。すなわち，溶媒極性はSP値(solubility parameter)として取り扱われ，次式で定義される。

$$\delta = \left(\frac{\Delta H_{vap} - RT}{V}\right)^{1/2} \quad (3\text{-}19)$$

ここで，δはSP値と同義であり*，ΔH_{vap}は蒸発時のエンタルピー変化を示している。また，V (cm^3/mol)はモル体積(分子容)である。一方，圧力一定(定圧，P)下では蒸発は容積変化のみによって生じることから，蒸発時の内部自由エネ

極性		SP値(溶媒極性) $(J/cm^3)^{1/2}$	比誘電率 (25℃)	混合溶媒での極性順列	極性
高	水	47.9	78	水＋メタノール	高
↑	メタノール	30.3	33		↑
	エタノール	26.0	25	水＋アセトン	
	ジメチルホルムアミド	24.5	—		
	アセトニトリル	24.3	38*	メタノール＋クロロホルム	
	2-プロパノール	23.5	20		
	1-ブタノール	22.7	18		
	1,4-ジオキサン	20.5	2.1*	クロロホルム＋ジクロロメタン	
	アセトン	20.3	21		
	ジクロロメタン	19.8	7.8**	クロロホルム＋酢酸エチル	
	クロロホルム	19.0	4.8*		
	テトラヒドロフラン	18.6	7.4	ベンゼン＋ジクロロメタン	
	トルエン	18.2	2.4		
	酢酸エチル	17.9	6.0	ベンゼン＋酢酸エチル	
	四塩化炭素	17.6	2.2		
↓	シクロヘキサン	16.9	2.0		↓
低	イソオクタン	16.0	1.9	ベンゼン＋ヘキサン	低
	ヘキサン	14.7	1.9		

*20℃, **10℃

図 3-15 主な HPLC 溶媒の極性評価

ギー変化 ΔU_{vap} は

$$\Delta U_{vap} = \Delta H_{vap} - P\Delta V \quad (3-20)$$

となる。蒸発時の内部自由エネルギーの増大 ΔU_{vap} は凝集状態にある物質の分子凝集エネルギー E_{coh} と同等であることから(分子間相互作用がないとすると)，式(3-20)は

$$E_{coh} = \Delta U_{vap} = \Delta H_{vap} - P\Delta V$$
$$= \Delta H_{vap} - RT \quad (3-21)$$

となり，物質の有する凝集性(凝集エネルギー)は蒸発熱あるいは温度の関数としての蒸気圧から計算することができる。そこで，式(3-19)は次式のように置き換えることができる。

$$\delta = \left(\frac{E_{coh}}{V}\right)^{1/2} \quad (3-22)$$

したがって，SP値(δ)は，単位分子容積あたりの物質の有する分子凝集エネルギー密度を示していることになる。図3-15にHPLC法でよく用いられる溶媒のSP値をまとめる。SP値はほぼ比誘電率と同様の順列となっており，簡便に使用する溶媒極性の程度を知ることができる。例えば，水－メタノールと水－アセトニトリル混合溶媒系では，後者の混合溶媒系がより極性差が大きい(すなわち，疎水性による成分の溶出範囲が大きい)ことが容易に理解できる。

c. 装　置

装置は高速液体クロマトグラフとよばれ，送液部，試料注入部，分離部，検出部から構成されている。最近，装置にはこれにコンピューター制御部が追加されていることが多い。図3-16に基本的な各部の配置図を示す。

溶媒槽：溶媒槽にはガラス製の脱気ビンが便利である。液体クロマトグラフィーの場合と同様，HPLCシステムにおいてもカラム内への気泡の流入は完全に防がないといけない。脱気の方法としては，N_2 あるいは He ガス通気と超音波処理を組み合わせた事前溶液脱気法か，脱気装置(デガッサー)を送液ポンプ前に組み入れる方法がある。粘性が高い溶媒系では高流速運転時に十分な脱気効率を得られない場合があるので注意を要する。また，移動相中への不溶性物質やゴミの混入を防ぐため，吸入口にはサクションフィルターの装着が必須である。さらに，ポンプ部前の送液ラインに

---

* ヒルデブランド(J. H. Hildebrand)とスコット(R. H. Scott)により最初にSP値の算出式が提案された。

SP値は「溶質の溶媒に対する溶解性の順序は，溶媒のもつ内部エネルギーによって決定される」(Hildebrand, 1916)との相溶性概念に基づいている。

SP値はδとも表され，次元は $(cal/cm^3)^{1/2}$, $(J/cm^3)^{1/2}$, $(MPa)^{1/2}$ である。一般には，$(J/cm^3)^{1/2}$ または $(MPa)^{1/2}$ が用いられるが，古くは $(cal/cm^3)^{1/2}$ が主流であった。$(cal/cm^3)^{1/2}$ から $(J/cm^3)^{1/2}$ への変換は，$(cal/cm^3)^{1/2}$ 値に対して2.0455を乗じて補正する。

3-1 液体クロマトグラフィー

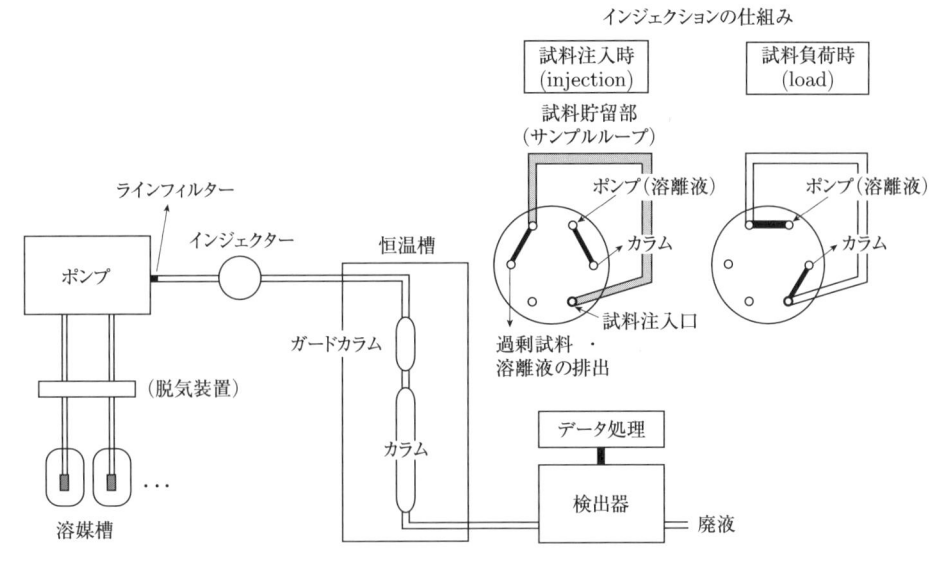

図 3-16 高速液体クロマトグラフの基本配置

は，ラインフィルターが装着され，微粒子の混入が防止されている。カラム未装着時にラインの背圧が20～30 kg/cm^{2}を示す場合は，ラインフィルターの汚れである場合が多い。

ポンプ，インジェクター：ポンプはピストンポンプ型およびロータリーポンプを連結した形で，いずれも定流量方式のものがよく使われる。圧力のかかりすぎによるカラムの損傷を防ぐため，圧力表示部とともに圧力上限リミッターを装備したクロマトグラフが一般的である。HPLCポンプの性能は，いかに精度よく一定流速の送液が行われるかにある。電気化学検出を使用する場合は，特に定流速が求められる。必要に応じてエアダンパーの装備も考慮される。

インジェクターはシリンジ注入方式とバルブループ方式がある。定量分析の場合は，バルブループ方式(オートサンプラーも同様の方式)が一般的であり，試料注入量は厳密にサンプルループ容量(数十～数百μl)によって規定され，注入量誤差が小さい。

カラム：カラムには試料の分析目的によって様々なタイプのものがある。迅速な定性・定量を目的とする場合は，カラム管内径が6.0 mm程度まで，長さが100 mmまでのものを使用する。このサイズのカラムを分析用カラム(analytical column)とよぶ。溶出成分の定性・定量分析とさらに分取を目的とする場合は，カラム管内径が6.0 mm程度まで，長さが150～250 mmのカラムを使用する。このサイズのカラムをセミ分取用カラム(semi-preparative column)とよぶ。また，目的試料成分の大量分取を目的とする場合は，カラム管内径が10～50 mm，長さが300～600 mmのカラムを使用する。このサイズのカラムを分取用カラム(preparative column)とよぶが，食品分析を目的とする場合には使用しない。インジェクション後の試料からの汚れによるカラム劣化を防ぐため，カラムの前に同様の樹脂組成の樹脂を充填したミニカラム(ガードカラム)を装備することが，再現性確保(ガードカラムのみの再生によるカラムの分離特性維持)に望ましい。

検出器：HPLC用検出器として，以下の4つの検出器があげられる。いずれの検出部もフローセルである。各検出器の検出原理については，2章を参照のこと。

①**吸光度検出器(UV & VIS)**：ほとんどすべての食品成分は紫外および可視領域の波長に対して

吸収があるため，食品分析用として最も広く使用されている検出器の1つである。検出安定性に優れてはいるものの，検出感度，選択性はさほど高くないのが欠点である。食品成分の場合，約 1μM 程度が検出限界である。紫外検出の場合，より高感度の分析を行うには短波長（~210 nm）での分析が望ましいが，特にグラジエント溶出法では非極性溶媒によるベースラインの上昇が現れるため，波長設定には注意を要する。対象とする食品成分の吸収極大がわからない場合，あるいは多成分からなる食品の成分ごとの一斉分析を行う場合などは，200～600 nm の吸収に対するリアルタイム検出が可能なフォトダイオードアレイ検出器（PDAD）の使用は極めて有用である。

② **示差屈折検出器（RID）**：試料成分を含む溶出液と対照とする溶媒との屈折率の差を利用した検出器である。原理的にはすべての試料成分に応答する。感度は低く，検出限界はよい条件で数十 μM 程度である。紫外・可視吸収のない糖の検出によく使用される。本検出器は非常に温度変化に敏感なため，再現性のある分析を行うには厳密な温度制御が必要であり，検出原理上イソクラティック溶出法のみ使用可能である。また，特異性がないので他成分やゴーストピークの出現に悩まされることもある。

③ **蛍光検出器（FLD）**：蛍光性を有する成分のみを検出する選択性と高感度測定が可能な検出器である。現在では，キセノンランプを使用した波長可変型蛍光検出器が主流である。食品分析に対しては，自己蛍光性を有する成分（カテコールアミン類など）が限られているため，もっぱら蛍光誘導体化した食品成分の選択的高感度検出に使用されている。本検出器により，pM 濃度の試料成分の検出が可能となる。pH や温度による蛍光消光があるため，検出条件を設定する際に注意を要する。

④ **電気化学検出器（ECD）**：高い選択性と感度を有し，微量分析に適した検出器である。電気化学的に活性な（酸化・還元性）食品成分はすべて本検出器の対象となる。本検出器により，pM 濃度の試料成分の検出が可能となる。ただし，電極応答妨害物質（溶存酸素，微量金属）の除去が必要であり，分離条件に見合う溶離液の選択が重要である。また，温度と脈流の影響を大いに受ける。溶出法はイソクラティック溶出法のみであり，グラジエント溶出法は使えない。

d. 誘導体化

分析しようとする成分が紫外または可視部に吸収がないか小さいとき，吸光度検出器は役に立たない。同様に，発蛍光性でなければ蛍光検出器は役立たず，電気化学的に活性な化合物にしか電気化学検出器は使えない。このように，そのままでは検出できない場合に誘導体化を行う。誘導体化には，プレカラム（プレラベル）法とポストカラム（ポストラベル）法がある。プレカラム法は検出可能な誘導体化の反応をあらかじめ試料について行い，反応液をカラムに注入し，目的成分の誘導体を分離し検出する方法で，ポストカラム法は試料成分をカラムで分離後，溶出液に別の流路から反応用の試薬溶液を加え，誘導体化反応を行い検出する方法である。食品分析によく用いられる誘導体化法として，アミノ酸分析（一部はペプチド分析），糖類，核酸類，ビタミン類に対して各種蛍光試薬を用いた蛍光誘導体化法がある（詳細については応用編を参照のこと）。

e. 定性・定量分析

定性分析：操作条件を等しくすれば同一物質は常に等しい相対保持時間 k' とピーク形状を与えるはずである。したがって，未知物質の k' が既知化合物のそれと一致するか否かによって両者を定性することができる。最も注意を要するのは，異なる物質であっても，同じ k' を与える場合である。HPLC 法の場合，カラムの理論段数が GC と比べてさほど高くないため，より注意深い検定が必要となる。対応策として，PDA 検出器による標準物質との吸収パターン比較，質量分析法（4-3節）との組合せによる成分帰属，他の分離モード・分離条件での再分離分析による k' の一致性の確認が必要となる。

定量分析：HPLC 法による定量分析は，ピーク

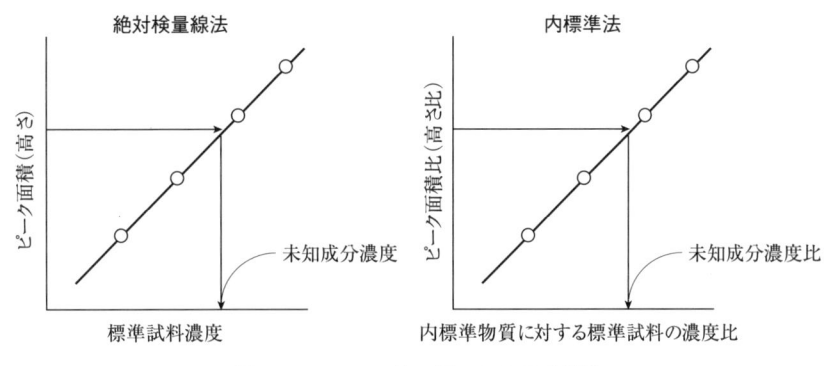

図 3-17 HPLC 法で用いられる定量法

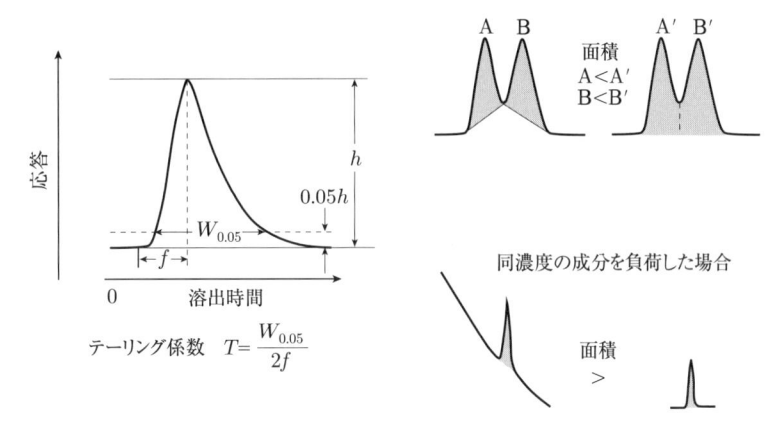

図 3-18 HPLC 分析で認められる種々のピーク形状

テーリング係数 $T = \dfrac{W_{0.05}}{2f}$

面積またはピーク高さを用い，内標準法または絶対検量線法を用いるのが一般的である。なお，絶対検量線法では試料注入量に高い精度が要求され，試料の注入にループインジェクションを用いるのが望ましい。絶対検量線法とは，あらかじめ目的とする試料成分の標準物の既知量を所定条件の HPLC で分離・検出し，注入量(絶対量)に対して得られたピーク面積あるいは高さから検量線を作成する。次に，同条件下で得られた試料成分のピーク面積あるいは高さをもとに検量線から試料中の濃度を求める定量法である(図 3-17)。内標準法とは，目的とする成分の近傍で，かつ独立したピークを与える内標準物質と目的成分の標準物質の混合試料をインジェクションし，得られたピーク面積あるいは高さの比($y = P_{試料}/P_{内標準}$)と両成分の濃度比($x = C_{試料}/C_{内標準}$)の相関式をあらかじめ求めておく(図 3-17)。次に，濃度既知の内標準物質を試料に添加し，内標準物質のピーク面積あるいは高さに対する試料成分の比から試料成分の濃度を求める方法は

試料成分の濃度
　＝内標準物質の添加濃度 $\times x$

である。

定量分析において最も重要となるのは，得られたピークが分離しているかどうかにある。理想としては，目的とするクロマトグラム上のピークは正規分布を示し，ピークの頂点から保持時間軸に下ろした垂線に対して左右対称となる(図 3-7)。しかし，実際にはピークの後半が保持時間の大きい方へ尾を引く現象(tailing，テーリング)や，逆に前半のピークのすそが広がった形となる場合(leading，リーディング)がある(図 3-18)。テー

リングの程度(テーリング係数T)は図中に示すように、ピークすその幅から評価される。また、ピーク対称性(S)は、ピーク高さの1/10でのピーク幅の比で示されるが、定量分析の基本となるピーク情報に関して大きな変動要因となる。なお、近年のインテグレーターの発展により、いずれもピークとして認識され、面積(あるいは高さ)情報が得られる。定量分析の場合、完全なピーク分離とベースラインの安定性(あるいはHPLC条件の設定)が基本であるが、使用しているインテグレーターの処理法が該当ピークに対して常に同じかどうかを十分に確認する必要がある。

(3) 平面クロマトグラフィー
a. ペーパークロマトグラフィー

一般的なペーパークロマトグラフィー(paper chromatography：PC)の操作法は、幅2～3cm、長さ40cmの長方形のろ紙の下端から約5cmの高さの位置を原線とし、この中央に、試料溶液をマイクロピペットまたはガラス毛細管を用いてスポットして乾燥する。次に、ろ紙を支持具に固定し、あらかじめ展開溶媒を入れて、その蒸気で飽和させた展開用容器につるし、ろ紙の下端約1cmを展開溶媒に浸し、密閉して常温で展開する(上昇法)。展開溶媒を上方に置き、上方から下方へ展開することもある(下降法)。これらを1次元法という。正方形のろ紙を用いて一方向に展開した後、乾燥し、これとは垂直な方向に再び、最初と異なる(または同じ)移動相溶媒で展開する方法もある。これを2次元法という。

展開溶媒が原線より30cm程度の位置に達した後、ろ紙を取り出し、ただちに溶媒の先端の位置に印をつけ、乾燥する(溶媒の移動距離L)。展開後、各成分のスポットが肉眼で認められない場合は、化学的・物理的・生化学的方法で検出する(成分の移動距離L_S)。呈色反応や紫外線照射による蛍光検出がよく用いられる。HPLCなどの溶出クロマトグラフィーでは成分がカラムから溶出されなければ検出できないが、PCではある成分が原線から移動しなくても検出される。展開に時間を要する欠点があるが、再現性は比較的よい。得られた移動距離の比(L_S/L)をその成分の相対移動距離R_fとよび、定性分析の指標として用いる。

b. 薄層クロマトグラフィー

通常、平滑な表面をもつガラス板の片面に種々の固定相となる粒子(シリカゲル、アルミナ、ポリアミド末、セルロース末、化学結合型シリカゲルなど)を固着剤とともに0.25mm程度の厚さに均一に塗布し、乾燥させ、少しの衝撃では剥離しない薄層板(プレート)を作る。ガラス板の代わりにプラスチック板やアルミ薄板を使った市販品もある。薄層クロマトグラフィー(thin-layer chromatography：TLC)は、ポリフェノール類をはじめとする有機化合物、還元糖、炭水化物、脂質、有機酸、アミノ酸など食品成分の一般的な定性分析法として有用である。

展開法は上昇法がよく用いられているが、下降法や水平展開法も行われることがある。操作はPCと似ており、プレートの下端から約2cmの位置を原線とし、左右両端から1cm以上離し、原線上に試料溶液を鈍頭マイクロピペットまたはガラス毛細管を用いてスポットし、乾燥する。次に、あらかじめ展開溶媒を約1cmの深さに入れ、その蒸気を飽和させておいた展開用容器にプレートを入れ、容器を密閉し、常温で展開する。溶媒先端が原線から10～15cm移動したところで取り出し、ただちにその位置に印をつけ乾燥した後、スポットの位置を肉眼または種々の方法で調べる。成分の定性分析はPCと同様、R_f値で行う。市販のシリカゲルプレートには固定相中に254nmの励起光で青白色の蛍光を発する耐酸性の蛍光物質を添加し紫外吸収を有する成分が黒く検出できるようにしたものや、連続紫外線灯(250～400nm)下でプレート全体が白く輝くように赤、緑、青の蛍光を発する3種の無機蛍光剤を配合した混合蛍光体入りプレートがある。後者では、紫外吸収を有するスポットは吸収波長に応じて有色のスポットとして検出される。薄層クロマトグラフィーでの試料成分の展開(分離)に関して、使用する

混合溶媒の選択性は極めて重要な要素である。溶媒極性δを指標として溶媒を組み合わせ（図3-15），展開溶媒の総極性を決定する。

TLCを高性能化したものに高性能薄層クロマトグラフィー（HPTLC）がある。これには粒子径が5μm前後の多孔性シリカゲルなどを塗布し，乾燥したプレートを用いる。短い展開距離（3〜6 cm）でよい分離が得られ，吸光光度法で0.5〜5 ng，蛍光光度法で10〜100 pgの検出限界が得られ，通常のTLCより約10倍の高感度が得られる。HPTLCの試料のスポット，検出などに用いる定量用の専用装置もあり，複数のスポットをチャート上に自動記録する装置はTLCスキャナーとよばれる。

3-2 ガスクロマトグラフィー

固定された薄膜状の液相とそれに接触しながら移動する微小なガス相が存在する系（カラム）を考えよう。このような系に化合物の蒸気が導入されたとき，その化合物の移動速度はどのように決定されるであろうか。液相に溶解した分子は移動しないが，ガス相に蒸気として存在する分子は移動することができる。ガスクロマトグラフィー（gas chromatography：GC）とは，カラム中を移動する速度の違いによって複雑な混合物を分離する方法であり，そのための分離装置（図3-19）をガスクロマトグラフ（gas chromatograph：GC）とよぶ。さらに，その形容詞形（gas chromatographic）も同様にGCで省略される。本書では，混乱を避けるために装置を意味するときのみGCと表記し，分析あるいは方法を示すときはGC分析あるいはGC法と記載する。

(1) 分離の原理と理論
a. 分離カラム

GC法では，装置に導入された混合試料は試料気化室でただちに気化した後，キャリヤーガス（carrier gas）とよばれる移動相の流れに伴って，分離の場としてのカラム（column）中を検出器に向かって移動していく。このようなカラムがカラムオーブン内の特定の温度環境下にある場合，各成分はカラム内に保持されている液相（liquid phase）とキャリヤーガスの間で溶解と気化を繰り返しながら移動する。気化してキャリヤーガス中に存在している分子数と液相に溶解している分

▶ **ツヴェットとクロマトグラフィー**

ツヴェット（M. S. Tswett, 1872-1919）は，北イタリア・アスチでロシア人の父とイタリア人の母の間に生まれた。ジュネーブ大学で植物学，物理学，化学を学び，ワルシャワ大学で植物学，農学の教授を務めた。1903年ワルシャワの自然科学学会のバイオ部会でクロマトグラフィーに関する技術を発表し，その技法によって植物の葉の抽出物が2つのクロロフィルと4つのキサントフィルとカロテンを含むことを見いだした。chromatographyという言葉は，ギリシア語で色彩を意味するchromaと記録を意味するgrahosの合成語で，ツヴェットが考案したものとされている。しかし，論文発表当時は周囲の学者たちを中心に，この成果は懐疑的に受け取られ，一部の学者を除いてあまりもてはやされなかった。

クロマトグラフィーを蘇らせたのは，クーン（R. J. Kuhn）を中心とするハイデルベルク大学の研究者たちであり，彼らはツヴェットの吸着クロマトグラフィーを改良して，カロテノイドを見事に分離精製した。この発展が契機となり，植物色素やビタミンなどの天然物の研究に応用されるようになった。今では，クロマトグラフィーは20世紀に開発された最も有用な化学分析法の1つとなっている。

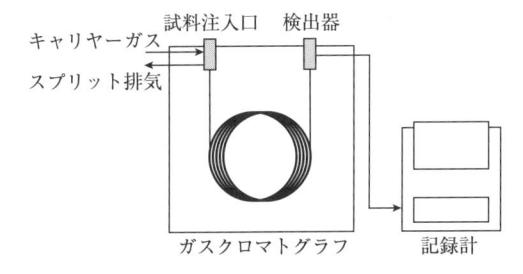

図 3-19 ガスクロマトグラフの概念図

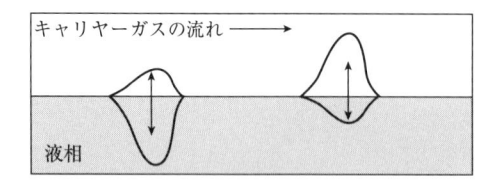

図 3-20 カラム内の微小領域における分配比と移動速度の関係
両矢印は,気相と液相間の被分離成分の出入り(気液平衡)を示す。

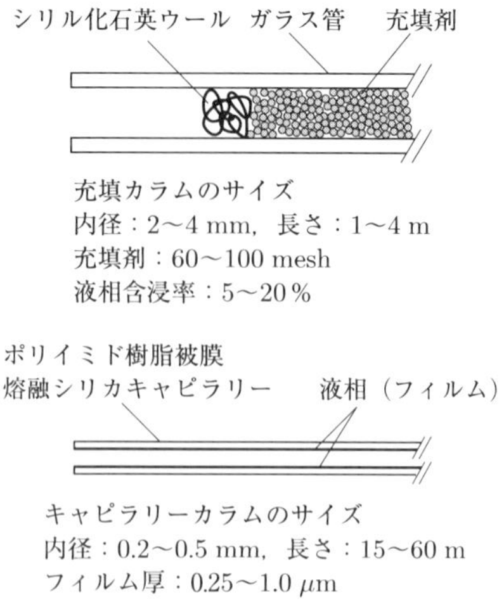

図 3-21 充填カラムとキャピラリーカラムの比較

子数の比が分配比である(図3-20)。各成分はキャリヤーガスと液相間で分配平衡状態にあることから,被分離成分のカラム内移動速度は分配比に比例する。例えば,ベンゼン(b.p. 78℃)とトルエン(b.p. 110℃)からなる混合試料をカラム入口に注入すると,一部は気化してキャリヤーガス中に移行し,一部は液相に溶け込む。このとき,ベンゼンの沸点がトルエンより低いことからキャリヤーガス中に蒸気として存在する割合はベンゼンの方が大きい。カラム内を検出器に向かって移動する分子はキャリヤーガス中の分子に限られるが,キャリヤーガスと液相間の分配平衡が迅速に達成されるために,被分離成分は全体としてこの分配平衡を維持しながらカラム内を検出器に向かって移動する。したがって,キャリヤーガスに分配が偏ったベンゼンがトルエンより移動速度が大きく,先に検出器に到達する。

カラムは液相の保持様式から充填カラム(packed column)とキャピラリーカラム(capillary column)に大別される(図3-21)。充填カラムは,担体(support)とよばれる60〜100 meshに整形されたけいそう土などの多孔質の粒子に,ポリエチレングリコールやシリコーンオイルなどの難揮発性の液体(liquid phase)を5〜20%程度含浸させた充填剤(packing)を,内径2〜4 mm,長さ1〜4 mのガラス製カラム管に充填したものである。キャピラリーカラムは,液相を熔融シリカキャピラリー内面にコーティングした後,液相分子間を架橋し,あるいは液相をカラム内壁に化学結合させることによって製造されている。内径0.2〜0.5 mm,長さ15〜60 m,フィルム厚(キャピラリーカラムでは液相のことをフィルムとよぶ場合が多い) 0.25〜1.0 μm であり,カラム内が中空であることが特徴である。

近年では,充填カラムを装着したGCの使用は少ないが,充填カラムとキャピラリーカラムを比較することはGCあるいはGC分析法を理解するのに非常に有用である。

b. 分配係数

カラムに注入された混合成分のうち,液相にまったく溶解しない(分配されない)成分はキャリヤーガスと同じ速度で移動し,カラムを素通りする。通常,窒素,酸素,メタンガスはこのような挙動をとる。一方,液相に完全に溶解し,まったく気化しない成分はカラム入口付近に留まり,カラム中を移動することはない。GC分析法では,上記の中間的な挙動をとる成分が分析対象となる。成分A, Bからなる試料をGC分析して得られるチャート(ガスクロマトグラム)を図3-22に模式的に示す。試料が注入されて各々の成分が検出されるまでの時間をそれぞれ保持時間(正確には絶対保持時間)とよび,記号 t_R で表す。各成分はカラム中でキャリヤーガスと液相の2相間に分配され,キャリヤーガス中に存在するときのみカラム内を移動することから,気化してキャリヤーガス中に存在する時間の総計はいずれの成分も同

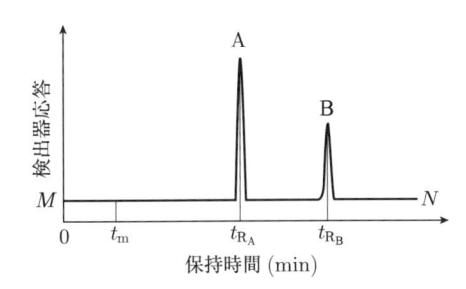

図 3-22 ガスクロマトグラムの模式図
M-N：基線 (base line), A, B：ピーク (peak), 保持時間：0 (スタート), t_m (デッドタイム), t_{R_A} (ピークAの保持時間), t_{R_B} (ピークBの保持時間)

じである。これをデッドタイムあるいはホールドアップタイムとよび，記号 t_m で表す。これはキャリヤーガスがカラムを通過するのに要する時間に等しい。したがって，試料成分が液相に分配されて存在する時間は，（絶対）保持時間 t_R からデッドタイム t_m を差し引いた時間に相当する。この時間を補正保持時間 t_R' とよぶ。

$$t_R' = t_R - t_m$$

成分Aがキャリヤーガス中に存在する時間と液相中に存在する時間の割合は t_{R_A}'/t_m に等しいことがわかる。言い換えると，カラム中で両相に分配されている成分Aの分子数の割合が t_{R_A}'/t_m に等しいということになる。すなわち，分配比 (partition ratio) k は次式で表される。

$$k = \frac{N_{A\ \text{liquid phase}}}{N_{A\ \text{carrier gas}}} = \frac{t_{R_A}'}{t_m} \quad (3\text{-}23)$$

ここで，$N_{A\ \text{liquid phase}}$ は液相中の成分Aの分子数，$N_{A\ \text{carrier gas}}$ はキャリヤーガス中の成分Aの分子数である。

一方，液相とキャリヤーガスに分配された成分Aの両相中での濃度比は，分配係数 (partition coefficient) ($K = [A]_{\text{liquid phase}}/[A]_{\text{carrier gas}}$) とよばれる。分配係数は熱力学的に定義されるものであり，液相とキャリヤーガスの種類が決まると，カラム温度に対して成分ごとに一定の値となる。

次に，分配係数と分配比の関係を考える。カラム内でキャリヤーガスが占める容積 ($V_{\text{carrier gas}}$) と液相が占める容積 ($V_{\text{liquid phase}}$) の比を相比 ($\beta = V_{\text{carrier gas}}/V_{\text{liquid phase}}$) とよび，分配係数は相比 β によって分配比と次式で関係づけられる。

$$k = \frac{V_{\text{liquid phase}}}{V_{\text{carrier gas}}} \cdot \frac{[A]_{\text{liquid phase}}}{[A]_{\text{carrier gas}}}$$
$$= \frac{1}{\beta} \cdot K \quad (3\text{-}24)$$

相比は，キャピラリーカラムでは50〜500程度，充填カラムでは10〜100程度である。したがって，同じ液相を使用する場合，同一温度での分配比はキャピラリーカラムの方が数倍小さくなる。このことは，キャピラリーカラムを使用すると，充填カラムに比べてより低い温度で分析が可能であることを意味する。

c. 分離効率および理論段数

ピーク (peak, 分離成分の流出曲線) の形状は，ポアソン分布となるが，通常のクロマトグラフィーにおいては正規分布で近似することができる。このとき，成分Aの分離効率は，その保持時間 t_{R_A} とピーク形状（正規分布）の標準偏差 σ により定義される理論段数 n で表すことができる。

$$n = \left(\frac{t_{R_A}}{\sigma}\right)^2 \quad (3\text{-}25)$$

カラム効率は理論段高さ H により次式で表される。

$$H = \frac{L}{n} \quad (3\text{-}26)$$

ここで，L はカラム長さである。実際のクロマトグラフィーにおいては，理論段高さ H は1回の分配平衡が達成されるのに必要なカラムの長さを意味する一方，理論段数 n はカラム全体として分配平衡が達成される回数を表していると考えられる。カラムの単位長さあたりの理論段数はそのカラムの分離効率として定義できるので，H の値が小さいほどカラムの分離がよいことを意味する。

d. 分離効率に影響を及ぼす因子

カラムの単位長さあたりの分離効率に及ぼすキャリヤーガス流速，カラム形状，液相，キャリヤーガスの物性の影響を関係づけるファンディムーター (van Deemter) の式は次式で表される。

$$H = A + \frac{B}{U} + CU \quad (3-27)$$

ここで，U はキャリヤーガスの線速度*を表し，A, B, C は次の意味をもつ．

A：多流路拡散に関係する項で，充填カラム内で生じるキャリヤーガスの乱流も考慮される．

B：試料分子の拡散に関係する項で，キャリヤーガスの流れ方向の拡散はピークの広がりの原因となる．

C：液相とキャリヤーガス間の物質移動の非平衡拡散に関係する項で，キャリヤーガスの流れに対する気液平衡の遅れはピークの広がりの原因となる．

多流路拡散とは，充填カラムでは充填剤の隙間に長さの異なる無数のキャリヤーガスの通路が形成されるとともに，通路のいたるところに渦が生じて，試料分子の拡散が増幅される現象である．キャピラリーカラムでは多流路が形成されないため，多流路拡散項 A は存在しない．

キャリヤーガス中の試料成分の拡散係数を D とすると，分子拡散項 B は

$$B = 2D \quad (3-28)$$

で与えられる．分子拡散の影響は，試料成分がキャリヤーガス中に蒸気として存在する時間が長くなるほど，すなわちキャリヤーガス流速が遅いほど顕著になる．

非平衡拡散は，キャリヤーガス中での物質移動に対する抵抗 $C_{\text{carrier gas}}$ と液相中での物質移動に対する抵抗 $C_{\text{liquid phase}}$ の和として表される．

＊ 線速度：断面積 1 cm^2 あたりに 1 秒間に流す cm^3 数．したがって cm/s で表す．

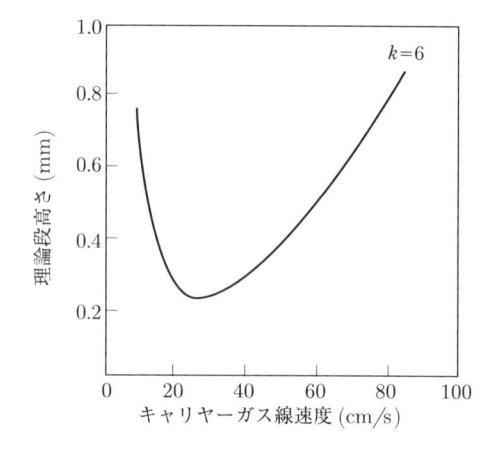

図 3-23 理論段高さに及ぼすキャリヤーガス線速度の影響
キャピラリーカラム（サイズ：0.25 mm × 30 m，フィルム厚：0.5 μm）分配比 6 の化合物の場合

$$C = C_{\text{carrier gas}} + C_{\text{liquid phase}} \quad (3-29)$$

ただし，キャピラリーカラムではフィルム厚が薄いため，$C_{\text{liquid phase}}$ 項は無視できる．ファンディムーターの式は，試料成分，キャリヤーガス，液相の物性以外に，カラム形状やキャリヤーガス流速が分離効率に大きく影響することを示している．図 3-23 にファンディムーターの式をプロットすることにより，理論段高さに及ぼすキャリヤーガス線速度の影響を示す．このグラフには明らかに極小値が存在することから，最大の分離効率を与えるキャリヤーガス線速度があることがわかる．一般的なキャピラリーカラムでは最適線速度は 30～40 cm/s である．

e．カラムとキャリヤーガス

充填カラムとキャピラリーカラムの比較では，表 3-2 にあげた項目のうち，分離能（理論段数）

表 3-2 充填カラムとキャピラリーカラムの比較

	充填カラム	キャピラリーカラム
カラム内径(mm)	2～5	0.2～0.53
カラム長さ(m)	0.5～5	10～100
キャリヤーガス流量(ml/min)	10～80	0.5～10
理論段数	1000～10000	20000～400000
試料負荷量(μg/ピーク)	1～10	0.1～1

表 3-3 代表的液相とその用途

極性	化学組成	使用温度範囲(℃)	用途
無極性	100% ジメチルポリシロキサン	−60〜325	炭化水素, 石油
低極性	5% ジフェニル 95% ジメチルポリシロキサン	−60〜325	汎用, 高沸点成分
中極性	50% ジフェニル 50% メチルポリシロキサン	25〜280	ステロイド, 農薬
極性	ポリエチレングリコール 20M	20〜250	含酸素成分, 香料
高極性	50% シアノプロピル ポリシロキサン	40〜250	幾何異性体の分離

と試料負荷量が特に重要である。キャピラリーカラムは充填カラムに比べて数十倍高い分離能を有するが、カラムに導入できるサンプル量(試料負荷量)は充填カラムの数百分の一に制限される。両カラムを実際に使用するときの相違点を示す。充填カラムではピーク幅の増大に起因してベースラインの設定誤差が拡大するのに対して、キャピラリーカラムではシャープなピークが得られることからピーク面積の積算誤差が小さい。さらに、充填カラムに比べてキャピラリーカラムでは、液相の流出(bleeding)によるベースラインの乱れを極めて低いレベルに抑えることができることから、微量成分の分析に威力を発揮する。

GCカラム用液相としてこれまで非常に多くの化合物が製造されてきたが、それらに求められる一般的特性を以下に示す。化学的に安定であり試料成分との反応性がないことは当然であるが、広い温度範囲で使用するためには沸点が高く、凝固点が低くなければならない。また、高い分離能を得るためには粘度が低いことも重要である。表3-3に代表的な液相を示し、それらの主な用途を併記している。GC分析においては、試料成分の極性に応じて液相が選択される。すなわち、極性成分を分析するには極性の高い液相、非極性成分の分析には低極性液相、中極性あるいは極性が異なる混合試料の場合には中極性の液相が選択される。しかし、分析試料と同種の試料を分析した報告がある場合は、それと同じ液相を使用することにより、化合物の同定が容易になるなど多くのメリットが得られる。

GCの使用に際しては、すべての操作に先立って、キャリヤーガスを流すべきである。キャピラリーカラムでは圧力損失が大きくなりがちなので、粘性係数の小さいヘリウムが一般的に使用される。圧力損失を小さくすることは、カラム全体にわたってキャリヤーガスの線速度を良好に保つために重要である。充填カラムや内径の大きなキャピラリーカラムでは圧力損失が小さいことから窒素ガスが使用される。ただし、熱伝導度検出器を使用する場合には、熱伝導度が大きなヘリウムを使用しなければならない。キャリヤーガス流速はカラム温度によって影響を受けるので昇温分析法では注意を要する。最新のGCには、圧力一定でキャリヤーガス流速を制御する定圧タイプと、キャリヤーガス流速一定で圧力を上げていく昇圧タイプのものがある。昇圧タイプの装置は、すべての温度域で最適な分離効率が得られ、分析時間を短縮することができる。

(2) 装置と検出器

a. 試料注入部

充填カラムのための試料注入部:充填カラムでは、図3-24に示すように、試料は注入口に取り付けられたセプタムを通してシリンジで試料気化室に注入される。気体試料は、拡散をできるだけ抑えながらキャリヤーガスによりカラムに送り込まれる。マイクロシリンジで注入された液体試料は、試料気化室でただちに気化した後、気体サンプルと同様にカラムに送り込まれる。いずれの場合も、試料注入部における試料成分の拡散が少な

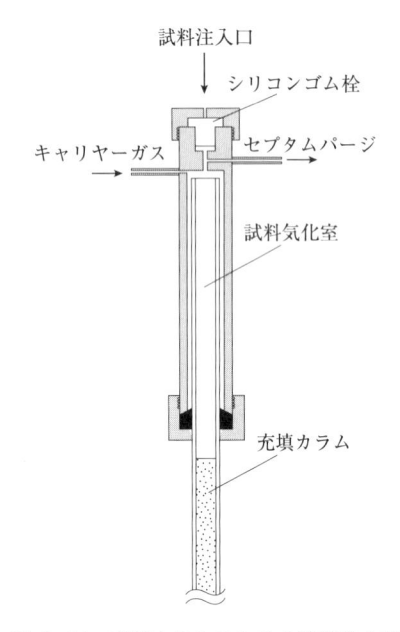

図 3-24 充填カラムのための試料注入部

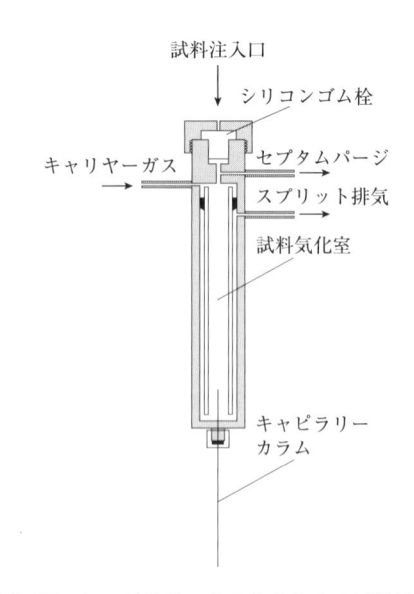

図 3-25 キャピラリーカラムのための試料注入部

いほど良好なクロマトグラムが得られる。したがって，注入操作を迅速に行うとともに，試料気化室の温度を適切に設定する必要がある。通常，気化室温度はカラム温度よりも 20～30℃ 高く設定するが，熱不安定成分は気化室で熱分解を起こす場合があるので注意が必要である。熱分解の有無は気化室温度を変えて分析したときのクロマトグラムを比較することにより判断できる。

キャピラリーカラムのための試料注入部：キャピラリーカラム分析では，キャリヤーガス流量と試料負荷量が充填カラムに比べて極端に少ないことから，特別な試料注入法が考案されている。主な試料注入法として以下のものがある。

① スプリット注入法
② スプリットレス注入法
③ コールドオンカラム注入法

①スプリット注入法：この注入法はキャピラリーカラム分析において標準法といっても過言ではない。図 3-25 にスプリット注入部の概略を示す。キャリヤーガスは注入口に導入され，2方向に分岐されている。一方は，セプタムに付着した汚れをクリーンアップするために利用される。大部分のキャリヤーガスは，試料気化室（気化室の汚れを防ぐためにガラスインサート管が挿入されている）に導かれ，気化した試料と混合される。この混合気流のうち一部のみがキャピラリーカラムに導かれ，他の大部分はスプリット弁から廃棄される。このときのスプリット比（split ratio）は，次のように定義される。

$$\text{スプリット比} = \frac{\text{カラム流量}}{\text{カラム流量} + \text{スプリット流量}}$$

(3-30)

通常，スプリット比は 1/20～1/100 に設定される。

本注入法は，試料成分の気化速度の違いによって定量性に影響がでることがあるが，非常に再現性のよいクロマトグラムが容易に得られることから，試料成分濃度が比較的高いサンプルの分析に多用されている。

②スプリットレス注入法：この注入法はスプリット注入システムを使って行うことができる。すなわち，スプリット弁を閉じた状態で試料注入が行われ，気化した試料は低流量のキャリヤーガスによってキャピラリーカラムに運び込まれる。このような条件下では，気化室内のサンプル蒸気

の大部分をカラムに搬送するのに数十秒程度の時間を要することから，ピーク幅の広がりを招くと考えられる．しかし，溶媒，液相，昇温分析による試料成分のフォーカシング効果を利用することにより，ピークの広がりを最小限にとどめることができる．スプリットレス注入法では，試料注入後一定時間(30～60秒程度)経過した後，スプリット弁を開けキャリヤーガス流量を一気に増やすことにより，気化室に滞留している試料蒸気を一気に排出しなければならない．

本注入法は，注入された試料のほぼ全量をカラムに導入できるため，スプリット法に比べて微量成分の分析に威力を発揮する．

③**コールドオンカラム注入法**：この注入法は試料気化室を設けず，室温付近に維持されているキャピラリーカラム内へ特殊なマイクロシリンジを利用して直接試料を注入し，カラム内で順次試料成分を気化させながら分析を行う．

本注入法は，熱不安定成分の分解，急激な加熱によるシリンジ針内部での試料成分の部分揮発に起因する試料の不均一化，スプリットに伴う試料の不均一導入が問題とならない．しかし，試料中に含まれる不揮発性あるいは難揮発性物質のカラム内蓄積によるカラム劣化が最大の問題である．

b. 検出器

水素炎イオン化検出器：有機化合物は酸化炎中で燃焼させるとイオン性の燃焼生成物を生じる．このイオンを電極で捕捉することによって試料成分を検出することができる．水素炎イオン化検出器(flame ionization detector：FID)の応答は，検出器に導入された水素と空気の酸化炎中でキャリヤーガス中の試料成分を燃焼させることにより生じる(図3-26)．水素炎はバックグラウンドとなるイオンを生成しないこと，さらには二酸化炭素，水などの無機物をイオン化しないことから有機化合物のみ(ただし，ホルムアルデヒド，ギ酸はイオン化されない)を高感度で検出することができる．最少検出量は，有機炭素基準で5 pg/s程度である．この検出器は広いダイナミックレンジを有するとともに，キャリヤーガスの流速や温度の

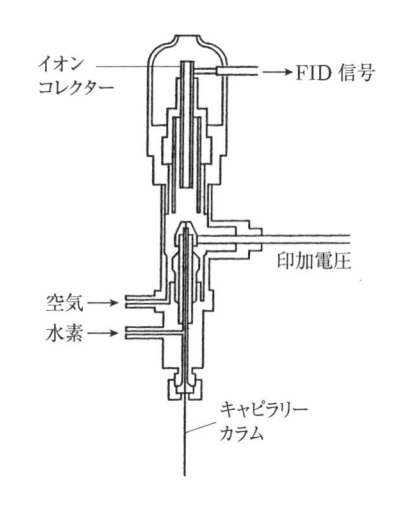

図 3-26 水素炎イオン化検出器(FID)

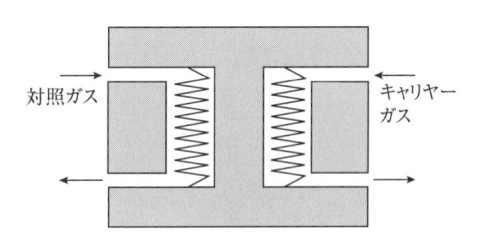

図 3-27 熱伝導度検出器(TCD)

影響を比較的受け難いという特徴がある．

熱伝導度検出器：熱伝導度検出器(thermal conductivity detector：TCD)は感度的には十分とは言い難いが，キャリヤーガスと熱伝導の異なるすべての試料成分を非破壊的に検出することができる．この検出器の最も重要な用途は，水素炎イオン化検出器が使用できない無機成分，特に無機ガスの分析にある．タングステンフィラメントなど温度により電気抵抗が変化する感熱素子が温度制御された金属ブロック中のキャリヤーガス流路に組み込まれている(図3-27)．このフィラメントを直流電流で加熱し，一方にはカラムから出てきたキャリヤーガスを，他方には試料成分を含まないキャリヤーガスと同一のガスを流し，両フィラメントの電気抵抗の変化を電位差に変換することにより試料成分を検出する．この検出器の最少検出量は，キャリヤーガス1 ml中400 pg程度である．本検出器は，キャリヤーガス流速や周辺温

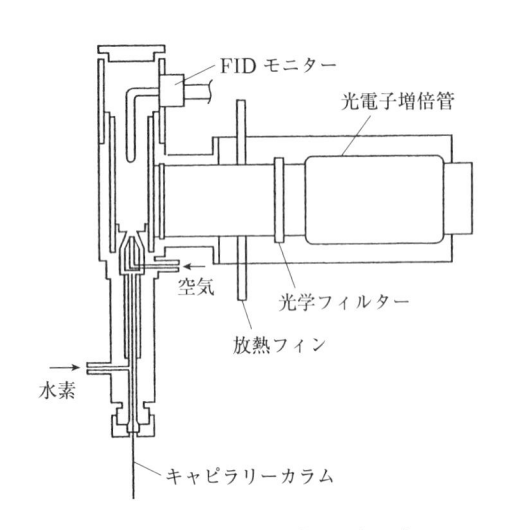

図 3-28 炎光光度検出器(FPD)

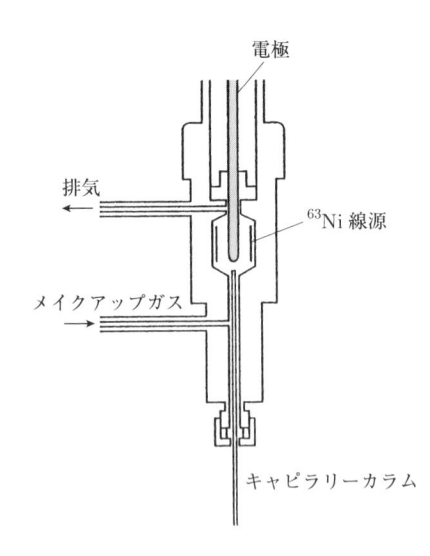

図 3-29 電子捕捉型検出器(ECD)

度の影響を受けやすいので注意しなければならない。

炎光光度検出器：リンや硫黄を含む化合物を還元炎中で燃焼すると，特有の炎光を放射する。この炎光を光学フィルターで分光し，その強度を光電子増倍管で測定することにより，リンおよび硫黄化合物を選択的に検出するものである(図3-28)。炎光光度検出器(flame-photometric detector：FPD)は炭素化合物にはほとんど応答しないので，残留農薬，香気，悪臭などの成分の分析に有用な選択性の高い高感度検出器である。最少検出量は，20 pg 硫黄/s および 1 pg リン/s 程度である。

電子捕捉型検出器：電子捕捉型検出器(electron-capture detector：ECD)は電子親和力の大きい有機ハロゲン化合物の超高感度検出に用いられる(図3-29)。キャリヤーガスあるいはメイクアップガスとして窒素ガスや10%のメタンを含むアルゴンなどが使用されるが，これらの気体は放射線源からの β 線によってイオン化し，陽イオンと電子を生成する。このとき，電極には定常電流が流れており，電子親和力が大きく陰イオンを生じやすい試料成分がカラムから流出してくると，これらの成分は電子を捕捉して陰イオンとなる。さらに，この陰イオンは先に生じていた陽イオンと結合して消滅するので，定常電流を減少させることになる。炭素化合物の電子親和力は小さいのでECDではほとんど検出されない。有機ハロゲン化合物に対する感度は非常に高く，0.1 pg/s 程度である。

(3) GC の検出器としての質量分析計

GC は混合試料の分離，定量に優れた特性を有するが，分離された成分の定性に関してはほとんど情報を与えない。一方，質量分析計(mass spectrometer：MS)は，混合物を分離する機能はないものの，各成分の定量と定性に関して豊富な情報を提供することができる。MS は検出感度および応答速度が GC の検出器として最適であるばかりでなく，分析対象成分に関しても質量範囲，揮発性など GC が適用可能なものはすべて MS の分析対象となる。したがって，ガスクロマトグラフ質量分析計(GC-MS)は理想的な複合分析装置である(図3-30)。

a. 質量分析部

GC-MS では主に四重極型の質量分析計が使用されている(質量分析部の詳細は，4-3節を参照)。MS の操作圧力は 1.3×10^{-4} Pa と極めて低いために，MS へ導入可能なキャリヤーガス流量は最大で数 ml/min 程度である。したがって，GC

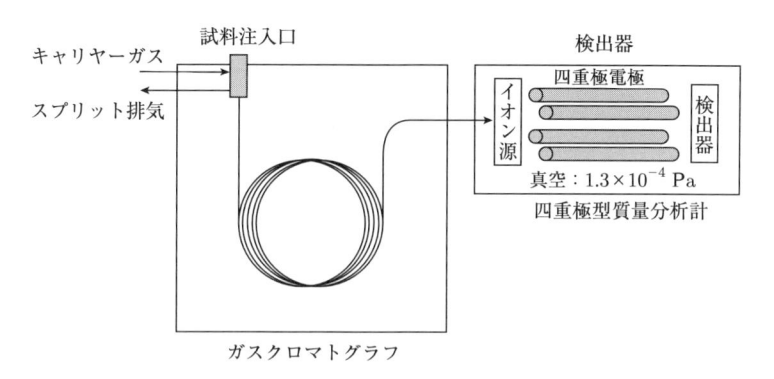

図 3-30 ガスクロマトグラフ質量分析計(GC-MS)

m/z	11	12	...	j	...	350	$\sum a_{ij}$
Scan No.1	a_{11}	a_{12}	...	a_{1j}	...	$a_{1\,350}$	A_1
Scan No.2	a_{21}	a_{22}	...	a_{2j}	...	$a_{2\,350}$	A_2
⋮	⋮	⋮		⋮		⋮	⋮
Scan No.i	$a_{i\,1}$	$a_{i\,2}$	...	a_{ij}	...	$a_{i\,350}$	A_i
⋮	⋮	⋮		⋮		⋮	⋮
Scan No.7200	$a_{7200\,1}$	$a_{7200\,2}$	...	$a_{7200\,j}$	...	$a_{7200\,350}$	A_{7200}

図 3-31 GC-MS 測定により取得されるマススペクトルデータ
行ベクトル：マススペクトル，列ベクトル：マスクロマトグラム，$\sum a_{ij}$ をスキャン番号順にプロットしたものがトータルイオンクロマトグラム(TIC)

-MSで直結して使用可能なのはキャピラリーカラムに限られる。

b. GC/MS 法の実際

GC/MS法では，GC分析中カラム流出成分のマススペクトルが一定時間ごとに連続的に取得される。例えば，質量数/電荷数(m/z)が11から350までの範囲で，マススペクトルを0.5秒間に1回（毎秒2回）測定したとすると，1時間に7200のマススペクトルが測定され，7200×340の行列としてデータ処理用コンピューターのメモリーに蓄えられる（図3-31）。GC-MS分析が終了した後，メモリーに記憶されたデータを使って化合物の同定や定量が行われる。

マススペクトル：図3-31の各行の値を質量数/電荷数(m/z)に対して棒グラフで示したものがマススペクトル（図3-32）である。図3-31のような行列が保存されている限り，任意のスキャン番号（保持時間と対応している）のマススペクトル

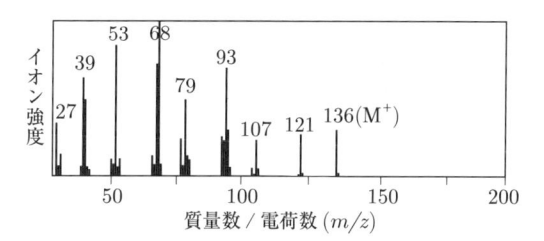

図 3-32 リモネンのマススペクトル
リモネンは柑橘類の主要な香気成分である。

を抽出することができる。なお，ピークトップのマススペクトルからピーク近隣のスペクトルを差し引くことにより（バックグラウンド処理），純粋なマススペクトルを獲得することができる。

ガスクロマトグラムの再構成：横軸にマススペクトルのスキャン回数（あるいは保持時間），縦軸に個々のマススペクトルのトータルイオン強度を連続的にプロットするとガスクロマトグラムが得られるが，このようにマススペクトル強度からク

ロマトグラムを再構成したものをトータルイオンクロマトグラム(total-ion chromatogram：TIC)とよぶ。

ライブラリー検索：標準スペクトルのライブラリーがコンピューターに内蔵されているので，これを使って測定された未知成分のスペクトルが示す化合物を推定することができる。すなわち，未知スペクトルとライブラリー中の標準スペクトルとの類似率を計算し，類似率の高いものから順に各スペクトルと化合物名を表示してくれる。

マスクロマトグラム：同属体などに特徴的なフラグメントイオン(特性イオン)の強度をスキャン回数(あるいは保持時間)に対してプロットしたものをマスクロマトグラムとよぶ。これはGC分析の保持時間と特性イオンの質量数から化合物の同定を行う一方，フラグメントイオンの示すピーク面積から定量を行うのに役立つ。したがって，本法は，同属体あるいはマススペクトル既知の複数成分を同定しながら定量する方法である。

選択イオンモニタリング法：選択イオンモニタリング(selected-ion monitoring：SIM)法は，スキャンモードにより完全なマススペクトルを取得する方法とは異なり，GC分析中に数個〜数十個の特定質量のフラグメントイオンのみを選択的に検出する方法である。フラグメントイオンの選択は設定時間ごとに設定すること(タイムプログラミング)ができるので，1回の分析で数百の成分を定性・定量することができる。したがって，本法は農薬分析の他に，環境汚染物質，医薬品，生理活性物質の一斉分析に不可欠な手法となっている。

(4) 恒温および昇温GC分析法

同一のカラムを用いた分析では，カラム温度が高いほど被分離成分は揮発し，分配比が小さくなるため，保持時間は短縮される。他方，最高の分離効率を与える分配比が存在し，それから外れるに従って分離効率は急激に低下する。そこで，カラム温度は，分析に要する時間とピークの分離度合いの両方を満足させるように設定する必要が

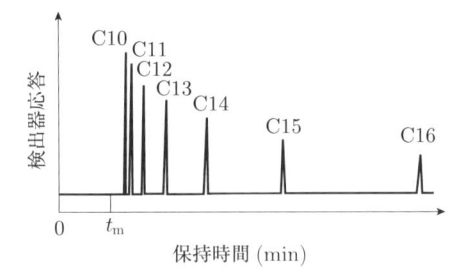

図 3-33 恒温分析による直鎖アルカンのガスクロマトグラム
試料：デカン(C 10)〜ヘキサデカン(C 16)の等量混合物

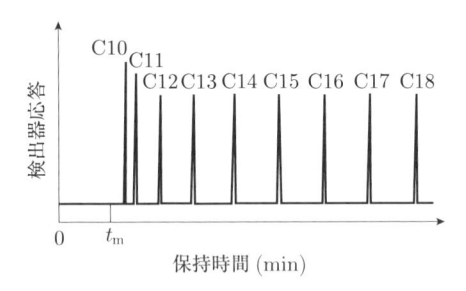

図 3-34 昇温分析による直鎖アルカンのガスクロマトグラム
試料：デカン(C 10)〜オクタデカン(C 18)の等量混合物

ある。

カラム温度の設定方法には，カラム温度一定で分析を行う恒温分析法と，試料注入後所定のプログラムに従ってカラム温度を上昇させていく昇温分析法がある。恒温分析法は試料の組成が比較的単純で沸点の分布範囲が狭い試料に適用される。昇温分析法は試料組成が複雑でそれらの沸点が広い範囲に分布している試料に対して適用される。同族体の保持挙動は，恒温および昇温分析法の特徴を理解するうえで重要であるので，n-パラフィンのクロマトグラムを図3-33，図3-34に示す。

(5) GC分析における定性と定量

a. 定性

保持指標：GC分析法では，化合物の定性に関する最も基本的な情報は保持時間である。しかし，まったく同じ液相を使用しても保持時間は，カラ

ム温度，キャリヤーガス流量，カラムサイズ，フィルム厚などの影響を受けるため，保持時間そのものは定性因子として使用することが困難である。そこで，上記の影響を取り除くために，n-パラフィンを基準物質として保持時間を基準化する方法が考案されている。コヴァッツ(Kovats)の提案式によると，恒温分析における化合物 A の保持指標 I_A は次式により算出される。

$$I_A = 100 \times \frac{\log t_{R_A}' - \log t_{R_n}'}{\log t_{R_{n+1}}' - \log t_{R_n}'} + 100\,n \quad (3\text{-}31)$$

ここで，t_{R_A}', t_{R_n}', $t_{R_{n+1}}'$ は，それぞれ化合物 A とその前後に流出する n-パラフィンの補正保持時間である。すなわち，化合物 A の補正保持時間の対数値を同条件で分析した n-パラフィンの補正保持時間の対数値で内挿することにより，化合物 A の保持指標 I_A を求めることができる。n-パラフィンのガスクロマトグラムは，構成炭素数が増加するにつれて保持時間が指数関数的に増大する(図 3-33)。このことが恒温分析における保持指標の計算に保持時間の対数値を用いる理由である。昇温分析では，炭素数の増加に対して保持時間は直線的に増加する(図 3-34)。ドール(van den Dool)とクラッツ(P. D. Kratz)は，コヴァッツが提案した保持指標の概念を，昇温分析にも拡張して次式を提案している。

$$I_A = 100 \times \frac{t_{R_A} - t_{R_n}}{t_{R_{n+1}} - t_{R_n}} + 100\,n \quad (3\text{-}32)$$

ここで，t_{R_A}, t_{R_n}, $t_{R_{n+1}}$ は，それぞれ化合物 A とその前後に流出する n-パラフィンの保持時間である。このようにして算出される保持指標は，液相が同じであれば，装置，カラム温度，キャリヤーガス流速の影響をほとんど受けない。さらに，保持指標には化合物の構成単位に関して簡単な加成性が認められることから，化合物の定性情報としての価値が高い。

マススペクトルによる化合物の同定：GC-MS 分析により得られるマススペクトルは，化合物の同定に決定的な威力を発揮する。測定されたスペクトルからその化合物を予測し，予測された標品を実際に分析して得られたマススペクトルと比較することによって，化合物の同定を行うのが基本である。しかし，十万以上の標準マススペクトルがデータベースとして装置を制御しているコンピューターに収納されているので，測定された未知のスペクトルに最も類似したスペクトルを容易に検索することができる。このような手法をライブラリーサーチとよんでいる。

保持指標とマススペクトルの一致の確認：マススペクトルは，GC-MS 分析において化合物の最も強力な定性因子であるが，マススペクトルだけでは決定できない化合物も多数存在する。例えば，幾何異性体(シス体，トランス体)，テルペン類，分子量が確認できない鎖状化合物などである。光学異性体もまったく同じマススペクトルを与えるが，そもそも通常のカラムを用いる GC 分析では分離できないので，問題として浮上することはまれである。そこで，最も信頼性の高い同定を行うには，標準化合物を用いてマススペクトルと保持指標，両者の一致を確認することである。

b. 定　量

内標準法：GC 分析では，定量は基本的にピーク面積に基づいて行われる。しかし，単位質量あたりの検出器の応答は化合物ごとに少しずつ異なることから，目的成分ごとに検量線を作成する必要がある。検量線は，種々の濃度の目的成分溶液にピーク面積測定の基準となる既知物質(内標準)を一定量正確に添加した試料を用いて作成される。内標準と目的成分のピーク面積比を縦軸に，目的成分の質量(濃度)を横軸にプロットすることにより検量線を作成する(図 3-35)。混合試料中の複数成分を定量する場合には，同じ方法で成分ごとに検量線を作成する必要がある。しかし，標準物質が入手困難な場合あるいはガスクロマトグラム上の膨大な数の成分含量を一斉に知る必要がある場合には，検量線を作成することが困難である。このような場合は，汎用検出器である FID の応答強度が有機化合物の炭素数にほぼ比例することを利用して，試料中のすべての成分に対して 1 本の検量線が適用される場合もある。したがっ

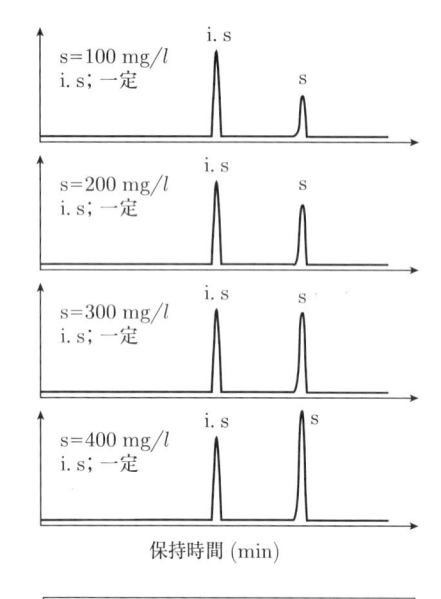

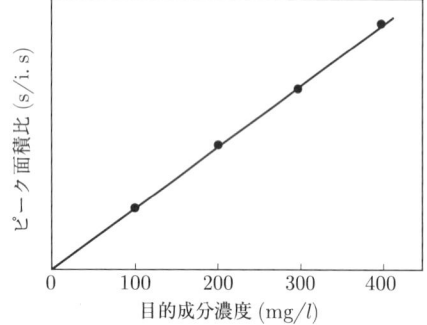

図 3-35 内標準法（検量線の作成）
i.s：内標準ピーク，s：目的成分ピーク

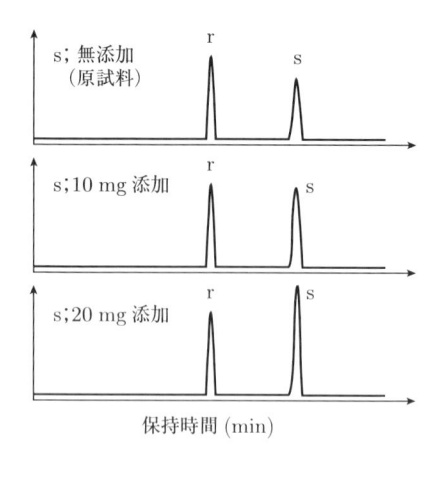

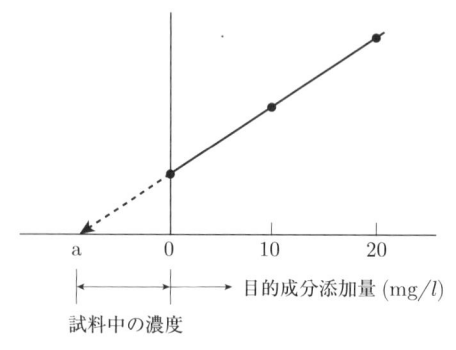

図 3-36 標準添加法（検量線の作成）
s：目的成分ピーク，r：比較対象成分

て，本法では，内標準は試料の前処理に先立って添加されることから，目的成分の回収率に及ぼす各種処理の影響やGCへの注入量の変動に起因する誤差要因を効果的に取り除くことができる。

標準添加法：試料中の共存物質などが定量に影響を及ぼす場合には，内標準法の適用は困難である。このような場合は，まず試料をそのまま分析した後，定量目的成分を既知濃度添加して再度GC分析を行う。この結果，目的物質の添加量に対応して目的成分のピーク面積のみが増大する。そこで，ガスクロマトグラム上の任意のピークを基準に選び，目的成分とのピーク面積比を縦軸に，目的成分の添加量を横軸にプロットすると直線関係が得られる（図3-36）。この直線を左下方向に延長した横軸との交点は，試料中の目的成分の濃度を与える。

3-3 電気泳動法

電気泳動とは，溶液中の荷電物質が電場の中で移動する現象である。食品中にはタンパク質，核酸をはじめとした様々な荷電した分子が含まれている。これらの物質を電気的な性質（荷電の正負，荷電の強さ）に基づいて分離する分析法が電気泳動法である。

一般に，q の荷電をもった分子Xが E の電位勾配をもった電場に置かれたときには，Xは qE の駆動力で q の電荷と反対の符号の電極の方向へ引っ張られて移動する。溶液中では，この分子の移動速度が大きくなると，この分子の受ける抵抗力 F も大きくなり，ついには以下の条件で一

3-3 電気泳動法

表 3-4 電気泳動法の分類

目　的	目的達成の方法	具体的方法	電気泳動法の例
発熱により生じる対流の抑制	泳動装置や担体の形状の変更	カラム管：無担体(密度勾配)両性電解質混合物 薄層：ゲル キャピラリー管：両性電解質混合物	キャピラリー電気泳動 スラブゲル電気泳動 　(ゲルの種類：ポリアクリルアミド，アガロース) 等電点電気泳動 ろ紙電気泳動 セルロース膜電気泳動
	充填物の種類の変更	ゲル ろ紙 セルロース膜	
泳動する分子に対する抵抗の抑制	ゲル濃度の調整	ポリアクリルアミドゲル： 　　3～30％程度 寒天ゲル：0.5～2％程度	ポリアクリルアミドゲル電気泳動 アガロースゲル電気泳動 等電点電気泳動 免疫電気泳動
	溶液密度の調整	グリセリン，ショ糖などで密度勾配の作製	
電気泳動駆動力の抑制	電場の電位勾配の制御	不連続なイオン濃度勾配の作製による荷電分子の濃縮	ディスク電気泳動 SDS-ポリアクリルアミドゲル電気泳動 等速電気泳動 等電点電気泳動
	試料の電荷量の均一化	試料の強陰イオン界面活性剤処理	
	試料分子電荷の制御	移動相のpHの調節 移動相のpH勾配の作製	
分子の高精度な分離	異なる分離原理の電気泳動法の組合せ	ゲル密度やゲル内pH勾配を変える	2次元電気泳動

定速度となる。

$$qE = F \quad (3\text{-}33)$$

このときの分子の速度を v とすると，電場における分子の移動の程度を示すための移動度 u は，1 V/cm の電位勾配のもとで，1秒間に移動する距離(cm)で表される。

$$u\,(\text{cm}^2/\text{V}\cdot\text{s}) = \frac{v\,(\text{cm/s})}{E\,(\text{V/cm})} \quad (3\text{-}34)$$

このように，電気泳動の駆動力は，分子のもつ荷電量と電位勾配に比例する。タンパク質や核酸などの生体分子は種々の荷電をもち，分子の大きさや形状も異なるので，実際に u を求めるのは非常に困難である。タンパク質の移動度は，溶液のpHに大きく依存するが，自由溶液中においては $u = 10^0 \sim 10^2\,\text{cm}^2/\text{V}\cdot\text{s}$ 程度の値となる。核酸の場合も，その種類や分子量などに依存するが $0 \sim 10^5\,\text{cm}^2/\text{V}\cdot\text{s}$ 程度である。

電気泳動法は，試料分子間の衝突による熱の発生とこれにより生じる溶液の対流を抑制したり，試料添加量を少なくすることを目的として様々な工夫が行われてきた。これらを大まかにまとめると表3-4のようになる。

(1) ゲル電気泳動法

食品成分の分析において最もよく利用されるゲル電気泳動法の中で，主にタンパク質やペプチドの分析・分離に利用されるSDS-ポリアクリルアミドゲル電気泳動(SDS-PAGE)およびDNAやRNAなど核酸の分析や精製に利用されるアガロースゲル電気泳動について説明する。

a. 電気泳動の原理

タンパク質のSDS-ポリアクリルアミドゲル電気泳動(SDS-PAGE)：タンパク質やペプチドの荷電状態は，その構成アミノ酸の種類と割合によって決まってくる。したがって，タンパク質やペプチド分子のアミノ酸組成がわかれば，分子中に含まれる解離基の種類と数を知ることができる。タンパク質分子の総荷電 z は，これら解離基の荷電の総和として次式で表すことができる。

$$z = -\sum_i \frac{a_i K_i}{[\mathrm{H}^+]+K_i} + \sum_j \frac{b_j [\mathrm{H}^+]}{[\mathrm{H}^+]+K_j}$$
(3-35)

ここで，$[\mathrm{H}^+]$ は水素イオン濃度，K_i は負の荷電をもつ解離基(酸)の K_a(酸解離定数)で，a_i はその個数，K_j は正の荷電をもつ解離基(塩基)の K_a で，b_j はその個数である。

このように，ある pH において単純タンパク質やペプチドは固有の荷電数をもつことになる。糖タンパク質やリン酸化しているタンパク質では，糖鎖中の糖組成やリン酸基の数や解離状態をさらに考慮する必要がある。したがって，網目構造の十分に粗いゲル中や無担体溶液中では，タンパク質分子の大きさや立体構造に関係なく，電気泳動を行うゲル中の緩衝液の pH によってタンパク質の移動する方向が決まってくる。

タンパク質本来の荷電状態とは無関係に分子の大きさ(分子量)に基づいてタンパク質分子を分離するためには，タンパク質の立体構造と荷電状態を均一化して，適当な網目構造をもつゲル中を同じ方向に移動させる必要がある。このために用いられるのがドデシル硫酸ナトリウム(sodium dodecyl sulfate：SDS)である(図 3-37)。SDS は強陰イオン性界面活性剤で，タンパク質分子にイオン的に結合するとともにタンパク質の疎水性部分とも結合して，タンパク質分子を変性させる。現在，最も一般的に行われているレムリ(Laemmli)法による SDS-PAGE では，さらに，試料の可溶化のための緩衝液には 2-メルカプトエタノールも含まれている。この 2-メルカプトエタノールとの反応によって，タンパク質分子内 S-S 結合が還元・切断されて，タンパク質はほぼ完全に変性し，試料中に含まれるほとんどすべてのタンパク質分子は，分子全体がほぼ均一に負電荷を帯びた直鎖状の構造となる(図 3-37)。これをポリアクリルアミドゲル中で電気泳動すると，タンパク質の形状や性質には影響されずに，ゲルの分子ふるい効果により分子量に従って分離することができる。また，タンパク質の移動度はゲルの硬さにも依存する。低分子量のタンパク質やペプチドに対しては，網目構造の細かいゲルを使用した方が分離がよい。アクリルアミドの濃度を高くすると，網目構造の細かい硬いゲルを作製できる。一般に，ゲルのアクリルアミド濃度により分離可能なタンパク質の分子量範囲が決まってくる。しかし，アクリルアミドの濃度勾配をつけたゲルを使用すると，広範囲な分子量のタンパク質を含む試料を 1 枚のゲルで分析可能である。

電気泳動後のゲル中のタンパク質を検出する方法には種々の方法がある。最も一般的な方法は，クマシーブリリアントブルー R-250(CBB R-250)による染色法である。本法の検出限界は 10 ng 程度であり，バンドの濃さもタンパク質量とよく比例している。さらに高感度な検出が必要な場合は，蛍光染色法や銀染色法を用いる。糖タンパク質の検出にはシッフ塩基による染色法を用いる。抗原タンパク質の検出には，電気泳動後のゲルから分離されたタンパク質をニトロセルロース膜にウエスタンブロッティングし，特異抗体を用いて検出するイムノブロット法が用いられる。また，バンドの位置を確認後，切り出して精製する場合のタンパク質バンドの検出には，銅や亜鉛イオンによる染色法が用いられる。

一般に，SDS 存在下で加熱して可溶化されたタンパク質は SDS と複合体を形成しており，そ

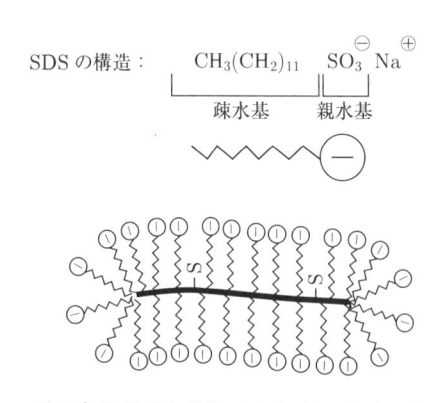

SDS の構造： CH$_3$(CH$_2$)$_{11}$―SO$_3^-$ Na$^+$
　　　　　　　　疎水基　　　親水基

分子内 S-S 結合が 2-メルカプトエタノールで還元・切断され，SDS で可溶化され，直鎖状となったタンパク質分子

図 3-37 SDS の構造と変性・可溶化されたタンパク質分子

の種類にかかわらず一定の形状で，負に荷電し，その大きさはタンパク質の大きさ（分子量）に依存すると考えられる。したがって，タンパク質の移動度からその分子量を推定できる。分子量既知の標準タンパク質の相対移動度（R_f）から検量線を作成し，試料中のタンパク質の分子量を推定することができる。具体的な方法は，「c. 測定の実際」の項に示す。こうして推定されるタンパク質の分子量が，1次構造の決定によって計算される値とは大きく異なることもある。これは糖タンパク質やヒストンタンパク質など，一般的なタンパク質とは異なる偏ったアミノ酸組成や配列をもつタンパク質の場合にしばしば観察される。また，タンパク質によっては，SDSによる可溶化において煮沸を行うと逆に凝集して巨大化し，まったく泳動されなくなることもある。このような場合は，煮沸せず室温で時間をかけて（一夜放置して）可溶化させると解決できることがある。

核酸のアガロースゲル電気泳動：核酸の分析・分離にもポリアクリルアミドゲル電気泳動（PAGE）が利用できるが，分析できる分子サイズが限られる。このため，PAGEよりも大きなサイズの分子の分離に適しているアガロースゲル電気泳動が通常，核酸の電気泳動に用いられる。アガロースのゲル化は，アガロースを緩衝液中で溶かし，室温に放置することで自然に起こる。このゲル化には化学反応を伴わない。電気泳動移動度は核酸分子の大きさだけでなく，高次構造にも大きく依存する。すなわち，核酸が一本鎖か二本鎖か，環状か線状かなどの構造の違いによって複雑に移動度が変化する。表3-5に線状二本鎖DNAの分子サイズと一般的に用いられるアガロースゲル濃度の関係を示す。泳動に用いられる緩衝液は分析目的であれば，TBE緩衝液（トリス-ホウ酸-EDTA*）で十分であるが，分離したDNAなどの核酸を回収する目的で行う場合にはTAE緩衝液（トリス-酢酸-EDTA）を用いることが多い。

---

* EDTA：エチレンジアミン四酢酸（ethylenediaminetetraacetic acid）

表 3-5 アガロース濃度と分離可能線状二本鎖DNAのサイズ

アガロース濃度(%)	分離可能鎖長(bp)
0.3	5000 〜 60000
0.6	1000 〜 20000
1.0	500 〜 7000
1.2	400 〜 6000
1.5	200 〜 3000
2.0	100 〜 2000

bp：base pair（塩基対）

b. 電気泳動装置

ポリアクリルアミドゲル電気泳動装置：ポリアクリルアミドゲル電気泳動装置としては，ディスクゲル泳動装置，スラブゲル泳動装置，水平型電気泳動装置が数社から形状の若干異なるものが市販されている。基本的には，ゲルの作製と保持に使うゲル板，試料添加溝形成のためのコーム，泳動槽からなる。一般的なスラブゲル用のゲル作製板と泳動槽を図3-38に示す。

アガロースゲル電気泳動装置：最も一般的に用いられているアガロースゲル電気泳動装置はサブマリン型である。ゲル作製板と泳動装置を図3-39に示す。

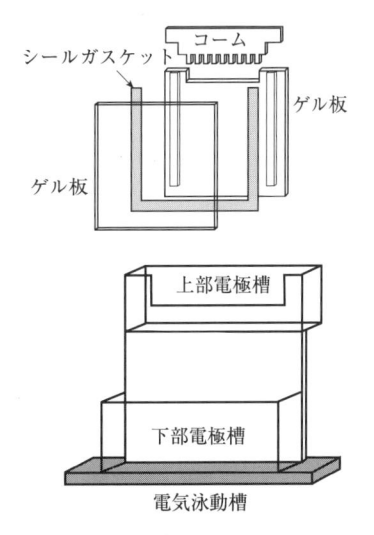

図 3-38 タンパク質のSDS-PAGEに用いられるスラブゲル作製板と泳動槽

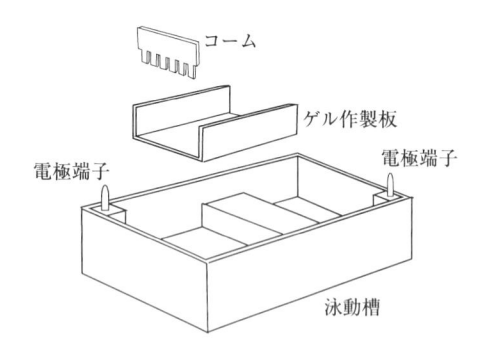

図 3-39 核酸のアガロースゲル電気泳動に用いられるサブマリン型電気泳動槽とゲル作製板

c. 測定の実際

菌体タンパク質のSDS-PAGE分析：一般的なレムリ法によるスラブゲルを用いたSDS-PAGEによる，黄色ブドウ球菌および大腸菌O157:H7菌体タンパク質の分析例について以下に示す。

①試料の調製：各細菌の培養液1 mlをマイクロ遠心管にとり，遠心分離により集菌し，純水で洗浄した菌体を純水0.6 mlに懸濁する。これに4倍濃度の試料可溶化緩衝液［0.25 Mトリス塩酸緩衝液(pH 6.8)，8% SDS，40% グリセロール，20% 2-メルカプトエタノール，0.008% ブロモフェノールブルー(BPB)］0.2 mlを加えてよく混合し，沸騰水浴中で3〜5分間加熱し，菌体タンパク質を変性・可溶化させる。急冷後，遠心分離(10000×g，10分間，室温)により不溶性画分を除去した後，上清を電気泳動の試料とする。また，菌体を食塩およびカテキンで処理した菌体についても集菌後，同様にタンパク質を可溶化し，電気泳動用試料として使用する。

②ゲルの作製：まず，各メーカーのマニュアルに従ってゲル作製板を組み立てておく。10%および15%ゲルを作製するための溶液の組成を表3-6に示す。この量でミニゲル(幅：90 mm×高さ：80 mm×厚さ：1 mm)1.5枚分である。作製するゲルの枚数＋0.5枚分を作らないと足りなくなることがある。いずれの場合もTEMED以外の溶液を混合し，氷冷後，真空ポンプで5分間脱気する。脱気後にTEMEDを静かに添加して混合し，ゲル作製板に流し込んで重合させる。次に，分離ゲルをゲル作製板の所定の位置まで流し込む。なお，ゲル表面を空気と遮断するために，純水約200 μlをゲルの上に静かに重層する。10〜30

表 3-6　レムリ法で用いるゲルの組成と作製法

保存溶液	濃縮ゲル 終濃度	使用量(ml)	10%分離ゲル 終濃度	使用量(ml)	15%分離ゲル 終濃度	使用量(ml)
44%(W/V)アクリルアミド-0.8%メチレンビスアクリルアミド*	4.4%	0.40	10%	2.55	15%	3.83
10 mg/ml 過硫酸アンモニウム**	0.037%	0.15	0.025%	0.28	0.025%	0.28
10%(W/V)SDS	0.1%	0.04	0.2%	0.22	0.2%	0.22
0.75 M Tris-HCl (pH 8.8)			0.375 M	5.61	0.375 M	5.61
0.25 M Tris-HCl (pH 6.8)	0.125 M	2.0				
H$_2$O		1.46		2.55		1.27
TEMED***		0.008		0.022		0.022
総量(90 mm×80 mm×1 mmのミニゲル1.5枚分)		4.05		11.23		11.23

*アクリルアミド溶液は溶解後ろ過したものを使用
**過硫酸アンモニウム溶液は用時調製(保存できない)
***TEMED：N,N,N',N'-tetramethylethylenediamine
調製法：TEMED以外のものを混合し，氷冷，真空ポンプで5分間脱気する。この後，TEMEDをゆっくり添加・混合してゲル作製板にゆっくり流し込んでゲルを重合させる。

3-3 電気泳動法

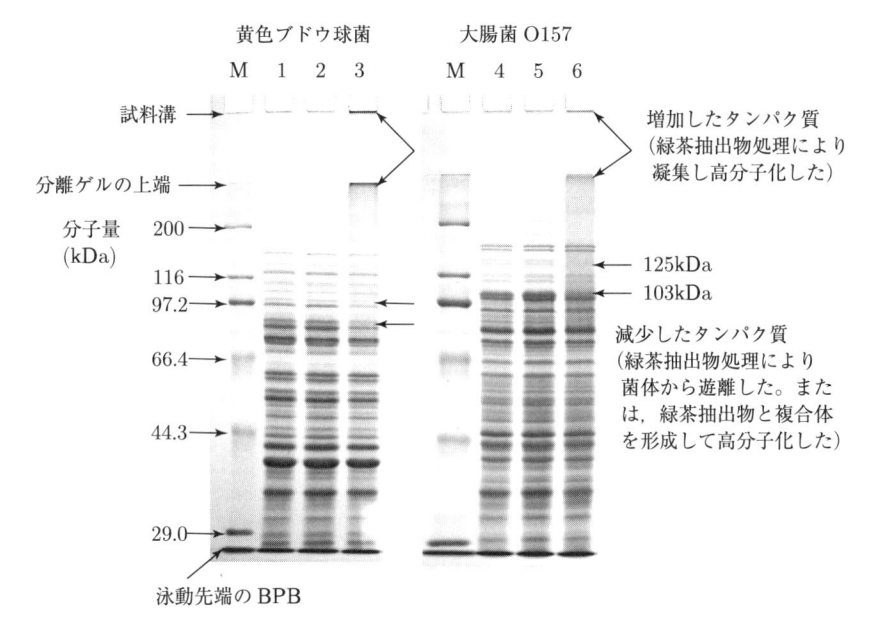

図 3-40 SDS-PAGE による細菌タンパク質の分析
黄色ブドウ球菌と大腸菌 O157 を 4% NaCl または 1000 mg/l 緑茶抽出物で 1 時間処理後の菌体タンパク質の比較。レーンの説明 M：分子量標準タンパク質，1, 4：未処理菌体，2, 5：4% NaCl 処理菌体，3, 6：1000 mg/l 緑茶抽出物処理菌体

分でゲル化は完了する。ゲル化した後，純水を除去し，濃縮ゲル混合液を流し込み，コームをセットして重合させる。濃縮ゲルの重合は 20～60 分で完了する。

③**電気泳動**：完全にゲル化した後，ゲル作製板からシールガスケットを取り外し，泳動槽にゲルをセットする。上部電極槽および下部電極槽を泳動用緩衝液(0.025 M トリス，0.192 M グリシン，1% SDS，pH 8.3，トリスとグリシンが所定量含まれれば pH 8.3 前後になる，塩酸や NaOH などによる pH 調整は絶対に行わないこと)で満たす。ゲル下端の気泡を除去後，コームを取り外し，各試料添加レーンを洗浄後，標準タンパク質(図 3-40，レーン M)および試料を添加する。各試験区におけるタンパク質量の変化を調べるために，試料添加量は 1 レーンあたり 50 μg に合わせてある。この大きさであればゲル 1 枚あたり 20 mA (定電流)で約 40 分間，泳動の先端が分離ゲル下端の 3～5 mm 上に到達するまで泳動する。

④**CBB R-250 染色によるタンパク質の検出**：

泳動後，ゲルを染色液[50% メタノール，10% 酢酸，0.1% クマシーブリリアントブルー R-250 (CBB R-250)]中で 1 時間ゆっくり振とうして染色した後，脱色液(25% メタノール，10% 酢酸)中で振とうしてバックグラウンドを脱色してゲル中のタンパク質を検出する。タンパク質バンドの検出結果を図 3-40 に示す。種々の分子量の菌体タンパク質が検出されている。緑茶抽出物で処理後(レーン 6)には，分子量 103 kDa (キロダルトン)のタンパク質は大腸菌 O157 において減少しているが，試料溝や分離ゲルの上端部の可溶化されなかったタンパク質および凝集して高分子化したタンパク質は逆に増加している。

⑤**試料中のタンパク質の分子量推定法**：分離ゲルの上端から泳動の先端(通常は，マーカーとして加えられているブロモフェノールブルー (BPB))までの距離 a，あるタンパク質バンドからゲル上端までの距離 b から，このタンパク質の相対移動度 R_f は b/a で求められる。試料と同時に泳動した標準タンパク質の R_f 値を計算し，分

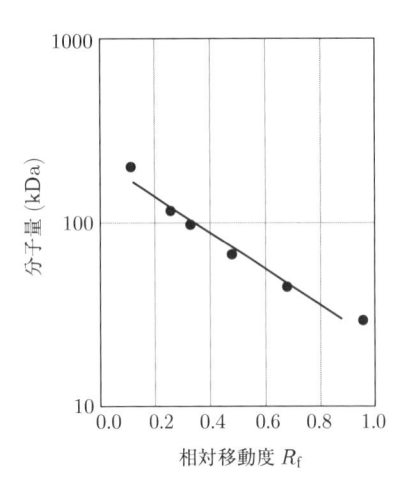

図 3-41 SDS-PAGE によるタンパク質分子量推定のための検量線

子量の対数に対してプロットして検量線を作成する。図 3-40 のレーン M の標準タンパク質の泳動結果から R_f 値を計算してプロットすると，図 3-41 の検量線が得られる。こうして得られた検量線に試料タンパク質の R_f 値をあてはめて，その分子量を推定することができる。

⑥**ゲルの乾燥と保存**：ゲルは脱色後，乾燥させて保存する。以前は，ゲルを乾燥装置の上に置いて密閉し，ヒーターで加熱しながら真空ポンプで吸引して乾燥するゲル乾燥機を使って乾燥させることが多かった。しかし，このような乾燥装置を用いずに，自然乾燥する方法が簡単で便利であるため，近年よく利用される。脱色後のゲルを純水中で振とうしてゲル中の脱色液を水に置換する。この後，水で湿らせたセロハンでゲルを挟み，枠に固定して室温に置いておくと，ゲル中の水分が自然に蒸発し，セロハンで挟まれた状態で乾燥することができる。ゲルの乾燥に使用できるセロハンは数社から市販されている。また，固定のための枠は，市販もされているがアクリル板で自作できる。セロハンを用いたゲル乾燥の概要を図 3-42 に示す。

(2) キャピラリー電気泳動法

キャピラリー電気泳動 (capillary electrophoresis：CE) は，キャピラリー内で行う電気泳動の

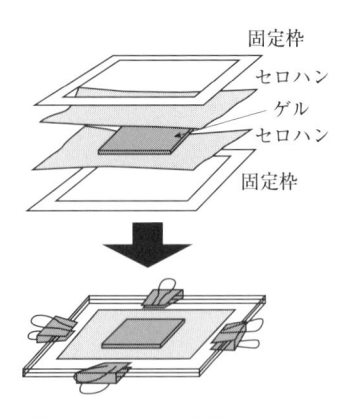

固定板の上に湿らせたセロハンを置き，この上にゲルを乗せ，もう 1 枚の湿らせたセロハンを重ねる。重ねるときに，ゲルとセロハンの間に気泡が入らないように，また，セロハンがたるまないように固定枠を乗せ，大きなクリップで固定枠を外側から挟んで固定する。

図 3-42 セロハンを用いたゲル乾燥の概要

総称である。キャピラリーには一般に，内径 0.1 mm 以下の熔融シリカ（ヒューズドシリカ）管を用いる。CE 法の特徴は，短時間に高分解能を達成できる，高速液体クロマトグラフィー（HPLC）と同様の検出法が利用できる，分離系が単純であり理論的取扱いが容易である，などである。しかし，分析が主目的であり，分取には利用できない。CE 法には，その分離メカニズムの違いから，主に 3 種の分離モードがある。媒体として自由溶液を用いるものには，キャピラリーゾーン電気泳動 (capillary zone electrophoresis：CZE)，動電クロマトグラフィー (electrokinetic chromatography：EKC) がある。CZE が泳動溶液として単に緩衝液を用いるのに対し，EKC では媒体にイオン性界面活性剤や電荷をもったシクロデキストリン，高分子イオンなどをキャリヤーとして用いて分離を行っている。特に，泳動溶液にイオン性界面活性剤のミセル溶液を用いる方法は，ミセル動電クロマトグラフィー (micelle electrokinetic chromatography：MEKC) とよばれている。これに対し，キャピラリー内にゲルを充填し，これを分離媒体とする電気泳動をキャピラリーゲル電気泳動 (capillary-gel electrophoresis：CGE) とよんでいる。また，キャピラリー等速電気泳動も CE に属するが，ここでは省略する。

a. 電気浸透流

自由溶液を媒体とするCEでは，電気浸透流（electro-osmotic flow：EOF）とよばれる媒体自体の流れが発生する。キャピラリー管の素材はシリカであるので，その内壁付近にはシラノール基（Si-OH）があり，キャピラリー中に緩衝液を満たすと，そのpHによりシラノール基のプロトンが一部解離する（図3-43）。したがって，キャピラリーの内壁は負に帯電し，内壁に接する緩衝液中には陽イオンが集まり，電気二重層を形成する。両端に電圧をかけると，内壁付近に集まった陽イオンは負極の方に移動していく。その際に，キャピラリー内部の緩衝液全体が負極の方に流されていく。この流れを電気浸透流という。従来のゲル電気泳動では，この電気浸透流は好ましくない現象として，平板や内径の比較的大きな管にゲルを満たしてこれを抑えていたが，CZEやEKCではこの電気浸透流を積極的に利用して分離を達成している。

電気浸透流速度 v_{eo} は，電場の強さを E とすると次式で与えられる。

$$v_{eo} = \mu_{eo} E \qquad (3-36)$$

ここで，E は単位長さあたりの電圧である。μ_{eo} は電気浸透流移動度とよばれ，次式で与えられる。

$$\mu_{eo} = \frac{\varepsilon \xi}{4\pi \eta} \qquad (3-37)$$

ここで，ε は溶液の誘電率，η は粘度，ξ は電気二重層の ξ 電位である。

電気浸透流速度はpHの増加とともに大きくなり，中性付近のpHではほとんどのイオンの電気泳動速度よりも大きい。

b. 分離モードと原理

CZEモード：CZEはキャピラリー中に緩衝液を満たし，イオン性の物質（中性も含む）を分離する方法である。電気浸透流の流れの中に，陽イオン，中性分子，陰イオンを入れると，電気泳動現象が起こり，陽イオンは負極側に，陰イオンは正極側に向かってそれぞれ移動しようとする。一方，中性分子はどちらの極にも移動しようとしない。ところが，キャピラリー中では電気浸透と電気泳動の両方の現象が同時に起こっており，しかも一般的には，電気浸透流速度の方が電気泳動速度より大きい。結果として，陽イオンは電気浸透流速度に加算された速度で，中性分子は電気浸透流そのものの速度で，陰イオンは減算された速度で，負極方向に移動し分離される。

イオンの電気泳動移動度 μ_{ep} は，次式で表される。

$$\mu_{ep} = \frac{q}{6\pi \eta r} \qquad (3-38)$$

ここで，q はイオンの電荷，r はイオン半径である。式(3-38)から電気泳動移動度は，電荷が大きく，半径が小さいほど大きくなることが理解できる。電気浸透流の流れの中では，イオン性物質は $\mu = \mu_{eo} + \mu_{ep}$ の移動度で移動することになる。q は符号も含めた値であるので，実際には陽イオンは加算，陰イオンは減算となり，電荷の大きさとイオン半径の違いで互いに分離される。中性分子は電気浸透流移動度 μ_{eo} で移動するので，陽イオンおよび陰イオンとの分離はできるが中性分子どうしの分離はできない。CZEにおける分離のメカニズムを図3-44に示す。

CZEでは，溶質の見かけの移動速度 v_{ob} は次式で表される。

$$v_{ob} = v_{eo} + v_{ep} \qquad (3-39)$$

v_{ep} は式(3-36)と同様に $v_{ep} = \mu_{ep} E$ で表され，溶質の移動時間 t は次式で与えられる。

$$t = \frac{l}{v_{eo} + v_{ep}} = \frac{l}{(\mu_{eo} + \mu_{ep})E} \qquad (3-40)$$

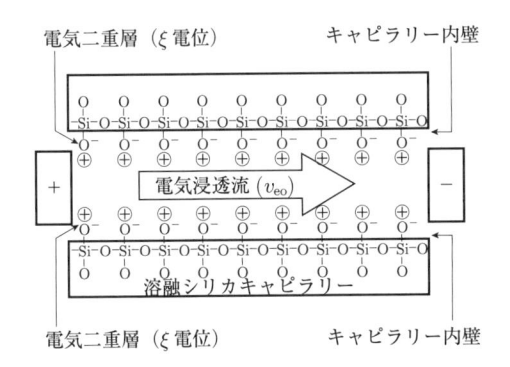

図 3-43 電気浸透流の発生メカニズム

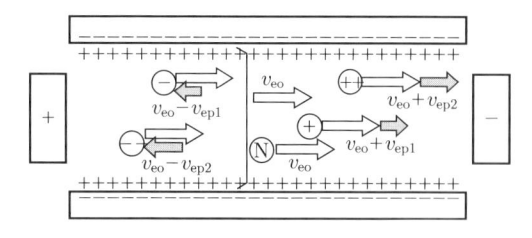

図 3-44 CZE の分離メカニズム
N：中性分子, v_{eo}：電気浸透流速度, v_{ep1}：1価イオン移動速度, v_{ep2}：2価イオン移動速度

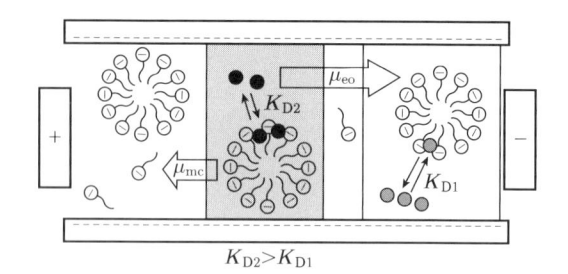

図 3-45 MEKC の分離メカニズム
K_{D1}, K_{D2}：分配係数, v_{eo}：電気浸透流移動度, μ_{mc}：ミセルの電気泳動移動度

ここで，l はキャピラリーの試料注入側から検出部までの長さ（有効長）である。

CZE では電気浸透流が分離にとって非常に重要な役割を果たすので，これを制御することで分解能を改善できる場合がしばしばある。第1の方法は，pHによりキャピラリー内壁の電荷を制御するものである。しかし，pHはイオンの移動度に影響を与える重要因子であるので，分析対象イオンの移動度の変化との兼ね合いで，適切にpHを選択しなければならない。第2の方法は，陽イオン界面活性剤を添加する方法である。陽イオン界面活性剤の濃度増加とともに電気浸透流速度は減少し，ある濃度以上では電気浸透流の方向が逆転する。このような電気浸透流の逆転は移動度の大きな陰イオンの分離にしばしば利用される。典型的な例は，4-アミノ安息香酸を泳動緩衝液として用い，臭化テトラデシルトリメチルアンモニウム（TTAB）を泳動緩衝液に添加して電気浸透流を逆転させた有機酸の分離分析である。

CZE は，低分子量イオン，ビタミンなどイオン性生体物質，イオン性医薬品，アミノ酸，ペプチド，タンパク質，核酸構成成分，糖鎖，無機イオンなどイオン性物質の分離に幅広く応用することができる。

EKC モード：EKC は CZE の手法とクロマトグラフィーの原理とを組み合わせた分離分析法で，電気的に中性な試料であっても電気泳動によって分離することができる。EKC の中で最もよく利用されているのはミセル動電クロマトグラフィー（MEKC）である。これは，液体クロマトグラフィー（LC）の固定相に相当するものとして擬似固定相を用い，移動相と固定相との間で近似的な分配平衡を繰り返して分離するものである。MEKC の場合，擬似固定相としてイオン性界面活性剤ミセルを利用している。界面活性剤としてはドデシル硫酸ナトリウム（SDS）を用いることが多い。図 3-45 に MEKC の分離原理を示す。SDSをその臨界ミセル濃度（CMC）以上の濃度に溶解させるとミセルが生成する。ミセルは負に帯電しているので，電気泳動により正極に向かう。一方，溶液全体は電気浸透流により負極方向へ向かう。溶液が中性または塩基性のときには電気浸透流の方がミセルの電気泳動速度より大きいため，結果的にミセルも負極方向へ移動するが，その速度は水相に比べて遅くなる。すなわち，電気浸透流速度からミセルの正極方向への移動速度を差し引いた速度で負極方向に移動することになる。

電気的に中性な試料をキャピラリーの正極端に注入すると，試料分子の一部はミセルに取り込まれ，取り込まれた分子はミセルとともに泳動する。一方，ミセルに取り込まれず水相中に存在する分子は，電気浸透流と同じ速度で負極方向へ移動する。ミセル相と水相の間での分子の分配平衡はミセルの泳動速度より十分に速いので，分子のミセルに取り込まれる割合，すなわち，ミセルへの分配係数によって中性分子の泳動速度が決定される。したがって，電気的に中性な分子は，すべて電気浸透流速度とミセルの移動速度との間の速度で移動する。検出器で検出される順序は，ミセルにまったく取り込まれない分子（分配係数：

$K_D = 0$)が最初に検出され，その後に続いてミセルへの分配係数が小さい分子($0 < K_D < 1$)から順に検出され，最後に，ミセルに完全に取り込まれる分子($K_D = 1$)が検出される。このように，MEKC モードは，CZE モードでは不可能な中性分子どうしの分離に威力を発揮する。

電気浸透流速度を v_{eo}，ミセルの電気泳動速度を v_{mc} とすると，試料分子の見かけの速度 v_{ob} は次式で表される。

$$v_{ob} = \frac{n_{aq}}{n_{aq} + n_{mc}} v_{eo} + \frac{n_{mc}}{n_{aq} + n_{mc}} v_{mc} \quad (3\text{-}41)$$

ここで，n_{aq}, n_{mc} は，それぞれ水相中およびミセル相中に存在する溶質分子の総モル数である。LC の場合と同様に，キャパシティーファクター k' を $k' = n_{aq}/n_{mc}$ と定義すると，式(3-41)から次式が導かれる。

$$v_{ob} = \frac{1}{1+k'} v_{eo} + \frac{k'}{1+k'} v_{mc} \quad (3\text{-}42)$$

溶質分子の移動時間を t_r とすると，式(3-42)より移動時間は次式で表される。

$$t_r = \frac{1+k'}{1+(t_{eo}/t_{mc})k'} t_{eo} \quad (3\text{-}43)$$

ここで，t_{eo}, t_{mc} は，それぞれ電気浸透流およびミセルが検出器に到達するまでの時間であり，すべての中性分子は t_{eo} と t_{mc} の間の時間に溶出する。

また，k' は次式で表される。

$$k' = \frac{t_r - t_{eo}}{t_{eo}\{1-(t_r/t_{mc})\}} \quad (3\text{-}44)$$

泳動緩衝液が酸性の場合には，電気浸透流速度は SDS ミセルの電気泳動速度よりも小さくなり，SDS ミセルは正極方向へ移動する。また，先に述べた TTAB などの陽イオン界面活性剤を用いて電気浸透流の向きを逆転させた場合，ミセルの電気泳動の向きは正極から負極への向きとなり，SDS ミセル系とは両者の関係が逆転する。

MEKC は CZE の応用範囲に加えて，低分子量の非イオン性物質，低分子量核酸など中性分子およびイオン性物質の分離など幅広く応用することができる。

CGE モード：CGE は，CZE や EKC の立場と異なり，ゲルによる分子ふるい効果を利用して分離を達成するものであり，電気浸透流は利用しない。ゲルをキャピラリーに充填することで電気浸透流は抑えられている。ゲルにはポリアクリルアミドゲル(PAG)がよく用いられ，細孔の大きさはゲル濃度と架橋度で調節されている。核酸やタンパク質などの高分子電解質をゲル充填キャピラリー中に注入すると，高分子電解質は電気泳動により正極側に移動する。高分子電解質がゲル中を泳動する際には，そのサイズが大きいほどゲルから受ける抵抗が大きくなり，電気泳動移動度は小さくなる。したがって，分子サイズの小さなものが速く，サイズの大きなものが遅く泳動し，サイズの大きさの違いにより，分子ふるい的に分離が達成される。

試料の移動度とゲル濃度(%T)との間には，次式が成立する。

$$\ln \mu = \ln \mu_{ep}(f) - K_R T \quad (3\text{-}45)$$

ここで，$\mu_{ep}(f)$ はゲルが存在しない自由溶液中での試料の移動度，K_R は遅れ係数(retardation coefficient)である。

ゲル濃度を一定とした場合，CGE における物質の移動時間は

$$t = \frac{l}{\mu_{ep}E} \quad (3\text{-}46)$$

で表される。

c. 装　置

図 3-46 に CE 装置の概略を示す。電源は出力

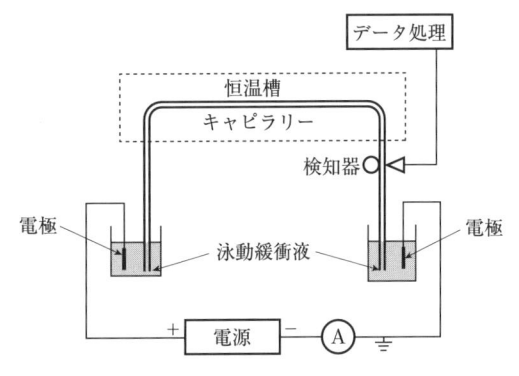

図 3-46　キャピラリー電気泳動装置の概略図

> **ナノテクノロジーと分析化学**
>
> マイクロマシーニングなどマイクロテクノロジー，さらにはナノテクノロジーが現在大きな関心を集め，世界中で研究が精力的に行われている。集積回路など，シリコンウエハー上に極めて微細な回路をつくる微細加工技術は，ますます競争が激化している。
>
> 分析化学の世界でも，これらの技術が使われ，小さなガラス，石英あるいはプラスチック片の上にチャンネルとよばれる細い溝を作り，その溝の中で電気泳動や，クロマトグラフィー，さらには化学反応を行うマイクロリアクターの研究が進んでいる。微細空間(流路)内では，極めて少量の試料，試薬で速やかな拡散，分離，反応が期待できる。例えば，チップキャピラリー電気泳動では，2 cm×6 cm のチップ上に幅 100 μm，深さ 15 μm のチャンネルを作り，泳動チャンネルの長さ 35 cm(蛇行状に切った溝)を通過する間に泳動分離し，レーザー光で検出するシステムが発表されている。

電圧 20～30 kV，電流 1 mA 以下の安定化高電圧直流電源を用いる。分離用キャピラリーは内径 5～100 μm，全長 50～100 cm 程度の熔融シリカキャピラリーである。全長 L が 100 cm のとき，有効長 l は 80～95 cm 程度に短くなる。その他，電流計，電極，検出器，データ処理装置などから構成されている。

d. 試料注入と検出法

CE では試料の注入量は数 nl 程度であり，このような極微量試料を精度よく注入することは非常に困難である。最もよく利用される注入法は，重力を利用した落差法と電気泳動や電気浸透流を利用した電気泳動法である。

落差法：キャピラリー先端を試料に浸し，試料溶液の液面をキャピラリーの他端が浸されている泳動緩衝液槽の液面より高くして注入する方法である。

電気泳動法：泳動緩衝液槽の一端を試料溶液に浸し，電圧を印加して試料を注入する方法である。この方法は落差法に比べて再現性に優れている。しかし，試料の移動度の違いにより，注入された試料はもとの試料組成と異なってしまう可能性がある。

検出は，分離キャピラリーの一部をそのままセルとして用いるオンライン法による紫外吸収，または蛍光を測定する方法が多く利用されている。紫外吸収では検出限界濃度は 10^{-6}M 程度である。蛍光検出の場合にはレーザー誘起蛍光を用いることが多く，検出限界は 10^{-7}～10^{-8}M 程度である。

電気化学検出，質量分析検出，電気伝導度検出なども行われているが，インターフェースの問題などをかかえており一般的ではない。

引用・参考文献

1) W. R. LaCourse: *Analytical Chemistry*, **74**, 2813-2832(2002).
2) 松井利郎 著:「包装材料の吸脱着の科学」, 日本包装学会(2004).

ガスクロマトグラフィー

3) 河合聡 著:「ガスクロマトグラフィ入門」, 三共出版(1987).
4) 日本分析化学会ガスクロ研究懇談会 編:「キャピラリーガスクロマトグラフィー」, 朝倉書店(1997).

タンパク質の電気泳動全般

5) 西方敬人 著:「細胞工学別冊 目で見る実験ノートシリーズ バイオ実験イラストレイテッド 5.タンパクなんてこわくない」, 秀潤社(1997).
6) 岡田雅人, 宮崎香 共編:「無敵のバイオテクニカルシリーズ 改訂タンパク質実験ノート(下巻) 分離同定から一次構造の決定まで」, 羊土社(2001).

核酸の電気泳動全般

7) 中山広樹, 西方敬人 共著:「細胞工学別冊 目で見る実験ノートシリーズ バイオ実験イラストレイテッド 2.遺伝子解析の基礎」, 秀潤社(1998).

2 次元電気泳動

8) Patric H. O' Farrell: *J. Biol. Chem.*, **250**(10), 4007-4021(1975).

染色法

9) D. Wang, J. K. Dzandu, M. Hussain, and R. M. Johnson: *Anal. Biochem.*, **180**, 311-313(1989).
10) B. R. Oakley, D. R. Kirsch, and R. Morris: *Anal. Biochem.*, **105**, 361-363(1980).
11) J. E. Coligan, B. M. Dunn, H. L. Ploegh, D. W.

Speicher, and P. T. Wingfield ed.: *Current protocols in protein science*, **1**, John Wiley & Sons, Inc., USA (1995).

ウエスタンブロッティング, イムノブロット法
12) J. E. Coligan, B. M. Dunn, H. L. Ploegh, D. W. Speicher, and P. T. Wingfield ed.: *Current protocols in protein science*, **1**, John Wiley & Sons, Inc., USA (1995).

キャピラリー電気泳動
13) 日本分析化学会九州支部 編:「機器分析入門 改訂第3版」, 南江堂 (1996).

4 構造解析に用いられる機器分析法

4-1 赤外分光分析法

　化合物の構造式は，その化合物の各環境下での性質や挙動，さらには生理学的意義を推察するうえで大変重要である。しかし，私たちは構造を直接目で見ることはできない。幸いにも，有機化合物は様々な電磁波を吸収し，低エネルギー状態から高エネルギー状態へと変化する性質を有している。中でも赤外分光法は原子あるいは原子団をつなぐ結合の状態を「視覚化」するのに大いに役立つ分光分析法である。非破壊分析法であるため応用範囲は広く，構造推定のための利用だけでなく，定量分析法，検出器としての利用も図られている。

（1）分子の振動スペクトル

　電磁波は様々な波長をもつエネルギー波であり，この電磁波を分子に照射すると吸収される波長によって分子内で各種の励起反応が引き起こる。例えば，紫外線ではnおよびπ電子の遷移が起こり，分子内の結合様式にかかわる情報が得られる。赤外線(infrared：IR)とは，2.5〜15 μmの波長領域(励起エネルギーとして0.05〜2.7 kJ/mol)の電磁波をいう。この領域の波長を分子に照射すると，分子内では固有の結合振動が変化する。分子は，原子と原子の結合距離や結合角が固定されておらず，ばねで結ばれているようになっており，全体がそれぞれ固有の振動をしている。このような分子に波長を連続的に変化させて赤外線を照射していくと，分子固有振動と同じ電磁波(周波数)のIRが吸収され，分子の構造に応じたスペクトルが得られる。このように，赤外分光分析(IR)法によって分子内の化学結合にかかわる情報がわかる。IR法での分子振動にかかわる基本理論を以下に述べる。

　まず，N 個の原子からなる分子は3軸方向に自由に運動しているので，$3N$ の運動の自由度がある。しかし，この自由度には分子の形を変えずに並進して運動する方向が各軸に1つあるので，結果として分子の動き(自由度)は$3N-3$個となる。このうち，IRでは原子の振動にかかわる運動をみているため，回転にかかわる運動の自由度を引くと，直線分子では-2，非直線分子では-3自由度が減少する。すなわち，直線分子(O_2，NOなど)では振動にかかわる自由度は$3N-5$，非直線分子(H_2Oなど)では$3N-6$個の振動の種類があることになる。

　分子の振動は玉とばねの模型で説明される。すなわち，分子を構成する1つ1つの原子を玉と，それらをつなぐ化学結合をばねと考える。この模型は揺さぶれば複雑に振動する。詳しく解析してみると，この複雑な振動はいくつかの基本的な振動の重ね合わせであることがわかる(図4-1)。この基本的な振動を基本振動という。水および二酸化炭素はともに3原子分子であるが，水は非直線分子であるので3個，二酸化炭素は直線分子であるので4個の振動の自由度をもつ。このような振動運動を起こすには，その分子にエネルギーを与える必要がある。電磁波の振動数がνのとき，分子が吸収するエネルギーをEとすると

$$E = h\nu \qquad (4-1)$$

4-1 赤外分光分析法

2原子間振動

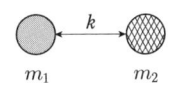

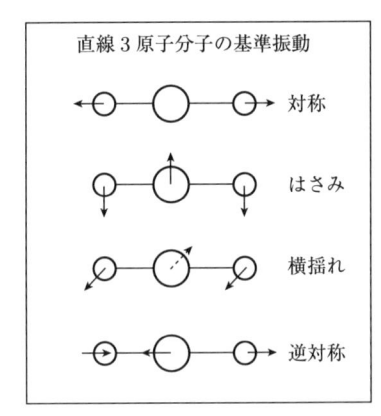

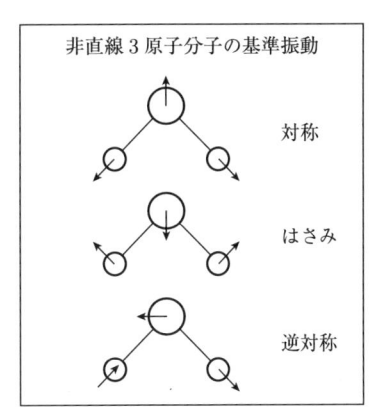

$m_1 \xrightarrow{k} m_2$

直線3原子分子の基準振動: 対称, はさみ, 横揺れ, 逆対称

非直線3原子分子の基準振動: 対称, はさみ, 逆対称

図 4-1 原子間での基本振動

となる。h はプランク定数 (6.626×10^{-34} J·s) である。ここで、振動数 ν は1秒間の波の数 (Hz) であり

$$\nu = \frac{c}{\lambda} \quad (4\text{-}2)$$

と定義される (c: 光速度 2.998×10^8 m/s, λ: 波長 nm)。このように、IR法で観測される振動にかかわる情報は波の数 (波数) に依存しており、波長とは反比例の関係にある。したがって、IR法は波数ごとの固有振動を観測する方法といえ、波数 n は 1 cm あたりの波の数として定義される。

$$n = \frac{1}{\lambda} \quad (4\text{-}3)$$

なお、IR法で用いる波数 n をカイザーとよび、単位は cm^{-1} である。$2.5 \sim 15\,\mu$m の IR 波長は 4000 ~ 650 cm^{-1} に相当する。図 4-1 で示すように、異なる質量の原子がばねで結ばれて振動運動し、ばね定数 (結合力定数) を k とすると、その振動数 ν は

$$\nu = \frac{1}{2\pi}\left(\frac{k}{\mu}\right)^{1/2} \quad (4\text{-}4)$$

で与えられる。ここで、μ は換算質量とよび、$m_1 m_2/(m_1 + m_2)$ である。式(4-2)および式(4-3)を式(4-4)に代入すると、結合と吸収位置(波数 n)との間には

$$n = \frac{1}{2\pi c}\left(\frac{k}{\mu}\right)^{1/2} = \frac{N^{1/2}}{2\pi c}\left\{\frac{k}{m_1 m_2/(m_1 + m_2)}\right\}^{1/2}$$
$$= 412\left\{\frac{k}{m_1 m_2/(m_1 + m_2)}\right\}^{1/2} \quad (4\text{-}5)$$

が成立する。ただし、N はアボガドロ数である。式(4-5)によると、質量の大きい原子が結合している振動ほど低波数領域で吸収があることになる。また、結合力定数 k は結合の種類によってほぼ同等の値となり、単結合では 5.2×10^5 dyn/cm (5.2×10^2 N/m)、二重結合では 10.6×10^5 dyn/cm (10.6×10^2 N/m)、三重結合では 16.2×10^5 dyn/cm (16.2×10^2 N/m) である。ここで、C—H および C=O の伸縮振動を例に、IR法による吸収波数を計算してみる。

C—H : $\dfrac{m_1 m_2}{m_1 + m_2} = \dfrac{12 \cdot 1}{12 + 1} = 0.923 \times 10^{-3}$ kg

より

$$n = 412\left(\frac{5.2 \times 10^5}{0.923}\right)^{1/2}$$
$$= 3.09 \times 10^5\,\text{m}^{-1} = 3090\,\text{cm}^{-1}$$

C=O : $\dfrac{m_1 m_2}{m_1 + m_2} = \dfrac{12 \cdot 16}{12 + 16} = 6.86 \times 10^{-3}$ kg

より

$$n = 412\left(\frac{10.6 \times 10^5}{6.86}\right)^{1/2}$$
$$= 1.62 \times 10^5 \mathrm{m}^{-1} = 1620\,\mathrm{cm}^{-1}$$

一般に，IR スペクトルの伸縮振動領域は 4000～1500 cm^{-1} であるが，上記計算例からも明らかなように，結合様式によって特有の振動があることがわかるであろう。このような結合特有の波数領域に基づき分子構造(結合)にかかわる情報を得ることができる(4-1 節(4))。

(2) 測定装置

赤外分光光度計は，赤外光を発生する光源部，試料をセットし透過光あるいは反射光を選び出す試料室部，赤外光を各単色光成分に分光する分光部，試料を透過あるいは反射した光を検出する検出部，そして分光光度計全体を制御し，スペクトルを記録する電気回路と記録計で構成されている。近年の干渉分光光度計では光の干渉現象とコンピューターを利用する。すなわち，赤外光を干渉計に入射し，その出力の干渉縞をコンピューター処理して分光する。干渉縞からスペクトルへの変換にフーリエ変換を用いるので，これをフーリエ変換式赤外分光光度計(Fourier transform infrared spectrophotometer：FT-IR)という。

食品試料ではあまり使用しないが，試料の表面のみの IR 測定に威力を発揮する FT-IR-ATR 法がある。ATR とは attenuated total reflection の略であり，減光全反射測定法とよばれている。ATR 法では，高屈折率のプリズム(KRS-5 など)と固体試料を接触させ，図 4-2 で示すように，所定角の IR 光をプリズムに入射させたときに試料表面で起こる IR 減光を測定するものである。定量性があり，表面 10～50 Å での IR 情報を得ることができる。

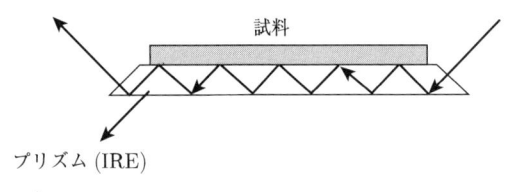

図 4-2 IR-ATR 法での測定原理

(3) 試料調製

ある試料の赤外分光分析を行う必要が生じた際，その試料の物理的性質，化学的性質によって，分析に有利なサンプリング法もあれば，不利なサンプリング法もある。したがって，測定する試料によって測定法や使用する器具を選ぶことになる。

気体を試料とする場合は気体セルを用い，一方のコックから排気し他方のコックから試料を入れて測定する。試料圧は数十 mmHg 程度が適当である。気体中の微量成分のスペクトルを得たいときは多重光路の気体セルを用いる。これは 2～3 枚の鏡を対置させ，光を試料中で何回も往復させて光路長を実質的に長くし，感度を上げる方式である。気体だけでなく揮発性の大きい液体にも用いられる(気体セル法)。

液体の試料は 2 枚の NaCl あるいは KBr などの窓剤(赤外線を透過する物質)の間に挟み，スペーサーを入れて 0.01～0.1 mm 程度の膜厚として測定する。いろいろな厚さの液体セルが市販されている。窓剤として，NaCl 板は可視から 650 cm^{-1} 付近まで，KBr 板は 400 cm^{-1} 付近まで，臭化セシウムや KRS-5 は 250 cm^{-1} 付近まで使用可能である。揮発性が低い一般の液体試料(沸点約 80℃以上)に用いられる方法である(液膜法)。

液体あるいは固体の試料は適当な溶媒に溶かして溶液とし，純液体と同様に液体セルで測定できる。溶媒としてはなるべく赤外域に吸収が少なく，かつ試料の溶解性のよいものが適当である(溶液法)。溶液法として，固体あるいは液体の試料を流動パラフィンとねり合わせて測定することもある(ヌジョール法)。

固体試料(特に食品試料)については，アルカリハライドを用いた錠剤成形法が最もよく知られた調製法である。これは，1 mg 程度の食品試料を 100～300 mg 程度の KBr 粉末とよく混ぜ，5～10 t/cm^2 の圧力をかけ，加圧錠剤ディスク状にして測定する方法である。参照側には試料の入ってい

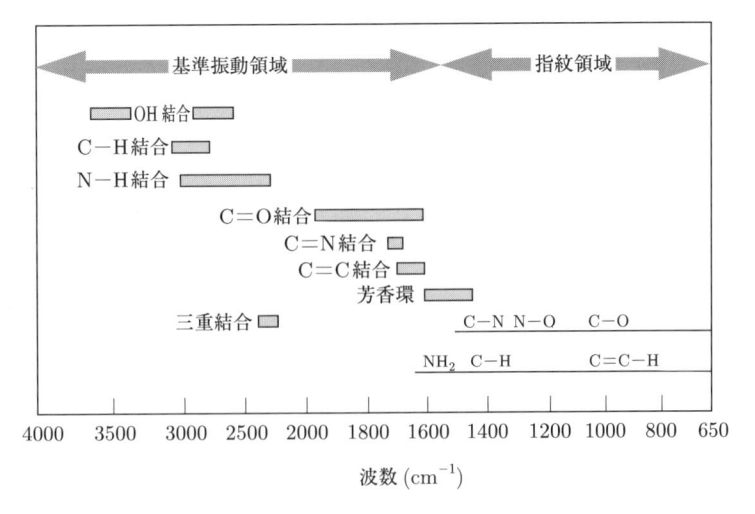

図 4-3 代表的な結合と吸収位置

ない同重量のKBr錠剤を置き,赤外線の散乱による損失や不純物(通常水分)の吸収を消去する。この方法は溶液法に比べ溶媒の吸収の妨害を受けない利点がある。一方,加圧操作の不備によるディスクの亀裂や変形,さらにはKBr粉末自身の吸湿や混和時の水分吸着によりKBrディスクが曇る場合があり,ディスク作製には注意を要する(KBr法)。

いずれの試料調製法においても,その基材はデシケータなどの容器の中で乾燥状態で保存する必要がある。

(4) スペクトルの帰属と解析

4-1節(1)で述べたように,分子の振動のうち,伸縮にかかわる振動領域は4000〜1500 cm^{-1} に現れる。この領域を伸縮振動領域とよぶ。この領域は,伸縮振動による吸収帯のみが現れるので,簡単なスペクトルとなる。化合物がこのような結合様式をもっていれば,ほぼ決まった位置にその吸収が現れるので,構造決定するうえで非常に有用である。この領域をさらに2つに分けると,高波数側に換算質量μの小さい水素原子と結合した官能基,すなわち,OH, NH, CH結合の伸縮振動の吸収帯が現れる(式(4-5))。また,低波数側には結合力定数の大きい三重結合,累積二重結合,二重結合の吸収帯が現れる。

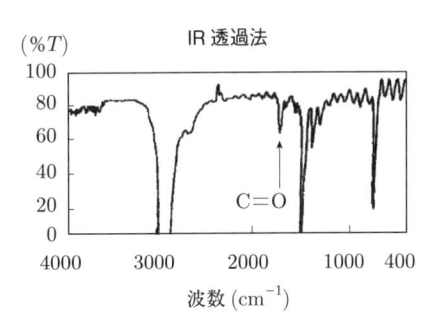

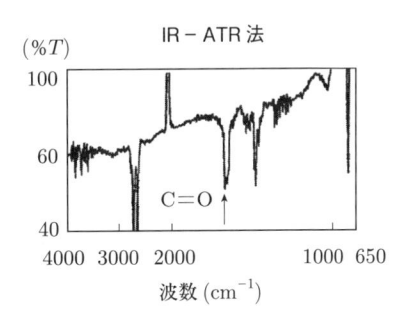

図 4-4 IR透過法およびIR-ATR法によるパルミチン酸の測定
IR透過法：分解能 4.0 cm^{-1}
IR-ATR法：KRS-5 プリズム(45°)

1500～650 cm^{-1}の領域は，単結合の伸縮振動の他に変角振動による吸収が現れ，非常に複雑なスペクトルを与える。分子構造のわずかな違いによって吸収が異なっているので，未知化合物を既知化合物と同定する場合に極めて有用となる。このように，この領域は化合物構造特有の吸収を与えることから，指紋(finger-print)領域という。

IR法は結合にかかわる情報を与えるため，食品成分だけでなく有機化合物一般に共通する特性吸収帯(図4-3)を知ることが，化合物の帰属(assignment)に重要となる。最終的な帰属はNMR法やMS法との併用が必須であり，IRのみからの同定には限度がある。また，2000 cm^{-1}以上の波数での吸収には定量性がない。図4-4にパルミチン酸を吸着したポリエチレンフィルムのIRおよびIR-ATR測定スペクトルを示す。1700 cm^{-1}付近にカルボキシル基由来のケトンの特異的吸収が認められ，さらにATR測定結果より，その分布は表面に偏っていることがわかる。

4-2 磁気共鳴法

磁気共鳴法とは，磁気に対して「活性な」分子内の原子の挙動を明らかにする測定法であり，対象となる物質が原子核の場合を核磁気共鳴法，不対電子の場合を電子スピン共鳴法とよんでいる。応用範囲は広く，電子，原子レベルからの構造決定だけでなく，物質状態の把握，物質間相互作用の解明が可能である。また，タンパク質の立体構造・分子内相互作用解析などの分子生物学分野，画像診断などの医療分野をはじめとして，あらゆる科学分野で活用されている。

(1) 核磁気共鳴法

分子構造情報は様々な測定装置によって明らかにすることができるが，最も決定的な情報(構造帰属)を与える方法が核磁気共鳴(nuclear magnetic resonance：NMR)法である。Nは核スピン，Mは磁場，Rは共鳴を示しており，これら3つの要因に基づき簡単な化合物から複雑な高分子，タンパク質などの有機化合物の分子構造が解析される。本書では最も重要な核種である^{1}Hと^{13}Cを中心に述べる。

a. NMR測定の基礎

NMR法によって何がわかるのか，またその原理はどのようであるかは，近年の多岐にわたる解析が可能となったNMR法を理解するうえでも重要である。IR法でも述べたように，すべての分子は何らかの光エネルギーを受けて様々な構造情報を与える。NMR法の場合は，ラジオ波(波長：～m，～10^{-6}Hz)の照射による核スピンの励起現象が測定の原理となる。そこでまず，核スピンについて述べる。

共鳴とは：原子核は，質量，電荷の他に，スピンというもう1つの重要な特性をもっている。原子核は陽子と中性子，それを囲む電子からなる。陽子は他の陽子と互いに逆向きのスピン配向をもって対を形成する。中性子も同様である。したがって，陽子も中性子も偶数個の核はスピンがすべて対をつくっていることになる。これをスピン量子数Iが0であるという。よく出てくる重要な核，^{12}C，^{16}O，^{32}Sは質量数，原子番号ともに偶数で，したがって，スピンは0である。それに対して，例えば^{1}Hのように原子番号が奇数のもの(核の陽子数が奇数のもの)では，核は対を形成できないため，原子核が回転すると必然的に磁気モーメントμを示すことになる(図4-5)。他の原子核についてみると，^{12}Cは磁気的に不活性であるが，その同位体である^{13}Cは活性核ということになる。質量数が奇数(陽子と中性の数の和が奇数)の核もその対象である。表4-1によく使われる活性原子核の性質をまとめる。後述するが，

表 4-1 主な磁気的活性原子核種

核種	スピン量子数I	天然存在比(％)
^{1}H	1/2	99.98
^{13}C	1/2	1.108
^{14}N	1	99.6
^{17}O	5/2	0.037
^{19}F	1/2	100
^{31}P	1/2	100

4-2 磁気共鳴法

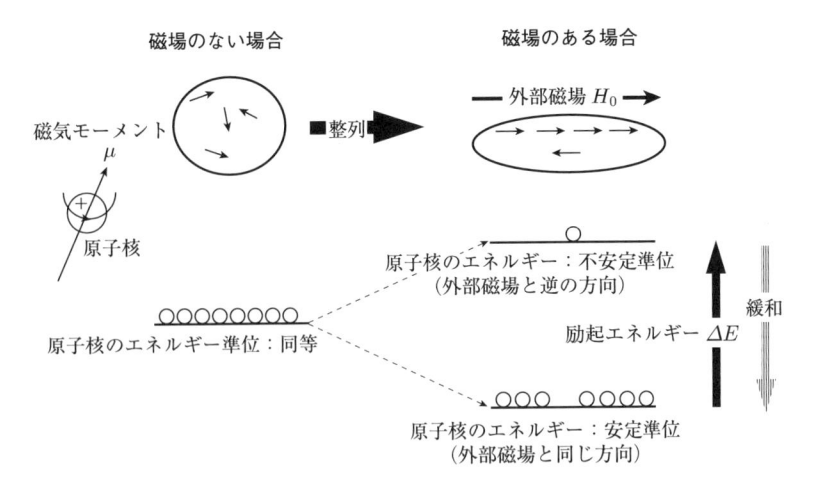

図 4-5 原子核の磁場での核磁気運動

観測可能な活性原子核である ^{13}C 核は ^1H 核と比べて天然存在比が極めて少なく相対感度も 1/100 程度である。このため，同じ測定感度を得るには ^{13}C 測定はかなり長時間測定が必要となることがわかるであろう。このように，磁気モーメントを示す原子核がNMR法の対象核種となる。

外部から活性原子核に対して何の力も与えなければ，原子核は図4-5で示すように，ランダムな方向に磁気モーメントが向いている。ここで，第2のNMR因子である磁場に，この原子核を置くとどのような運動をするであろうか。図で示すように，活性原子核を磁場の中に入れると，ランダムな方向にあった磁気モーメントは外部磁場方向に沿って速やかに整列する。^1H や ^{13}C ではスピン量子数 I が 1/2 であるので，このような核を均一な磁場に置くと外部磁場 H_0 に対して $(2I+1) = 2$ 個の配向が生じる。すなわち，ほとんどの原子核は外部磁場と同じ向き（図では安定準位である低エネルギーレベル）に配向するが，一部の原子核は外部磁場と逆方向にも配向する（図では不安定準位である高エネルギーレベル）。この状態で共鳴周波数のラジオ波 ν_0 を照射すると，安定準位にある原子核はその周波数エネルギー (ΔE) を吸収し，低いエネルギー準位から高いエネルギー準位へと励起される。この周波数を検知して分子構造を知ることがNMRスペクトル法である。すなわち，励起エネルギーである ΔE は周波数と磁場強度に比例することになるので

$$\Delta E = h\nu_0 = 2\mu H_0 \qquad (4\text{-}6)$$

となり，次式が誘導される。

$$\nu_0 = \frac{2\mu H_0}{h} \qquad (4\text{-}7)$$

式(4-7)より，原子核を励起するのに必要な周波数は外部磁場強度を大きくすれば大きくなることがわかるであろう。なお，磁気モーメント μ は原子核に固有の磁気回転比 γ によって決まり

$$\mu = \gamma \frac{Ih}{2\pi}$$

で与えられる。

化学シフトとは：不安定準位に原子核を励起した後にラジオ波の照射を止めたとき，励起された原子核はもとの基底状態へと戻っていく。このときの状態変化を緩和(relaxation)過程とよび，得られる周波数成分ごとの緩和曲線（自由誘導減衰，FID）を測定し，シグナル化したものがNMRスペクトルになる。これまで述べてきたように，μ は原子核固有の定数値であるから，式(4-7)より共鳴周波数はどのような構造にある原子核においても同じ周波数となるはずである。しかし，例えば，メタノール(CH_3OH)のメチルプロトンとヒドロキシ基のプロトンは異なる共鳴周波数となる。原子核（観測核）が同じであっても，分子構造

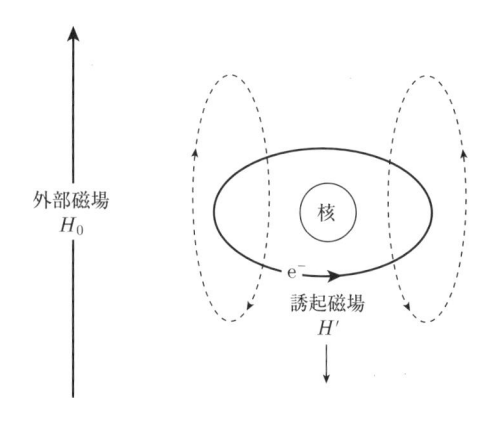

図 4-6 原子核の磁場での遮蔽効果の発現

によって異なる共鳴周波数を与えることがNMR法の最大の特徴であり，完全な分子構造情報を与える大きな要因であるが，これは以下のように説明される。

外部磁場に置かれた原子核は，停止した(回転しない)状態で各エネルギー準位に配向しているわけではなく，実際には核は自転と歳差運動(回っているコマが止まる前に起こすふらつき運動)によって回転をしている。このとき，核外に存在する電子(e^-)も同様に，核のまわりを回転していることになる。したがって，図4-6で示すように，核外電子の回転(誘起電流)によって局部的な，また外部磁場方向に逆向きの新たな磁場 H'(誘起磁場)が発生する。すなわち，原子核では外部磁場 H_0 を打ち消すような磁場の発生(遮蔽)により，原子核にかかる実際の磁場 H は次式のようになる。

$$H = H_0 - H' \qquad (4-8)$$

このような反磁性遮蔽効果は，核外電子の回転性によって決まり，電子密度が大きいほど，また電子が自由に回転できる原子ほど，大きいことになる。言い換えると，束縛のない自由度の大きい電子をもつ原子核ほど大きな H' を示し，原子核の示す H' の違いが分子内環境を表す尺度(構造情報)となる。実際のNMR法では H' の分だけ共鳴周波数が大きくなる(高磁場共鳴)。^1H 原子核では，遮蔽効果の大きな(高磁場共鳴する)原子核は H_2 や CH_4 であるが，有機溶媒の場合はテトラメチルシラン(TMS)が最も遮蔽効果が大きい。そこで，このように化学的環境が異なる原子核で観測される共鳴周波数の違いを，ある基準物質での共鳴周波数の差として定義した相対共鳴周波数値を，化学シフト(chemical shift，ケミカルシフト)とよぶ。一般には，TMSの共鳴周波数を基準(0 Hz)とする。したがって，化学シフト差の大きい原子核ほど遮蔽の程度が小さく，低磁場で共鳴することになるが，化学シフトの数字としては大きくなる。

式(4-7)で表されるように，誘起磁場についてもその共鳴周波数は外部磁場強度に比例する。すなわち，分子内の原子核は同じ化学的影響を受けているにもかかわらず，外部磁場強度が2倍になると共鳴周波数も2倍となり，測定に用いたNMR装置(マグネット)によって異なる周波数を与えることになる。そこで，現在では δ を用いて観測された共鳴周波数を，外部磁場強度に依存しない相対尺度値として規格化される。

$$\delta = \frac{実測の化学シフト(Hz)}{分光器の周波数(MHz)} \qquad (4-9)$$

単位から明らかなように，δ(化学シフト値)は無次元で，10^{-6} の程度差を表しているため，結果としてNMRスペクトルの化学シフト値の単位はppmになる。δ の場合もTMSが基準化学シフト値になり，0 ppmである。TMSは非水系溶媒に対して，3-(trimethylsilyl)1-propanesulfonic acid(DSS)は水溶液を溶媒として測定する場合の基準物質として用いられる。このように，分子内の観測原子核の化学的環境が若干でも異なるとすべて異なる共鳴周波数を与えることから，これら化学シフト情報を集約すれば唯一の化学構造を与えることがわかる。なお，δ は外部磁場強度に依存しない原子核固有の値を与えるものの，実際観測される共鳴周波数は磁場強度に依存していることから，より大きな磁場強度のマグネットが細かな分解能を有していることになる。例えば，1 ppmの範囲では200 MHzよりも400 MHzの方が2倍のスケール幅で細かな共鳴周波数差(すなわち原子核環境の差)を見ることができる。このことが，

表 4-2 主な NMR 用溶媒と化学シフト値

溶媒	化学シフト δ (ppm)	
	δ_H	δ_C
アセトン-d_6	2.17	29.2, 204.1
アセトニトリル-d_3	2.00	1.3, 117.7
ベンゼン-d_6	7.27	128.4
メタノール-d_4	3.40, 4.80	49.3
クロロホルム-d	7.25	76.9
DMSO-d_6	2.62	39.6
D_2O	4.70	—

タンパク質などの巨大分子の NMR 解析により大きなマグネットでの観測が求められている理由である。現在では，400 MHz, 500 MHz, 600 MHz のマグネットが主流となっている。

NMR 測定：NMR 用のガラス試料管が市販されている。液体試料の場合は 5 mmφ のものが主流である。再使用は望ましくない。また，傷の入った試料管は分解能が著しく低下するため使用してはならない。

液体測定の場合は，必ず重水素(不活性なプロトン核種である D_2)化溶媒を用いる。これは，試料物質由来以外の NMR シグナルを極力減少させ，相対シグナル強度を上げるために必要である。代表的な NMR 用溶媒を表 4-2 にまとめる。重水素化率はほぼ 99.98 % 以上である。

なお，NMR 測定にあたり，以下の化学交換反応があることを十分に認識しておく必要がある。

重水素交換反応：室温において，OH 基，NH 基，SH 基，COOH 基のようなプロトン解離性基では，重水(D_2O)を溶媒とする場合に容易に交換反応が進行する。

$$—OH + D_2O \rightleftarrows (—OH + D^+ + OD^-) \rightleftarrows —OD + HDO$$

通常，室温ではこの交換反応速度は極めて速いため，上記官能基のプロトンを観測することは不可能である。低温になると徐々に軽水素(H)のブロードな信号が現れる。

b. ^1H-NMR

^1H は天然存在比 100 % に近く最も感度のよい核の 1 つであり，試料が数 mg あれば十分にきれいな(S/N 比のよい)スペクトルが得られる。スペクトルから得られる情報は化学シフト，スピン結合定数，積分値と豊富であり，^1H-NMR スペクトルから様々な分子構造情報が得られる。観測範囲は 0〜12 ppm である。また，^1H 核の応用測定によってプロトン間の空間情報，すなわち立体構造に関する知見も得ることができる(NOE 参照)。図 4-7 で示すエチルベンゼン(溶媒：重クロロホルム)を例にして概説する。

積分値：^1H-NMR では，「吸収線の強度はプロトンの数に比例する」。したがって，積分曲線から得られる積分値には定量性がある。あるプロトンの積分値にプロトンの整数値を割り付けると，他のシグナルにかかわるプロトン数が推察できる(図 4-7)。

化学シフト：高磁場側から，飽和炭化水素，ヘテロ原子と結合した飽和炭化水素，二重結合不飽和炭化水素，芳香族炭化水素，アルデヒド，カルボン酸の順となり，化合物を大きく分類できる。共鳴周波数(化学シフト値)は反遮蔽性の原子が近傍にあるとき大きくなるため，上記のようなシフト順となる。図 4-8 に主なプロトンの化学シフト値をまとめる。分子種によって共鳴周波数が変わるため，^1H-NMR 測定によって得られる化学シフト値はプロトンの結合種や環境によって固有値とはならない(化学シフト値のみでは構造はわからない)。構造決定のための有益な手助けとなる情報(スペクトルの見方)を以下にあげる。

- 化学シフト値を大まかに 5 ppm を境にして見る。δ < 5 ppm：飽和結合に結合しているプロトンが現れる。δ > 5 ppm：不飽和結合に結合しているプロトンが現れる(アルケンや芳香環の存在を示唆)。
- 9 < δ < 10 ppm：カルボニルプロトン(CHO)の指紋領域である。
- 10 < δ < 12 ppm：カルボキシプロトン(COOH)の指紋領域である。

スピン結合定数：^1H-NMR 測定で最も重要な構造情報を与えるのは，スピン-スピンカップリ

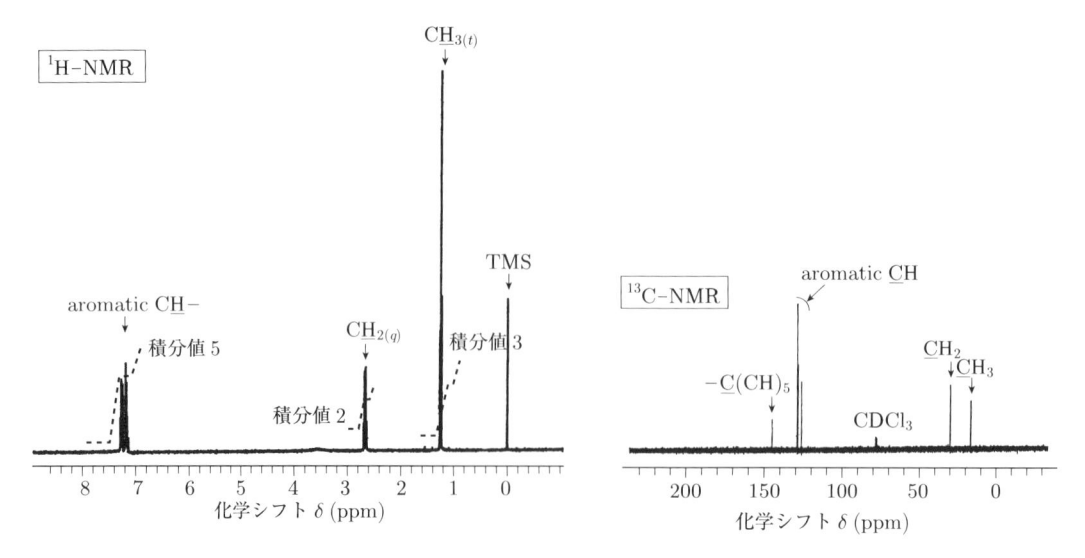

図 4-7 エチルベンゼンの ¹H-NMR および ¹³C-NMR スペクトル
（溶媒：重クロロホルム）

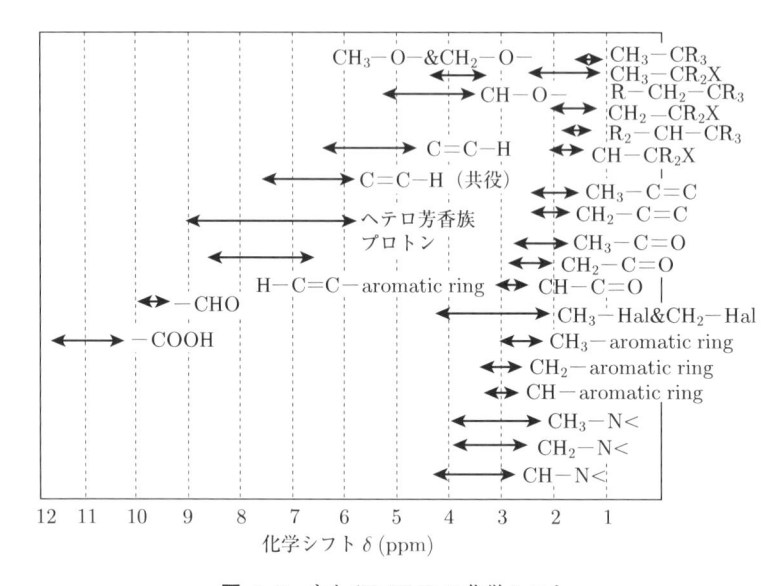

図 4-8 主な ¹H-NMR の化学シフト

ング（spin-spin coupling）である．化学的環境の異なる原子核は固有の共鳴周波数を与え，これは核外電子による誘起磁場に起因することを述べてきた（図 4-6）．この核外電子の回転性はさらに隣接する他の核外電子によっても影響を受ける．この両者の誘起磁場による相互作用のことをスピン-スピンカップリングとよぶ．¹H-NMR において，この相互作用が起こるにはいくつかの条件がある．「3 結合以内のプロトンどうし」で起こる（表 4-3 で示すように二重結合を介する場合は 4 つ以内）．「炭素-炭素結合」を介してのみ，この相互作用が起こる．したがって，C(—H)—O—H などの結合ではスピン-スピンカップリングは伝達されず，情報はここで途切れる．

では，スピン-スピンカップリングによって，¹H-NMR スペクトルはどのような変化が起こる

4-2 磁気共鳴法

表 4-3 主なプロトン-プロトン結合定数（J値）

	J値(Hz)
>C=C<H,H	0.5～3
H>C=C<H (cis)	7～12
H>C=C<H (trans)	13～18
>C=C<CH,H	4～10
O=C<H	1～3
H>C=C<CH allyl (cis)	～0
H>C=C<CH allyl (trans)	0.5～2.5
ortho	6～9
metha	1～3
para	0～1

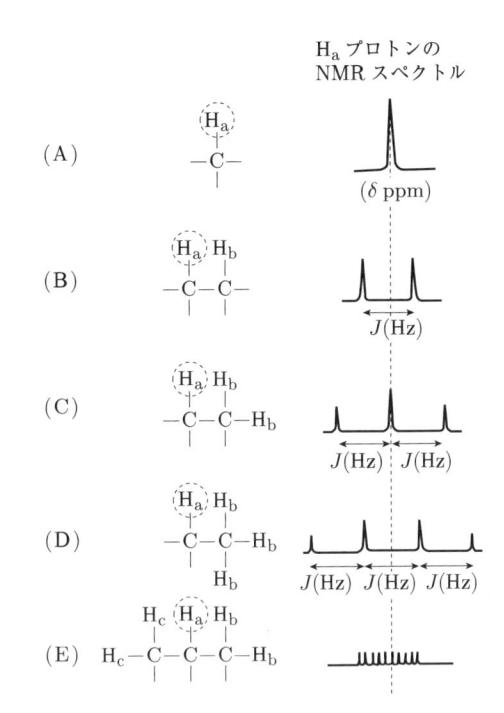

図 4-9 ^{1}H-NMRで観測されるスピン-スピンカップリング

のであろうか。図4-9にその概要を示す。

A（プロトンが孤立している場合）：観測されるH$_a$プロトンのみの誘起磁場効果によって共鳴が起こるため、ピークは独立した1本である（1重線, singlet, あるいは s という）。

B（3結合以内に異なる環境のプロトンが1つある場合）：観測対象であるH$_a$プロトンにH$_b$プロトンの核外電子情報が伝達される。影響を及ぼすH$_b$プロトン核は、外部磁場に対して2つの配向がある（図4-5）ので、それぞれの配向に準位したプロトン核はともにH$_a$プロトンの磁場共鳴を増加あるいは減少させる。したがって、H$_a$プロトンのピークは2本に分裂する（2重線, doublet, あるいは d という）。このとき、図中で示すH$_b$核による分裂の大きさを結合定数（coupling constant, J値）とよび、単位はHzである。スピン-スピンカップリングをする相手側プロトン環境によってこのJ値は異なるため、多様なNMRスペクトルが得られることになる。表4-3で示すように、位置異性体（シス体、トランス体など）間でJ値が大きく異なるため、簡便に位置異性体の判別・決定が可能となる。また、得られるシグナル強度は本来のH$_a$プロトン強度の1/2であり、観測される2重線の強度比は1:1を示す。この場合のH$_a$プロトンの化学シフト値δは2重線の中心位置である。

C（3結合以内に異なる環境のプロトンが2つある場合）：2つのH$_b$核のもつJ値は同じであるので、それぞれのプロトンによるH$_a$核の分裂が起こる。すなわち、Bの場合と同様、まず1つのH$_b$核によりH$_a$プロトンピークが2本に分裂する。次いで、分裂した2本のピークはさらに残りのH$_b$核によって等価な分裂を起こし、各々2本のピークに分かれる。結果として、4本の分裂ピークが認められるはずであるが、H$_b$核のJ値が同じなため、中央の分裂ピークが重なり、観測される分裂ピークは3本となる（3重線, triplet, あるいは t という）。しかし、上記で考察したように、H$_a$プロトンの分裂ピーク強度は1:2:1となる。

D（3結合以内に異なる環境のプロトンが3つある場合）：H$_b$核は等価なプロトンで同じJ値を示すため、Cの場合と同様の分裂機構に従って、

最終的に H_a プロトンは4本となる(4重線, quartet, あるいは q という)。また, 分裂ピークの強度比は1:3:3:1である。図4-7で例示したエチルベンゼンの場合, メチル基が3本に, メチレン基が4本に分裂しているのが理解できよう。

E (H_a 核の近傍に異なる J 値を示すプロトンが存在する場合): 一般に, スピン-スピンカップリングをするプロトンが等価な場合に限り, 分裂ピーク数は相手側プロトン数 $n+1$ 個である。ただし, H_a 核の近傍に異なる J 値を示すプロトンが存在する場合は, H_a プロトンの分裂パターンは J 値に依存し, 複雑となる。このようなピークを多重線(multiplet あるいは m)という。このように, 観測プロトンのピーク分裂パターンから, 隣接するプロトンの数や C—C 結合を介した CH 連鎖情報がわかるため, 分子の部分構造決定の重要な解析手段となる。なお, 複雑な構造体の場合は必然的に分裂パターンも複雑となるため, この解析には2次元NMR法が活用される(d項参照)。

NOE: NOE とは核オーバーハウザー効果(nuclear overhauser effect)のことであり,「プロトン間の空間的な近さ」を表す重要な指標となる。2つのプロトン核が空間的に近い距離にあるとき, 両者の間には双極子相互作用が働き, 互いの歳差運動を束縛して空間的に安定状態を維持している。そこで, この作用を打ち消すようなNOE測定を行うと(実際には, 一方のプロトン核をデカップリングしてシグナルを消す), 本来観測されたピーク強度よりも大きいピーク強度が観測されることになる。なお, 空間的距離としては3.5Å以下にあるプロトンどうしでNOEが観測される。

c. ^{13}C-NMR

^{13}C は ^1H と同様にスピン量子数 I は 1/2 であるが, 天然存在比が 1.108% と極端に少ない。したがって, 観測感度も低くなり, ^{13}C-NMR は ^1H-NMR に比べて, 約 1/6000 の感度である。しかし, 装置の進歩により, 現在では S/N 比のよいスペクトルが容易に得られるようになっている。^{13}C-NMR 法の最大の特徴の1つは, 有機化

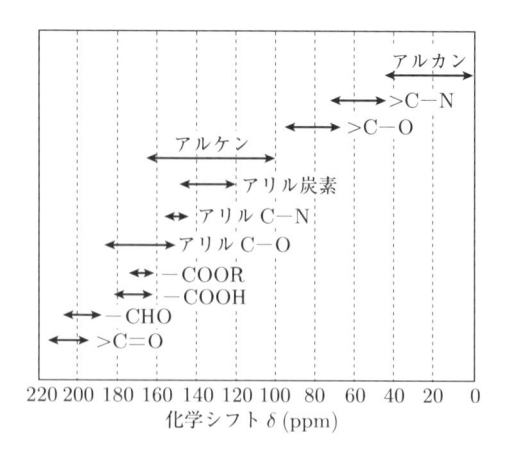

図 4-10 主な ^{13}C-NMR の化学シフト

合物の骨格炭素から直接情報が得られることである。H をもたない炭素, 例えば, C=O, CN や4級炭素に関する情報も得ることができる。^{13}C-NMR では化学シフトが最も重要な情報である。観測範囲は 0~200 ppm と広いことから, 微視的な C 環境(化学シフト)の違いも明瞭に識別できる。

図 4-10 に ^{13}C-NMR で観測される化学シフト領域を示す。結合様式によって特徴的な分布を示すので, ^1H-NMR 法と組み合わせることによって, より詳細な解析が可能となる。なお, ^1H-NMR 法と同様, 観測対象である C 核の誘起磁場に対して直接結合した H 核がスピン-スピンカップリングするため, C 核のピークは分裂する。しかし, この分裂によって ^{13}C-NMR 法の示す有用な化学シフト情報が相殺されてしまうため, 通常はあえて H 核のスピン-スピンカップリングを消失させる手法がとられる(プロトン完全デカップリング法)。したがって, 得られる ^{13}C-NMR スペクトルは常に独立した1重線となる。エチルベンゼン(図 4-7)においても, プロトン完全デカップリング法によっていずれのピークも1重線となっている。また, 観測されたピーク数から芳香環の側鎖には化学的環境の異なるアルカンが2種類存在することがわかり, さらに4級炭素由来のピークが1本認められていることから, 置換基は1つであることも容易に推察できる。

また，化学シフトピーク強度は必ずしも定量的ではない。観測された ^{13}C ピークの炭素の種類を明らかにする方法として，DEPT(distortionless enhancement by polarization transfer)法が用いられる。本法により，すべての炭素の種類(メチル，メチレン，メチン，4級炭素)が識別される。

d. 2次元 NMR

これまで述べてきた NMR 法はすべて1次元 NMR 法である。それに対して，2次元 NMR 法とは，観測周波数である変数を2つ同時に測定する方法である。1次元で得られる情報の中で必要な情報をさらに抽出し，2次元化することにより全体構造情報を的確に知ることができる。主な手法を概説する(図 4-11)。

^1H-^1H COSY 法：COSY とは相関スペクトル(correlated spectroscopy)法の略であり，^1H-^1H COSY 法ではスピン-スピンカップリングしているプロトン間に相関ピーク(交差ピーク)が現れる。図 4-11 では H_a と H_b プロトン間に交差ピークが認められるので，両者は隣り合っていることが容易にわかる。DQF(double quantum filtered)-COSY も同様の手法であるが，1重線によるシグナルを消すことができるため COSY スペクトルが簡略化できる。

^{13}C-^1H COSY 法：直接スピン-スピンカップリングしている ^{13}C 核と ^1H 核の間に交差ピークが現れるので，炭素の種類の同定と炭素-炭素結合のつながりがわかる。HMQC(heteronuclear multiple quantum coherence)法あるいは HSQC(heteronuclear single quantum coherence)法も同様の情報が得られる。両法とも，観測核が ^1H のため測定感度が高く，より一般的である。

COLOC 法：COLOC は correlation via long-range coupling の略であり，ロングレンジ(結合の数として4つ以上の距離)でスピン-スピンカップリングをしている ^{13}C と ^1H の間に交差ピークが現れる。したがって，特にエステル結合を介した場合など通常の相互作用では情報が切断される場合に部分構造をつなげることができ，極めて有用な手法である。一般には，^1H 核を観測核とする HMBC(heteronuclear multiple bond correlation)法が高感度のためよく使われる。

また，HOHAHA 法，INADEQUATE 法，NOESY 法などが構造解析のための2次元 NMR 法としてよく利用されている(詳細については成書[1])を参照のこと)。

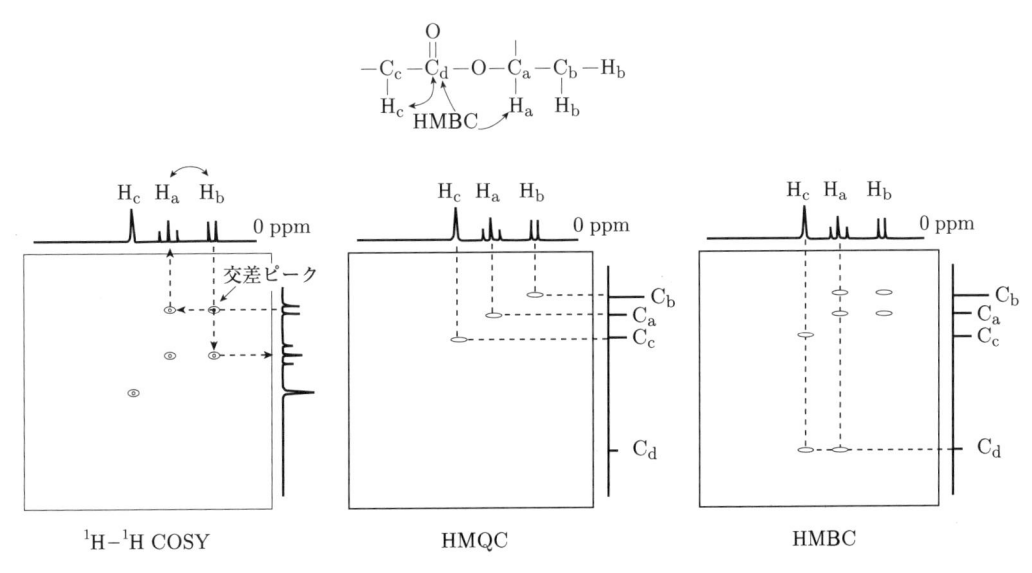

図 4-11 代表的な2次元 NMR スペクトル

> **エルンストとNMR**
>
> エルンスト(R. R. Ernst)は，1933年スイスに生まれ，チューリッヒ工科大学の化学科を卒業してから物理化学の大学院に進み，核磁気共鳴に出会った。博士号取得後バリアン社に入社し，核磁気共鳴の分解能の向上に努めた。核磁気共鳴の感度と分解能を高めるため，エルンストは核磁気共鳴で得られる情報をパルスフーリエ変換という数学的方法で処理し，感度と分解能を高めることに成功した。さらに，1975年には核磁気共鳴を2次元的に展開する方法を開発した。
>
> 現在では，超伝導磁石の開発とあいまって，さらに3次元核磁気共鳴も可能になっており，タンパク質なども構造決定することができるようになっている。さらに，この原理はMRIという医学での身体の映像診断技術に大きな影響を与えた。これらの業績に対して，1991年ノーベル化学賞が与えられた。

e. 定量NMR

NMR法を化学物質の純度や含量の測定に利用する試みがなされている。各種のNMR測定法において ^{1}H-NMR法でのプロトンの信号強度はプロトン数に比例することから，仮に異なる分子が共存しても分子間で観測されるプロトンの強度比は両分子の物質量(モル比)を反映することになる。このように，プロトン信号強度(積分値)の比をもとに含量を測定する方法を定量NMR(quantitative NMR: qNMR)とよぶ。図4-12に示すように，濃度・純度既知の標準物質を既知量 c_{std} 添加して ^{1}H-NMR測定すると，次式から目的とする物質量 c_S を計算することができる。

$$c_s = \frac{c_{std} I_S H_{std}}{I_{std} H_s} \quad (4-10)$$

ここで，I は積分値，H はプロトン数である。

なお，定量NMR用標準物質(内標準物質)として，水溶液系溶媒に対してDSS-d_6，非水系溶媒に対して1,4-BTMSB-d_4(1,4-bis(trimethylsilyl)benzene-d_4)が利用できる。今後，新たな食品分析法としての展開が期待される。

(2) 電子スピン共鳴

a. 電子スピン共鳴測定の基礎

原子はプラスに帯電している原子核と，軌道を描きながらそのまわりを自転(スピン)している電子からなる。マイナスの電荷をもつ電子が，核のまわりの軌道運動とスピン運動を同時に起こすと磁界ができる。つくられる磁界の強さを磁気モーメント μ で表すと，1個の電子は μ という強さをもつ小磁石と表現できる。原子の1つの軌道には，普通2個の電子が存在する。パウリ(Pauli)の原理に従い，それらの2個の電子のスピンは互いに逆向き(右回りと左回り)となり，互いの電子のスピン角運動量の和は打ち消されてしまい，スピンに基づく磁性は現れない。ところが，軌道に1個の電子のみが存在する場合，すなわち不対電子が存在する場合には，小磁石が形成される。この性質を有する物質を常磁性物質とよぶ。

電子スピン共鳴(electron spin resonance: ESR)は，不対電子を有する常磁性物質の電子スピンに起因する現象をとらえる方法である。常磁性物質の定性・定量法であることから，電子常磁性共鳴(electron paramagnetic resonance: EPR)とよばれることもある。両者は厳密に区別されずに使用されているので，本書ではESRを用いることにする。

不対電子は，周囲に磁場がかけられていないときには無秩序に配向している。右向きと左向きのスピンの間にはエネルギー的には差がないので，両者の数は等しい。そこへ磁場を一定方向にかけると，電子スピンは磁場の方向を中心軸として歳

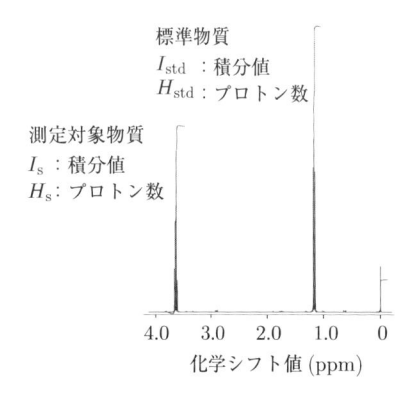

図 4-12 典型的な定量NMR法での ^{1}H-NMRスペクトル

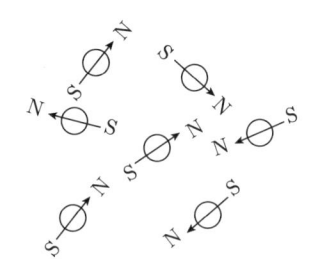

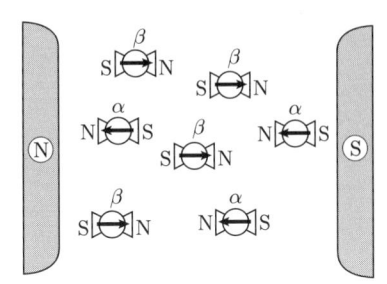

図 4-13 磁場の中の電子スピン

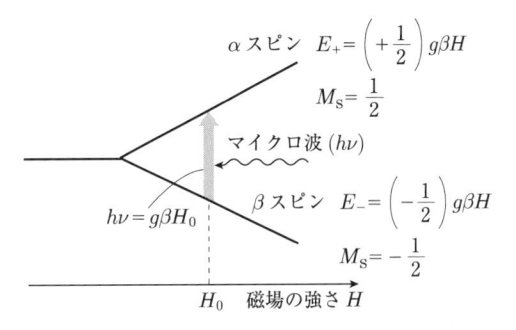

図 4-14 ゼーマン分裂

差運動を生じ，図 4-13 のように磁場の方向に平行（βスピン）か，逆平行（αスピン）に小磁石 μ の向きを揃え，α と β スピンによるエネルギー状態に差が生じる。磁場の中で分裂した 2 つの状態はゼーマン準位，そしてこの現象はゼーマン分裂とよばれている。この分裂に等しいエネルギー差の電磁波（マイクロ波）を照射すると，磁場に平行にあった安定状態の β スピンがそのエネルギーを吸収して逆平行の不安定な α スピンに反転する（図 4-14）。そのマイクロ波の吸収を観測することで，不対電子の置かれている情報を得るのが ESR である。

ゼーマン分裂は不対電子と外部から加えられた磁場との相互作用によるものであるから，外部磁場の大きさ H_0 に依存する。電子スピンのスピン量子数 M_s に対応するゼーマン準位のエネルギー差 $E(M_s)$ は次式で表される。

$$E(M_s) = g\beta H_0 M_s \qquad (4-11)$$

ここで，g は電子スピンに特有の定数で，g 値とよばれる。1 個の不対電子が周囲の環境からまったく独立に存在している場合（フリースピン）は，$g = 2.0032$ という値をもつ。β は電子の軌道運動によって生じた磁気モーメントの最小単位で，ボーア磁子とよばれ，次式で表される。

$$\beta = \frac{e\hbar}{2mc} = 9.274 \times 10^{-21} \mathrm{erg/G} \qquad (4-12)$$

ここで，m は電子の質量，e は電荷，c は光の速度，h をプランク定数とすると $\hbar = h/2\pi$ である。式 (4-11) を用いると，図 4-14 の電子スピン（$M_s = 1/2$）のゼーマン分裂は，次のように計算できる。

$$\begin{aligned} E_+ - E_- &= \left(+\frac{1}{2}\right)g\beta H_0 - \left(-\frac{1}{2}\right)g\beta H_0 \\ &= g\beta H_0 \end{aligned} \qquad (4-13)$$

この系に振動数 ν の電磁波を照射すると，光のエネルギー $h\nu$ が式 (4-13) の $g\beta H_0$ に等しくなるとき，$M_s = -1/2$ の準位にある電子は，光のエネルギーを吸収して $M_s = +1/2$ の準位に遷移する。これが電子スピン共鳴現象で，共鳴条件では

$$h\nu = g\beta H_0 \qquad (4-14)$$

が成立する。式 (4-14) は ESR の最も基本となる式である。

b. 装　置

ESR 装置の概略を図 4-15 に示す。常磁性物質にゼーマン分裂を誘起するための磁石と電子スピンに共鳴遷移を起こさせるためのマイクロ波領域のエネルギー源をもっている。さらに，ESR 装置の特徴として，外部磁場に対して，100 kHz の小さな交流磁場をかけ（磁場変調），マイクロ波吸収の交流信号のみを電子回路で増幅する方法をとっている。このため，外部磁場を掃引（スキャン）して得られる ESR 信号は，磁場 H の関数と

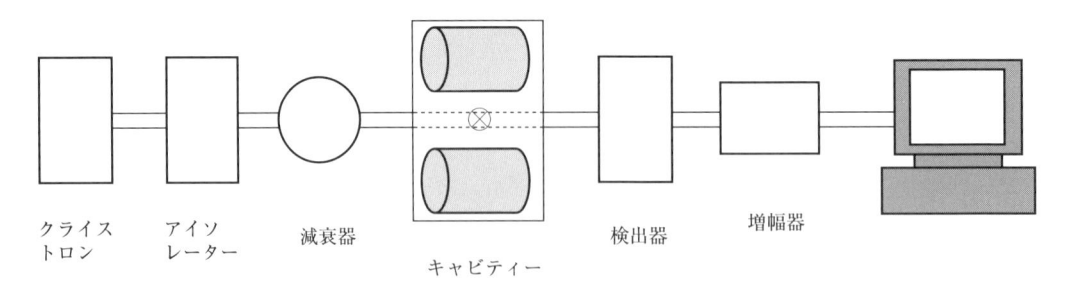

図 **4-15** ESR装置の概略図

クライストロン：マイクロ波を発生
アイソレーター：反射波を取り除く
減衰器：マイクロ波のレベルを調節
⊗：試料を注入
キャビティー：外部磁場をもち，磁場変調を行う
検出器：マイクロ波の吸収を検出
増幅器：検出した電圧，電流を増幅

して，マイクロ波出力 $P(H)$ ではなく，その微分形の dP/dH である。空洞共振器（キャビティー）の中心で，かつ電磁石の磁極間の最も安定したところに，測定試料を挿入し，磁場 H と垂直方向からマイクロ波 ν を加え，式(4-14)が満たされるマイクロ波のエネルギーを測定している。ν を連続的に変化させることは技術的に困難なので，ν を一定にして磁場 H を変化させる方法が用いられる。

磁場の強さ，すなわち磁束密度を表す単位としてガウス(Gauss, G)，またはテスラ(Tesla, T)が用いられる。T またはその 1/1000 に相当する mT が汎用され，1 G = 0.1 mT である。

c. 定性分析

吸光光度法における極大吸収波長が，溶液中の物質に固有の値を与えるのと同様に，g 値も常磁性物質に固有の ESR パラメータで，不対電子が占有する軌道の性質を反映している。g 値が互いに異なるということは，常磁性種の違いを意味することになる。

実際の常磁性物質における不対電子は孤立して存在していることは極めてまれで，むしろいろいろな原子軌道と結合し，その結合を通して，原子や分子の特定の部位に局在していることが多い。このような原子や分子の中で，原子核に核スピンをもつもの，例えば，^1H，^{14}N など（食品中の有機物質ではこれらがほとんどを占める）が存在すれば，電子スピンの磁気モーメントと核スピンの磁気モーメントとの間には，磁気的相互作用が生じる。これを超微細相互作用といい，その結果 ESR スペクトルの共鳴線が分裂し，超微細分裂が現れる。その大きさ（分裂の間隔）は超微細結合定数(hyperfine coupling constant：hfc)とよばれる。hfc は一般に A 値，または a 値で表され，超微細相互作用の大きさに依存する。超微細分裂は不対電子の周囲または中心にどのような核が何個あるかなどの情報を与えてくれるので，常磁性核種の同定には極めて有用である。

不対電子のまわりに，核スピン I をもつ核が n 個存在し，それらが相互作用すると，一般に $(2nI+1)$ 本の分裂線が観測される。図 4-16 は 1,1′-ジフェニルピクリルヒドラジル(DPPH)の

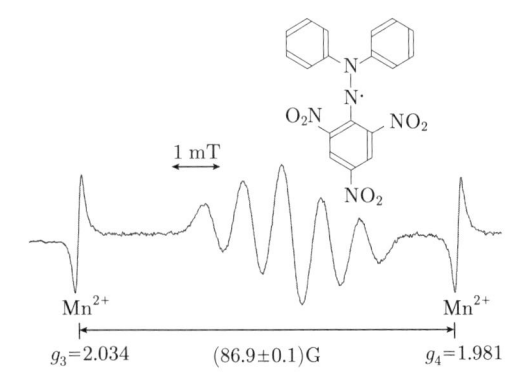

図 **4-16** DPPH ラジカルの ESR スペクトル

表 4-4 等価な核による超微細分裂の数と強度の関係

I	n													
1/2	1						1		1					
	2						1	2	1					
	3						1	3	3	1				
	4					1	4	6	4	1				
	5					1	5	10	10	5	1			
	6				1	6	15	20	15	6	1			
	7			1	7	21	35	35	21	7	1			
	8		1	8	28	56	70	56	28	8	1			
1	1						1	1	1					
	2					1	2	3	2	1				
	3				1	3	6	7	6	3	1			
	4			1	4	10	16	19	16	10	4	1		
	5		1	5	15	30	45	51	45	30	15	5	1	
	6	1	6	21	50	90	126	141	126	90	50	21	6	1

構造と ESR スペクトルを示す.不対電子の周辺に 2 個の ^{14}N 核($I=1$)が存在するので,$2nI+1=5$,すなわち 5 本の超微細分裂が観測されている.さらに,この 5 本のシグナル強度は等価ではないことがわかる.これは化合物中の不対電子と磁気的相互作用する核種の性質と数に依存して変化する.DPPH ラジカルの場合,1:2:3:2:1 の比率に近い.一般に,不対電子が $I=1/2$,または $I=1$ の等価な核 n 個と相互作用するときのシグナルの分裂線の数とそれらの強度比を表 4-4 に示す.

hfc を求めるには,スペクトルの横軸を校正することが必要になる.これには磁場測定器を用いる方法と既知のラジカルを標準として用いる方法とがある.一般に,後者が簡便で,かつよい精度を与える.最近の ESR 装置には既知のラジカルが ESR マーカーとして組み込まれており,精度のよい測定ができるようになっている.一般的によく用いられている ESR マーカーは Mn^{2+}/MnO である(図 4-16).Mn^{2+} のシグナルは 6 本観測されるが,通常は有機フリーラジカルのスペクトルは 3 本目と 4 本目の間に観測されるので,この 2 本のシグナルに挟めるようにして,試料のスペクトル測定を行う.磁場の大きさを計算する場合,この 2 つの間隔が 86.9 ± 0.1 G であることを用いる.また,これらの g 値は $g_3=2.034$,$g_4=1.981$ で,測定条件によって変動しないことから,これらを基準に試料の g 値を求める.

d. 定量分析

前述のように,ESR スペクトルは 1 次微分波形で示されるので,常磁性種の濃度を定量する場合には,微分波形を 1 回積分波形になおし,この面積を計算するか,さらにそれをもう一度積分してピークの高さから面積を求める方法がとられる.試料の物性などの問題から絶対定量することは困難なので,目的試料と標準試料とをまったく同じ条件で測定して,それらを比較する相対的定量法が用いられている.

e. スピントラッピング法

生体や生体反応中にはスーパーオキシドアニオン(O_2^-)やヒドロキシラジカル($\cdot OH$)などの活性酸素種のように,室温では寿命が短く,ESR による直接的な検出が難しい不安定なラジカルが少なくない.最近では,これらのラジカルが老化や様々な疾病の原因物質と考えられていることから,食品成分とこれらの不安定ラジカルとの間の相互作用の解析が食品機能の解明において注目を集めている.

スピントラッピング法は,このような不安定な短寿命ラジカルを中性分子やイオンの不飽和結合に付加させることにより捕捉し,やや安定なラジカルに変換し,ESR スペクトルのパターンから,もとの不安定なラジカルの構造や種類およびその濃度を推定する間接法である.

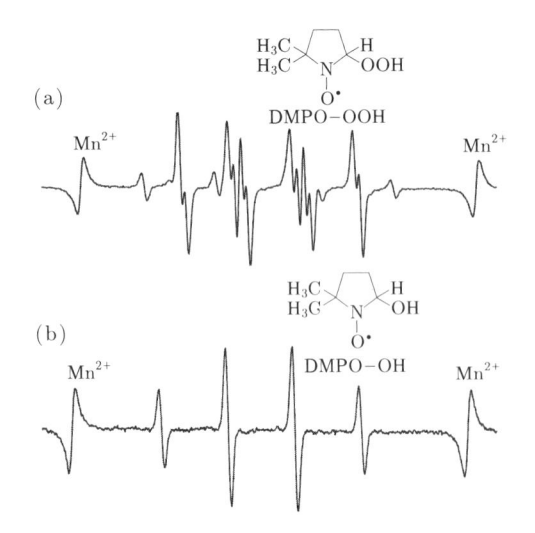

図 4-17 DMPO を用いたスピントラッピング法によるスーパーオキシドアニオン(O_2^-)(a),ヒドロキシラジカル($\cdot OH$)の ESR スペクトル(b)

$$R\cdot + \text{スピントラップ剤} \longrightarrow \text{スピン付加物} \quad (4\text{-}15)$$
(短寿命ラジカル)　　　　　　　　　　(安定ラジカル)

O_2^- や $\cdot OH$ などの活性酸素種のスピントラッピング剤として最も広く用いられているのは,5,5′-ジメチル-1-ピロリン-N-オキシド(DMPO)である。水に対する溶解性が高いこと,さらに高純度の試薬が入手できるようになったことがその理由である。図 4-17 は O_2^- と $\cdot OH$ の DMPO スピンアダクトの典型的なスペクトルを示している。なお,O_2^- はキサンチンオキシダーゼを用いたキサンチンの酸化反応で,また $\cdot OH$ は Fe^{2+} と過酸化水素によるフェントン反応を利用して生成させている。両者の活性酸素種のスピンアダクトはまったく異なるスペクトルを与え,それぞれの存在を明確に証明できる点が本法の大きな特徴である。現在,DMPO よりも安定で,さらに各種活性酸素種に特異性の高いスピントラッピング剤の開発が進められている。

4-3　質量分析法

質量分析法(mass spectrometry：MS)とは,イオン化された試料分子またはそのフラグメントイオン(試料分子の開裂により生じる)を磁場あるいは電場を用いて質量数/電荷数(m/z)の比に応じて分離し,そのイオンより試料の正確な分子量や化学構造に関する情報を得る手法である。本法は,選択性と測定感度が高く,他の分析法と比べて試料量が微量で分析できるという特長を有する。すなわち,分子の構造解析に用いられる赤外分光分析法や核磁気共鳴法では通常 mg オーダーの試料量を必要とするが,MS では ng～fg オーダーで測定可能である。しかし,試料を一度にイオン化して測定するため,測定前に試料を精製しておかないと,解析が困難となる。そのため,GC-MS や LC-MS などクロマトグラフと組み合わされた利用例が多い。なお,GC や LC と組み合わせた装置を表す場合,GC-MS や LC-MS のように-(ハイフン)でつなぎ,その技術や分析法を表す場合,GC/MS や LC/MS のように/(スラッシュ)でつないで表す。

(1)　MS 法の基礎

a.　分子の質量数

一般に,化学では各元素に原子番号(陽子の数)が同じで中性子の数が異なる(質量数の異なる)同位体が存在するために,同位体の存在比を考慮した平均原子量が用いられる。しかし,MS ではこの平均原子量を用いず,各同位体の正確な質量を用いる。通常,それぞれの質量に最も近い整数を用い,この整数質量のことをノミナルマスという。例えば,天然に存在するメタン(CH_4)の多くは $^{12}C^1H_4$ であり,そのノミナルマスは $12\times1+1\times4=16$ である。一方,$^{13}C^1H_4$ のメタンも約 1% 程度存在し,同位体のメタンのノミナルマスは 17 となる。得られる結果のマススペクトルでは,その存在量に応じて結果が得られる。分子の質量の表し方には,ノミナルマスや後述するモノアイソトピック質量や精密質量など,場合によって使い分けて使用する。

b.　マススペクトル

試料分子をイオン化する際に,分子に与えられたエネルギーが分子のイオン化するエネルギーよ

4-3 質量分析法

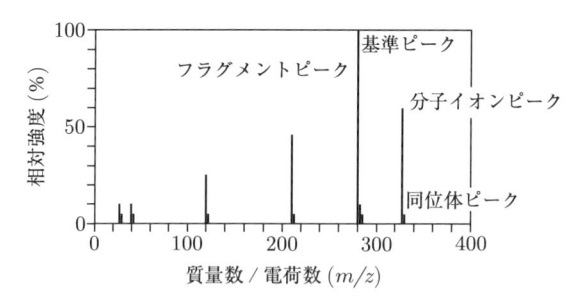

図 4-18 典型的なマススペクトル

りも大きい場合，余剰のエネルギーにより分子イオンがさらに分解され，多種類の質量数の小さなイオンが生じる場合がある。これをフラグメンテーションといい，生じた断片イオンをフラグメントイオンという。1 pmol (1×10^{-12} mol) の分子でも 1×10^{11} 個の分子数があり，これらの一部が分子イオンに，一部がフラグメントイオンになる。MSでは，これらのイオンを磁場や電場を用いて質量数/電荷数(m/z)ごとに分離し，縦軸に最大のピーク(基準ピーク)を100としたときの相対強度(イオンの量)が記録され，棒グラフのような結果が得られる(図4-18)。これをマススペクトルという。通常，マススペクトルには，分子イオンピーク(molecular ion peak)，もしくは分子量関連イオンピーク(molecular-related ion peak, 以前は擬分子イオンピークともいわれたが現在ではあまり推奨されない)，フラグメントイオンピーク(fragment ion peak)，同位体イオンピーク(isotope ion peak)が観察される。分子イオン，もしくは分子量関連イオンからは分子量に関する情報を，フラグメントイオンからは分子の構造に関する情報を，同位体イオンからは元素組成に関する情報を得ることができる。

分子イオンピーク：試料分子に電子を付加あるいは電子を取り去ることによって生じる，分子の質量数と同じ $M^{+\cdot}$ (エムプラスドット) や $M^{-\cdot}$ のようなイオンピークを分子イオンピークという (M^+ もしくは M^- として表すこともある)。イオン化法によっては，分子イオンの代わりに，$[M+H]^+$ (プロトン化分子ピーク) や $[M-H]^-$ (脱プロトン化分子ピーク) あるいは $[M+Na]^+$ や $[M+NH_4]^+$ などのピークが現れ，これらを分子量関連イオンピークという。分子イオンを分子量関連イオンの範疇に入れる場合もある。

フラグメントイオンピーク：イオン化の際，余剰のエネルギーを得た分子が開裂して生じる断片イオンをフラグメントイオンという。フラグメントイオンがさらに開裂してより小さいフラグメントイオンを生成する場合もあり，それらの開裂過程をフラグメンテーションという。推定した試料分子の化学構造が正しいことを裏付けるためには，フラグメンテーションを合理的に説明する(理解する)ことが不可欠となる。

同位体イオンピーク：分子イオンやフラグメントイオンは，天然の存在比が最も多い原子で成り立つ質量(ノミナルマス)に相当する。しかし，有機化合物を形成する天然元素の多くは，質量の異なる同位体も存在するため，分子イオンやフラグメントイオンの質量数よりも+1や+2などのピークがその存在比に応じて現れる(天然の存在比が最も多い原子の多くは最低質量数を有するものがほとんどであるので，同位体イオンピークの多くはプラス側へ現れる)。これを同位体イオンピークという。水素(H)，酸素(O)，窒素(N)などは ^2H，^{17}O，^{15}N の同位体の存在比が無視できるほど小さいため，主に炭素の同位体(^{13}C)に由来するイオンピークが出現する。塩素(Cl)，臭素(Br)，イオウ(S)などの元素は同位体の存在比が大きいので，イオン相対強度の大きなピークが現れる。言い換えると，大きな同位体イオンピークが観察されると，このような元素を含むことが容易に推測される。一方で，分子量が1000を超えると同位体ピークの強度も大きくなり，スペクトルは複雑になってくる。

多価イオンピーク：イオン化において，1価のイオンの他に，2価や3価などのイオン M^{n+} ($[M+nH]^{n+}$ など)が生成する場合がある。多価イオンピークの m/z は，実際のイオン粒子の質量数を電荷数で除した値に相当するので，2価の場合は実際の質量数の半分の位置に現れる。

(2) 装置の概要

MSの基本原理は，試料分子を質量電荷比 m/z をもった気体状のイオンにし，これを真空中で運動させ，m/z に応じて分離，検出する。そのため，装置構成は基本的に試料導入部，イオン源，質量分離部，検出部から構成される。MSの対象となる試料は，単純な原子や気体分子からDNAやタンパク質などの生体高分子，化学材料の合成高分子と多岐にわたる。これらを気体状のイオンにするために，様々なイオン化法（イオン源）が開発されている。また，生じたイオンを分離する質量分離部もその原理に基づき大別され，磁場型質量分析計，四重極型質量分析計，飛行時間型質量分析計，イオントラップ型質量分析計などがある。これらを組み合わせたタンデム型質量分析計も登場している。

a. イオン化法

従来から用いられてきた電子（衝撃）イオン化法では，分子イオンをほとんど検出できない化合物が多く（目的化合物の分子量が不明となる），また揮発性化合物にしか適用できないという欠点を有していた。そこで，様々な研究が行われ，数多くのイオン化法が開発，実用化され，難揮発性化合物や熱不安定化合物などの種々の化合物の測定が可能となっている。各種イオン化法によるアルギニンのマススペクトルにみられるように，イオン化法によってマススペクトルは大きく異なる（図4-19）。それぞれにおいて特徴があるので，目的化合物の測定にはイオン化を選択する必要がある。表4-5に代表的なイオン化法の原理や特徴を示す。イオン化に導くために，加熱，エネルギー照射，粒子衝撃，高電界，イオン分子化反応，噴霧，マトリックスなどを組み合わせたイオン化法となっている。基本的に，ソフトなイオン化では分子イオンや分子量関連イオンピークが出やすくなり，さらに余剰のエネルギーを与えると，フラグメンテーションが起こることになる。試料に含まれるどの化合物を分析するのか，どのイオン化法が最適なのかを理解し，イオン化法を選択することが重要となる（表4-6）。

b. 質量分離部

質量 m のイオン（電荷 z）が，速度 v で磁場 B に入ると，速度方向に対して垂直方向にローレンツ力を受け（左手の法則），軌道半径 r で回転運

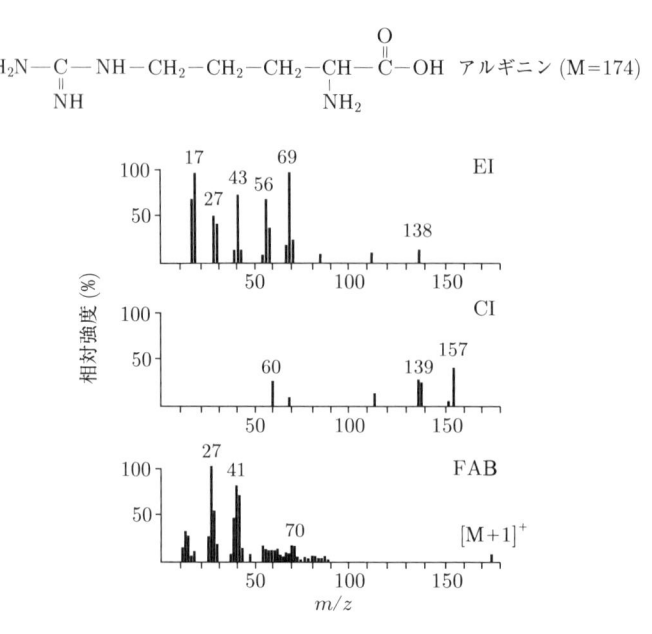

図 4-19 各種イオン化法によるマススペクトルの違い

表 4-5 質量分析のための主なイオン化法

イオン化法	原理	特徴
電子(衝撃)イオン化法 electron (impact) ionization : EI	気化試料分子に 70 eV 程度の電子を当ててイオン化する	・揮発性化合物(難揮発性化合物は誘導体化) ・GC/MS に適したイオン化法 ・多数のフラグメントイオンが観察されるハードなイオン化法 ・分子イオン $M^{+\cdot}$ が生じる
化学イオン化法 chemical ionization : CI	反応ガスイオンとの化学反応によりイオン化する	・EI 法で分子イオンが出にくい揮発性有機化合物 ・プロトン化分子 $[M+H]^+$, 脱プロトン化分子 $[M-H]^-$ が生成 ・GC/MS に適したソフトなイオン化法
高速原子衝撃法 fast atom bombardment : FAB	グリセリンなどのマトリックス中の試料分子に高速中性原子を当てて, 試料分子をイオン化する	・難揮発性化合物や熱不安定化合物 (分子量 3000 程度まで) ・マトリックスが緩衝材となるソフトなイオン化法 ・数種類のマトリックスがあり, 未知化合物の構造解析に有効 ・クロマトグラフとの接続は困難(試料は精製しておく)
マトリックス支援レーザー脱着イオン化法 matrix-assisted laser desorption ionization : MALDI	マトリックス中の試料分子にレーザー光を照射し, イオン化させる	・難揮発性化合物や熱不安定化合物, 特に中〜高分子量化合物に有効 ・飛行時間型質量分析計を併用すると, 分子量 100 万程度まで測定可 ・ソフトなイオン化法 ・クロマトグラフとの接続は困難(試料は精製しておく)
エレクトロスプレーイオン化法 electrospray ionization : ESI	高電圧を印加しながら噴霧することにより, 生じる帯電微小液滴からイオンを発生させる	・難揮発性化合物や熱不安定化合物 (分子量 10 万程度まで) ・LC/MS に適した大気圧下でのソフトなイオン化法 ・多価イオンの生成
大気圧化学イオン化法 atmospheric pressure chemical ionization : APCI	試料のまわりの液体をコロナ放電によりイオン化し, そのイオンとの反応により, イオン化させる	・ESI では出にくい低〜中極性化合物 ・LC/MS に適した大気圧下でのソフトなイオン化法
直接イオン化法 direct analysis in real time : DART	励起 He によってイオン化された大気中の水分子 H_3O^+ により, イオン化させる	・固体試料表面の低〜高極性成分(分子量 1500 程度まで) ・試料をかざすだけのリアルタイム分析 ・定量分析には適さない

動をする. このとき, ローレンツ力 zvB と荷電粒子が受ける遠心力 mv^2/r がつり合うので, 式(4-16)が得られる.

$$zvB = \frac{mv^2}{r} \quad (4\text{-}16)$$

加速電圧 V でイオンを発射すると, イオンは zV に相当する運動エネルギーを有し飛行する.

$$\frac{1}{2}mv^2 = zV \quad (4\text{-}17)$$

式(4-16)と式(4-17)から, 速度 v を消去すると, 式(4-18)が導かれる.

$$\frac{m}{z} = \frac{r^2 B^2}{2V} \quad (4\text{-}18)$$

したがって, V あるいは B を連続的に変化させることにより, 特定のイオンを曲率半径 r に偏

表 4-6 各種イオン化法に対応する分子種・適用化合物

	EI(GC-MS) 正	EI(GC-MS) 負[*2]	CI(GC-MS) 正	CI(GC-MS) 負	FAB 正	FAB 負	MALDI 正	MALDI 負	ESI[*3](LC-MS) 正	ESI[*3](LC-MS) 負	APCI(LC-MS) 正	APCI(LC-MS) 負
低分子量有機化合物	◎[*1]		◎[*1]	◎[*1]	◎[*1]	◎[*1]	◎[*1]	◎[*1]	◎[*1]	◎[*1]	◎[*1]	◎[*1]
脂質					◎	◎	◎	◎	◎	◎	◎	◎
糖					◎	◎	◎	◎	◎	◎	◎	◎
核酸						○[*1]		◎		◎		○[*1]
タンパク質							◎	○	◎			
低分子量ポリフェノール					○	○			○	◎	○	
高分子量ポリフェノール							◎		◎			
カロテノイド									○		◎	

◎：よく使われる，○：場合に応じて使われる
[*1]：分子量が約 1500 以下の化合物で測定可能．[*2]：EI 法での負イオンモード測定はあまり行われない．
[*3]：ESI 法に適した試料溶液のみ測定可能
この表は大まかな目安であり，個々の試料によって異なる場合がある．一般に，アミノ基や塩基性基などを(多く)含む試料には正イオンモード測定を行い，プロトン化分子イオンピーク[M+H]$^+$ を生成させ検出する．反対に，カルボキシ基，硫酸基，リン酸基などの酸性基を(多く)含む試料には負イオンモード測定を行い，脱プロトン化分子[M-H]$^-$ を生成させ検出する．

向して取り出すことができ，様々な m/z をもつイオンを分離できる．

一方，イオンは大気中では，窒素分子や酸素分子と衝突して，ほとんど移動できず，また衝突を繰り返すと荷電していた電荷を失う．そのため，質量分析計は真空状態にしておかなければならない．イオン化を行うイオン源の真空度は大気圧から 10^{-3} Pa くらいで，質量分離部では，高真空度を要さないものでは 10^{-3} Pa，多くの場合では 10^{-5} Pa，高真空が必要なものでは 10^{-7} Pa 以下が要求される．質量分離部の模式図を図 4-20 に示す．

磁場型質量分析計 (sector MS)：イオンは磁場中で偏向を受け円形を描いて移動する．したがって，イオン源で試料分子のイオンをつくり，これに加速電圧 V をかけて発射し扇形磁場へ導き，磁場の強さを変化させることにより，m/z の異なるイオンを検出器で検出する．1つの扇形磁場だけからなる質量分析計を単収束磁場型質量分析計という．ただし，加速電圧 V を一定に保つことは難しく，イオン源から射出されるイオン群はエネルギーおよび方向に広がりをもち，本来単一であるはずの m/z がスペクトル上で値に幅がある m/z として検出され，分解能が低下する(分解能約 2000)．そのため，本来 m/z は小数点以下の数値をもつものの，幅があるため小数点以下の数値の測定は困難となる．しかし，扇形電場を追加して，扇形電場と扇形磁場を組み合わせることによって，分解能の低下を抑えることができ(分解能約 1 万～数万)，結果小数点以下 3～4 桁の m/z のイオンを検出することができる．このように，高分解能を可能にしたものを二重収束磁場型質量分析計という．後述するように，高分解能の質量分析計は試料の構造解析に絶大な威力を発揮する．しかし，以前は二重収束型が高分解能測定が可能な唯一の装置であったが，磁場の強度が性能に大きく寄与し，高性能の装置になればなるほど大型の装置になること，また近年の高性能な飛行

4-3 質量分析法

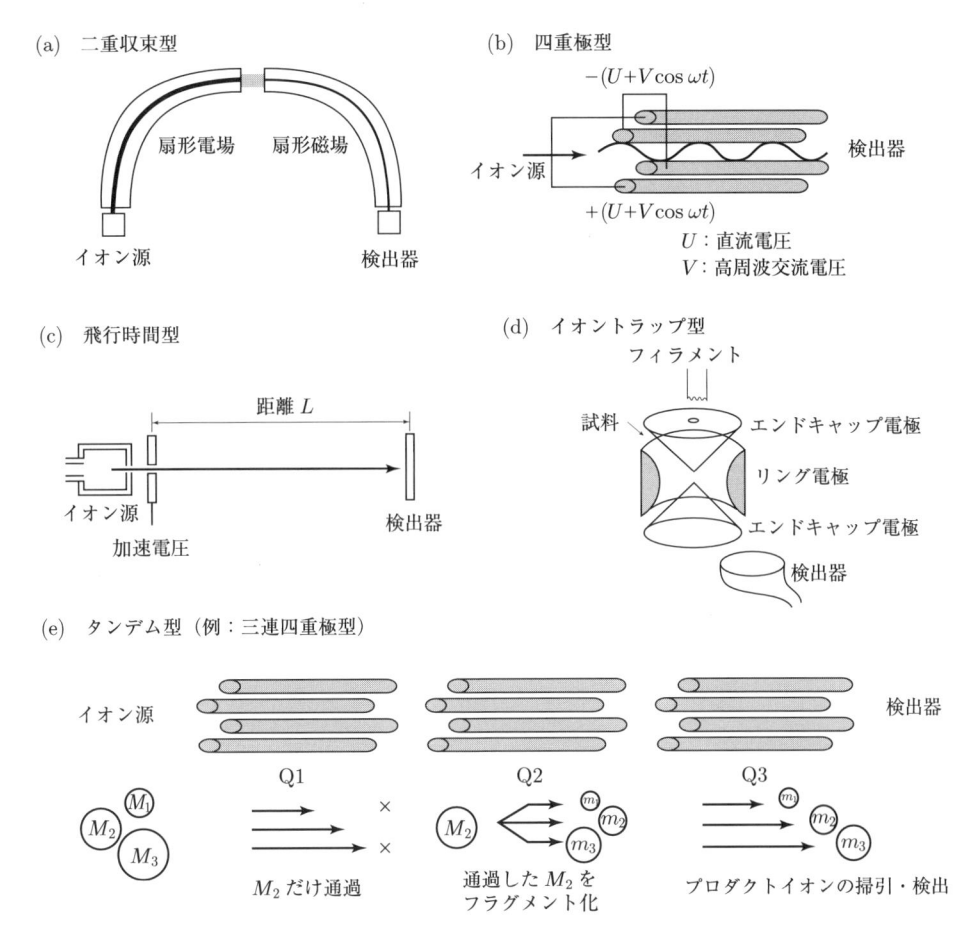

(a) 二重収束型 扇形電場 扇形磁場 イオン源 検出器

(b) 四重極型 $-(U+V\cos\omega t)$ $+(U+V\cos\omega t)$ イオン源 検出器
U：直流電圧
V：高周波交流電圧

(c) 飛行時間型 距離 L イオン源 加速電圧 検出器

(d) イオントラップ型 フィラメント 試料 エンドキャップ電極 リング電極 エンドキャップ電極 検出器

(e) タンデム型（例：三連四重極型）
イオン源 Q1 Q2 Q3 検出器
M_2だけ通過　通過したM_2をフラグメント化　プロダクトイオンの掃引・検出

図 4-20 よく使われる質量分離部の模式図

時間型質量分析計やイオンサイクロトロン型質量分析計の登場により，利用されることが少なくなっている。

四重極型質量分析計（Q-MS：quadrupole MS）：4本の円柱状電極（ロッド）に，隣り合う電極に相反する直流電圧と高周波電圧をかけると，4本のロッド内部に双曲線の電界が生じる。この中に送り込まれたイオンは，マシュー（Mathieu）の方程式に従い，振動しながらロッド間を飛行する。2つの電圧を変化させることにより，両電圧に対応した m/z のイオンはあまり振動せずに検出器に到達でき，それ以外のイオンはロッドにぶつかって電荷を失うか，ロッドの外へ飛び出してしまう。Q-MSは装置が小型，安価，操作の容易性などの長所を有する一方で，高質量部（質量2000～4000以上）の測定感度が低く，高分解能測定はできない。

飛行時間型質量分析計（TOF-MS：time of flight MS）：一定電圧で加速したイオンの飛行速度 v は式（4-17）より，$\sqrt{m/z}$ に反比例する。すなわち，m/z の大きいものほど飛行速度は小さく，イオンは質量の小さいものから順番に検出器に到着する。結果，イオンを加速してから到着するまでの時間を測定すると，そのイオンの質量数を求めることができる。TOF-MSは原理的には測定試料の質量制限がなく，高質量の試料測定が可能となる（イオン源から検出器までの距離が離れる必要があり，基本的に装置は大型化する）。また，他の質量分析計はある質量のイオンを測定しているときに他のイオンを捨てているのに対し，TOF

−MSはすべてのイオンを捨てることなく検出できるので，試料消費量を少なくできる。一方で，すべてのイオンを同時にイオン源からスタートさせる必要があるので，イオン化法にはMALDI法がよく使用される（MALDI-TOF-MSなどとよばれる）。現在では，イオンを一度蓄積してからスタートさせたり，取り込み速度を高速化させることにより，LC-TOF-MSとして利用され，またイオン反射器を使うことにより，イオン群の広がりを抑え，分解能数万の高分解能質量分析が可能となっている。

イオントラップ型質量分析計（IT-MS：ion trap MS）：原理的には四重極型と同じであるが，ドーナツ状のリング電極を皿状のエンドキャップ電極で挟み込み，その空間へイオンをトラップする。リング電極に印加する高周波電圧を上げていくと，m/z の小さなイオンから大きなイオンへと順次検出器へ移動する。生成したイオンを一度トラップするので検出感度が大幅に向上する点，および特定のイオンのみをトラップし，不活性ガス（Heなど）による衝突とイオンの放出を繰り返し行う$(MS)^n$とよばれるMS/MS法の能力を有する。

タンデム型質量分析計：質量分析部を2つ連ねた質量分析計である。MS/MS（マスマスまたはタンデムマス）とよばれる。1台目の質量分離部で1種類のイオン（前駆イオン，プリカーサーイオン，親イオン）を選び，その後生じたイオンを不活性ガス（Arなど）と衝突させて分解（フラグメント化：衝突誘起解離CIDや衝突活性化解離CADとよばれる）し，2台目の質量分離部で生成したイオン（プロダクトイオン，娘イオン）を測定することができる。同一タイプのもので組み合わされたものや異なるタイプのもので組み合わされたものなど，それぞれ他にない特長をもつ多数の装置が開発されている。単一の質量分析計では困難であった混合物の分析，イオン反応，フラグメンテーション過程の解明，分子構造の解析などに利用されている。四重極を3つ直列につなげた三連四重極型（QqQ，トリプルQ），飛行時間型を組み合わせたTOF-TOF，Q-TOF，IT-TOFなどがある。

（3）マススペクトルの解析法

MS法によるイオン化は様々であり，その特性により生じるイオンに違いも見られるが，分子の結合の開裂が無秩序，無差別に起こるわけではなく，分解する前のイオンに存在する不対電子や電荷と開裂を起こす結合との間にはある程度の規則性がある。

a．分子イオンの同定

MS法の最も重要な目的は試料の分子量測定であり，最初にマススペクトルから分子イオン（分子量関連イオン）ピークを同定する必要がある。基本的には，マススペクトル上で同位体イオンピークを除いた最高質量数のピークが分子イオン（分子量関連イオン）ピークである。しかし，化合物によっては分子イオンが出なかったり，不安定でフラグメントイオンになっている場合もあるので注意を要する。確認としては，①イオン化電圧を下げて測定し，ピーク強度を観察する。分子イオンピークならば増大する。②正イオンモードと負イオンモードで測定する。$[M+1]^+$ と $[M-1]^-$ が出ている（m/z 199 と m/z 197 など差が2である）と分子Mの質量数が容易に決定できる。差が1（$M^{+\cdot}$ と $[M-H]^-$）や24（$[M+Na]^+$ と $[M-H]^-$）なども参考となる。③窒素ルールを適用する。試料中に窒素Nが0もしくは偶数個含まれている場合は分子イオンは偶数であり，窒素Nが奇数個含まれている場合は分子イオンは奇数となる。ある試料分子が窒素を含んでいる可能性がないにもかかわらず，最大ピークが奇数であった場合は分子イオンでない可能性が高い。④試料をエステル化やトリメチルシリル（TMS）化など誘導体化する。分子イオンの相対強度が低かったり，まったく出ない場合などに有効である。⑤他のイオン化法を試みる。

b．多価イオンピーク

ポリペプチドやタンパク質などをエレクトロスプレーイオン化法でイオン化すると，中性分子

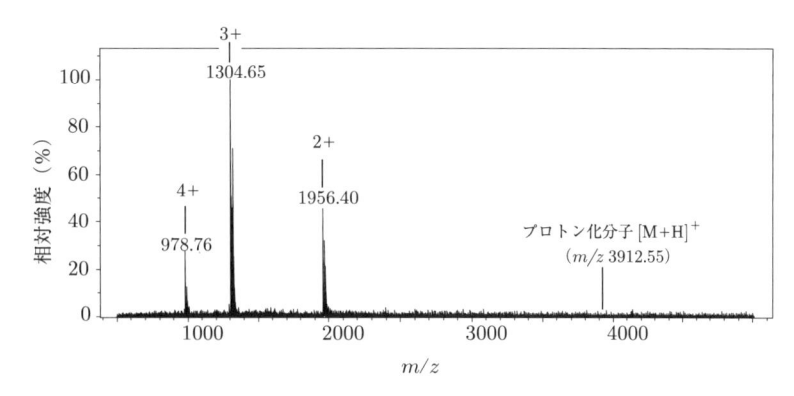

図 4-21 多価プロトン化分子 $[M+nH]^{n+}$ の正イオン ESI マススペクトル例
(33 mer ペプチド,相対分子質量 M =3911.55)

M に複数個のプロトン H^+ が付加した多価プロトン化分子 $[M+nH]^{n+}$ が生成する(図 4-21)。これは,プロトン H^+ と結合する塩基性官能基が多数存在するためであり,30～50 価の大きな価数の多価イオンが生成する場合がある(負イオンモードでは,プロトン H^+ を放出する多くの酸性官能基により,多価脱プロトン化分子 $[M-nH]^{n-}$ が生成する)。これらの観測されている多価イオンのピーク群に対して,デコンボリューション(deconvolution)法という計算手法を用いると,およその相対分子質量の値を求めることができる。

c. 高分解能マススペクトル

通常の MS 法は低分解能であるため,得られたマススペクトルでは小数点以下の数値の区別は困難である。一方,高分解能マススペクトル(ミリマス,ハイマス)では,精密質量の測定が可能であり,1/1000 までのマスユニットを測定できる。例えば,低分解能マススペクトルでは,エチレン(C_2H_4, M = 28)と一酸化炭素(CO, M = 28)の区別はできないが,高分解能マススペクトルでは,エチレンと一酸化炭素の分子イオンピークは m/z 28.0313 と m/z 27.9949 となり,容易に区別できる。この精密質量は,各元素の天然同位体存在比が最も大きい主同位体(^1H, ^{12}C, ^{16}O)からなり,モノアイソトピック質量とよばれる。例えば,低分解能マススペクトルにおいて,ある化合物の分子量が分子イオンピークから 138 と明らかとなったとしても,その化合物の分子式を求めることは困難である(表 4-7)。しかし,高分解能マススペクトルにおいて m/z が 138.0317 であるとすると,この化合物は $C_7H_6O_3$ であることがわかる。

d. フラグメンテーション

フラグメントイオンの解析,同定はその化合物の構造情報を得るうえで極めて重要である。フラグメンテーションは結合の開裂を伴う化学反応の 1 つであり,分解する前のイオンに存在する不対電子(ラジカル・)や電荷と開裂を起こす結合の間には一定の規則性がある。例えば,分子 M が電子衝撃によってイオン化されると,M から電子

表 4-7 炭素,水素,窒素,酸素の組合せに対しての質量(質量 138 の考えられる組合せ)

$C_3H_{10}N_2O_4$	138.0641	$C_7H_{10}N_2O$	138.0794
$C_4N_3O_3$	137.9940	$C_7H_{12}N_3$	138.1032
$C_4H_2N_4O_2$	138.0178	$C_8H_{10}O_2$	138.0681
C_5NO_4	137.9827	$C_8H_{12}NO$	138.0919
$C_5H_2N_2O_3$	138.0065	$C_8H_{14}N_2$	138.1158
$C_5H_4N_3O_2$	138.0304	C_8N_3	138.0093
$C_5H_6N_4O$	138.0542	$C_9H_{14}O$	138.1045
$C_6H_2O_4$	137.9953	$C_9H_{16}N$	138.1284
$C_6H_4NO_3$	138.0191	C_9NO	137.9980
$C_6H_6N_2O_2$	138.0429	$C_9H_2N_2$	138.0218
$C_6H_8N_3O$	138.0668	$C_{10}H_{18}$	138.1409
$C_6H_{10}N_4$	138.0907	$C_{10}H_2O$	138.0106
$C_7H_6O_3$	138.0317	$C_{10}H_4N$	138.0344
$C_7H_8NO_2$	138.0555	$C_{11}H_6$	138.0470

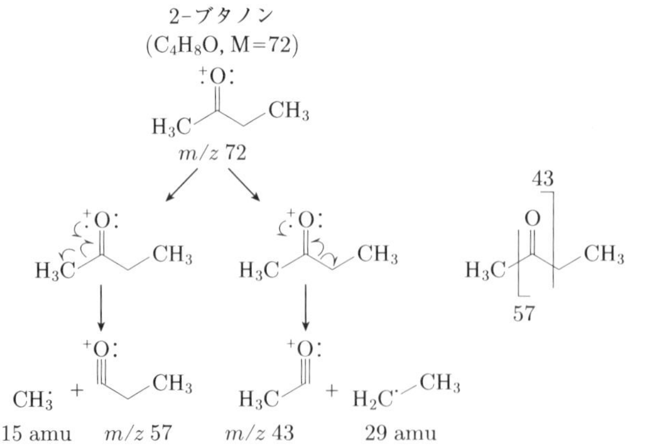

図 4-22 2-ブタノンの単純開裂によるフラグメントイオンの表記法例

が1個失われて，分子イオン $M^{+\cdot}$ を生じる。このとき，取られる電子は最も取れやすい電子であり，非共有電子対の n 電子＞二重結合の π 電子＞単結合の σ 電子の順で取れやすい。また，中性分子のプロトン化においては，NH_2-R-NH_2 に H^+ が付加して，NH_2-R-NH_3^+（$[M+H]^+$）となったり，脱プロトン化では，HO-R-OH から H^+ が取れ，HO-R-O^-（$[M-H]^-$）となったりする（NH_3^+-R-NH_3^+ の $[M+2H]^{2+}$ や O^--R-O^- の $[M-2H]^{2-}$ もできる）。

したがって，マススペクトルに現れるイオンとしては，不対電子をもった電荷イオンと不対電子をもたない電荷イオンがある。ここで，不対電子をもった正電荷イオンを $X^{+\cdot}$，不対電子をもたない正電荷イオン X^+ を考えると，その分解開裂では

1) $X^{+\cdot} \rightarrow Y^+ + Z^\cdot$
2) $X^{+\cdot} \rightarrow Y^{+\cdot} + Z$
3) $X^+ \rightarrow Y^+ + Z$
4) $X^+ \rightarrow Y^{+\cdot} + Z^{+\cdot}$

の組合せが考えられる。1)は1つの結合が切れるだけの単純開裂が起こるのに対し，2)は必ず水素原子などが転移しなければならない転移反応を伴う開裂となる。3)は単純開裂・転移反応のいずれも可能であり，4)はほとんど起こらない反応である。したがって，フラグメンテーションを考えるにあたっては，不対電子による単純開裂，不対電子による転移反応，電荷による単純開裂，電荷による転移反応を考える必要がある。

不対電子による単純開裂：EI 法で非常によくみられるフラグメンテーションである。2-ブタノンの例に示すように，O 原子での電荷の局在化により，2か所で開裂が生じ，m/z 57 と m/z 43 のイオンが生じる（図4-22）。なお，開裂によって生じた $CH_3^\cdot$ および $C_2H_5^\cdot$ は電荷を帯びていないので検出されない。ただし，m/z 57 と m/z 43 のさらなる開裂（CO の脱離）により，m/z 29 と m/z 15 のイオンが生成するとピークとして検出される。

不対電子による転移反応：転移反応は分子イオン中の単純な開裂では説明できないフラグメンテーションであり，原子の分子内転移に基づいている。この反応において，転移する原子は主に水素であり，ヘテロ原子をもつ分子中での水素の転移反応がよくみられる。特に，六員環遷移状態を通って水素が転移するマクラファティー（McLafferty）転移は非常に起こりやすい。

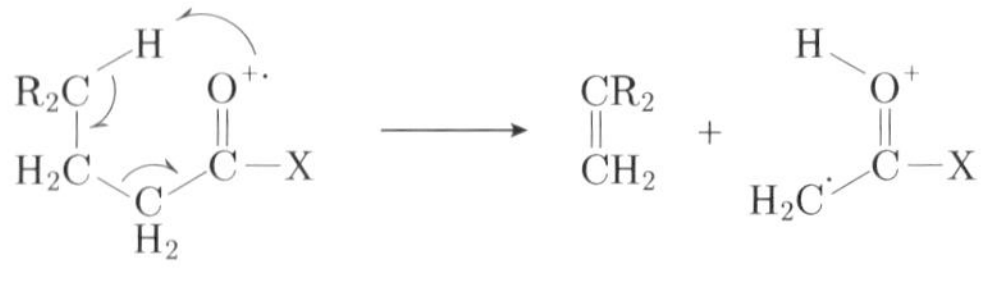

正電荷による単純開裂：分子イオンからの反応では Y がハロゲン原子のときによく起こり，ま

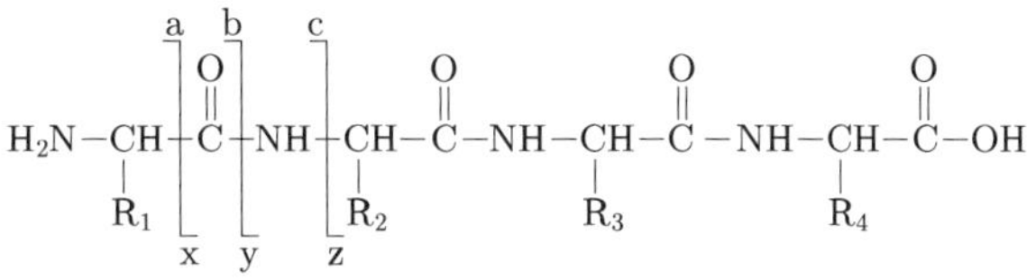

図 4-23 ポリペプチドのフラグメンテーション

たプロトン化分子の場合はプロトンが付加した原子のすぐ近くの結合が開裂する。フラグメントイオンからの反応では，Y が安定な中性分子（CO など）のときによく起こる（図 4-22 の m/z 57 や m/z 43 からの CO の脱離）。Y^+ がカルボカチオン C^+ の場合は，Z-A 間での開裂が起こりやすい。

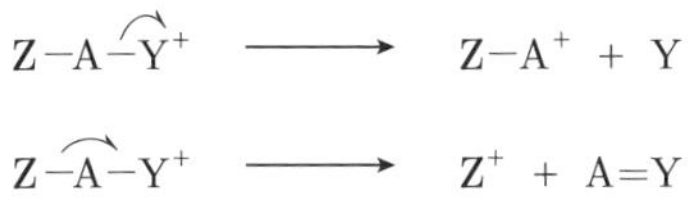

$$Z-A-Y^+ \longrightarrow Z-A^+ + Y$$
$$Z-A-Y^+ \longrightarrow Z^+ + A=Y$$

正電荷による転移反応：アルコール，エーテル，アミン，アルデヒド，ケトン，エステルなどにおいて，正電荷による単純開裂の他に，形式的な四員環遷移状態を経て，アルカンやアルケンの脱離が起こる。

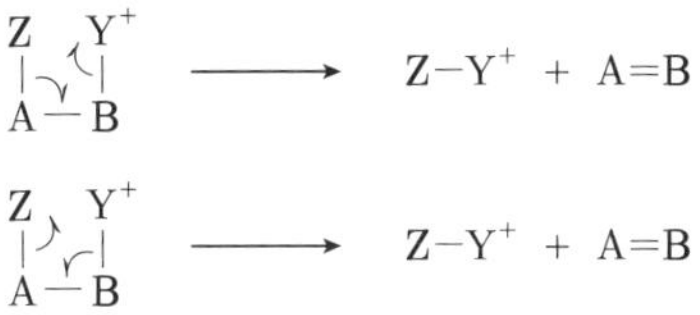

$$\begin{matrix} Z & Y^+ \\ | & | \\ A & B \end{matrix} \longrightarrow Z-Y^+ + A=B$$

$$\begin{matrix} Z & Y^+ \\ | & | \\ A & B \end{matrix} \longrightarrow Z-Y^+ + A=B$$

実際の有機化合物のフラグメンテーションは，これらの基本的な開裂形式がいくつも組み合わさった形で現れることが多いので，かなり複雑となり，特に転移反応を伴う開裂の場合には，結合変化が簡単に書けないものも少なくない。マススペクトルから構造に関する情報を得るには，ある程度のフラグメンテーションが起こってくれた方が都合はよいものの，すべてを掌握することは困難である。したがって，フラグメンテーションをどこまで議論しなければならないのか，またどこまで議論すればその段階での一応のまとめとなりうるのか，という選択が適切に行われることが重要となる。

ペプチドの開裂においては，図 4-23 のようにいくつかの開裂部分があり，その開裂部分により N 末端側を a イオン，b イオン，c イオン，C 末端側を x イオン，y イオン，z イオンという。一般的には，ポリペプチド結合を開裂するようにエネルギーを調節して，b イオンと y イオンをプロダクトイオンとして生成させる。例えば，図のようにアミノ酸 4 残基からなるテトラペプチドでは，開裂により R_1 のアミノ酸からなる b_1 イオン，R_1 と R_2 のジペプチドの b_2 イオン，R_1〜R_3 のトリペプチドの b_3 イオンの 3 種類の b イオンが生成し，また対応する 3 種類の y イオン（y_3，y_2，y_1 イオン）も生成する。したがって，合計 6 種類のプロダクトイオンがテトラペプチドから生成する。アミノ酸 6 残基のヘキサペプチドの場合は，合計 10 種類のプロダクトイオンが生成する。アミノ酸（残基）はそれぞれ固有の質量を有しているため，これら全種類のプロダクトイオンの質量の組合せ（プロダクトイオンマスリスト）はペプチドに固有であるため，プロダクトイオンマスリストからペプチドを同定することができる（*de novo* Sequencing）。タンパク質においても，特定の部位で切断する酵素，例えばトリプシン（Arg や Lys の C 末端側を切断）で消化することにより，様々なポリペプチドを生成させ，どのようなペプチド群が生成しているのかを MS 分析し，これをデータベースと比較することで，目的タンパク質を同定することができる。

e. 標準スペクトルとの比較

マススペクトルによる化合物の同定は，未知化合物のスペクトルから推定された化合物のスペクトルから推定された化合物のマススペクトルを実測して，標品とスペクトルの一致性を確認するこ

とである。しかし，標品が入手できない化合物に対してはこの方法は適用できない。最近では，マススペクトルのデータベース化が国際的に行われており，その利用が盛んに行われている。すなわち，測定された未知化合物のスペクトルと類似度が高いスペクトルを選出でき，測定者は選出されたスペクトルについて総合的に検討して，最も確からしい構造体を選ぶ。ただし，この方法はあくまでも暫定的な同定であるので，他の方法でこの同定結果の妥当性を確認する必要がある。

MSから得られる分子情報は，他の構造解析に用いられる分析機器と比べるとかなり少なく，極論すると質量情報しか得られない。しかし，その感度，選択性，汎用性の点で，いまや食品分析には欠かせない分析機器となっている。また，2002年に島津製作所の田中耕一がノーベル化学賞を受賞してから，MSの応用分野が格段に拡大し，化学分野のみならず，生命科学分野においても不可欠な機器となり，この10年で最も発展した分析機器である。特に，最近では固体試料を用いて直接分析できるDART(direct analysis in real time)が登場し，柑橘類の果皮をかざすだけで農薬の有無を直接分析できたり，食品のフレーバーリリースをリアルタイムで分析できたりしている。また，イメージングMSとよばれる，成分の分布を可視化できるMSも登場している。すなわち，棒グラフ状でマススペクトルを表すのではなく，標的物質から生じる分子関連イオンやフラグメントイオンを色付けて画像化することにより，検出された位置と検出されない位置ではコントラストが異なるため，標的物質の局在解析が目で見て可能となる。生体組織切片で標的物質がどこにどれだけ存在しているのかを理解する手掛かりとして医学分野から発展してきたイメージングMSも，最近では食品分野にも応用されはじめ，栄養成分や機能性成分が豊富に含まれている部分はどこなのか，生体内のどこへ局在化するのか，食品の付加価値となる根拠を視覚的に表現できる分析機器として注目されている。

■ 田中耕一の質量分析法への貢献

2002年のノーベル化学賞は，田中耕一の「マトリックス支援レーザー脱離イオン化質量分析法」(matrix assisted laser desorption ionization-mass spectrometry, MALDI-MS)の開発に対する貢献に与えられた。田中はタンパク質分子を自由に飛び回らせる方法として，ソフトレーザー脱離(soft laser desorption)法を導入した。レーザーが試料に当たると試料は小さな断片に「爆破」され，その結果，分子が自由空間に開放される方法を開発したのである。従来からのレーザー脱離法では，測定対象試料の表面に直接レーザー光を当てると試料分子自身がレーザー光のエネルギーを直接吸収するため，熱的に不安定なタンパク質などの試料分子を分解することなくイオン化することは，ほとんど不可能であった。

一方，MALDI法では，レーザーエネルギーを効率よく吸収する「マトリックス」とよばれる大過剰の試薬化合物中に試料分子を均一に分散させ，その表面にレーザー光をパルス照射する方策がとられている。その結果，マトリックス分子が光エネルギーを共鳴吸収して，イオン化するとともに急速に加熱されて気化する。この際，大過剰のマトリックス剤が瞬時に気化することに伴って，試料分子もほぼ同時に気相に放出され，イオン化したマトリックス剤分子と一部の試料分子との間でプロトンや電子などの授受が起こり，$[M+H]^+$や$[M-H]^-$などのイオンや，アルカリ金属の陽イオンが付加したイオンなどが生じる。この手法の開発により，難揮発性で熱的に不安定なタンパク質などの生体関連物質をはじめ，様々な高分子化合物を容易にイオン化することができるようになった。

田中はある日，試料とコバルト粒子の混合物に，誤ってグリセリンを添加した。この測定試料を捨てるのは「もったいない」と思い，そのまま測定することによって，この大発見につながったと述べている。日本人古来の美徳である「もったいない」の心がこのブレイクスルーをもたらしたともいえる。

引用・参考文献

1) A. Rahman 著, 通元夫, 廣田洋 共訳:「最新NMR」, シュプリンガー・フェアラーク東京 (1990).
2) 志田保夫, 笠間健嗣, 黒野定, 高山光男, 高橋利枝 共著:「これならわかるマススペクトロメトリー」, 化学同人 (2013).
3) 平野久, 大野茂男 共著:「翻訳後修飾のプロテオミクス―質量分析装置を中心とした分析法の原理」, 講談社 (2011).
4) M. Hesse, H. Meier, B. Zeeh 共著, 野村正勝 監訳:「有機化学のためのスペクトル解析法」, 化学同人 (2000).

5 生化学的反応に基づく分析法

5-1 酵素を用いる分析法

　酵素は，生物の生産するタンパク質性の生体触媒で，生物の営むほとんどすべての反応にはそれぞれに応じた酵素が関与している。したがって，酵素に関連した測定には，酵素の性質や反応特性を調べる立場と酵素を試薬として利用する立場がある。ここでは，酵素を生体から取り出し，その触媒能を利用して物質の同定・定量を行う方法を酵素分析法とよび，その概要を解説する。

　現在，多くの精製された酵素が市販され分析目的に利用されている。酵素分析法の適用範囲は，酵素自体，基質，補酵素，活性化因子，阻害剤であるが，ほとんどは基質分析である。酵素分析法は，これまで臨床検査分野で発展，普及してきたが，近年食品分析分野への普及も著しい。

(1) 酵素の特徴と酵素活性
a. 酵素の基本的特徴

　酵素は生体触媒であるので，その特徴を理解したうえで分析目的に使用することが必要である。したがって，ここでは，まず酵素の基本的な特徴について簡単にまとめる。

① 酵素は原則としてただ1つの反応を触媒する。すなわち，特定の化学反応のみに働き触媒作用を示す。例えば，グルコースオキシダーゼ(GOD)は β-D-グルコースのみに作用し，次の反応を触媒する。

$$\beta\text{-D-グルコース} + O_2 \xrightarrow{\text{GOD}} \text{グルコノ-}\delta\text{-ラクトン} + H_2O_2$$

酵素のこのような性質を，基質特異性(substrate specificity)とよんでいる。ただし，アルコールオキシダーゼのように，数種のアルコール類に対して触媒作用を示す群特異性の酵素も存在する。

② 酵素は光学異性体も認識する。有機化合物は光学活性をもつものが多数存在するが，酵素はD体，L体を認識する。例えば，L-アミノ酸オキシダーゼはL体のみに作用し，D体には作用しない。

③ 酵素反応は緩和な条件で進行する。通常，中性付近のpH，常温，常圧で十分な反応速度を示す。

④ 酵素反応に最適な作用条件が存在する。例えば，温度に関しては，一般に37℃付近をピークに釣り鐘型のプロファイルを示す。これを至適温度(optimal temperature)という。pHに関しても，ほぼ中性のpHをピークに釣り鐘型のプロファイルを示す。このpHを至適pH(optimal pH)という。

⑤ 酵素活性の発現に補因子(co-factor)を必要とする場合がある。例えば，脱水素酵素の場合には，補酵素(co-enzyme)として NAD^+(ニコチンアミドアデニンジヌクレオチド)，$NADP^+$(ニコチンアミドアデニンジヌクレオチドホスフェート)，FAD(フラビンアデニンジヌクレオチド)などを必要とする。また，多

くの酵素はその活性発現に金属イオン(Co^{2+}, Ni^{2+}, Mg^{2+}, Zn^{2+} など)を必要とする。この場合，これらの金属イオンを活性化因子(activator)という。

⑥酵素活性の発現を妨げる阻害剤(inhibitor)が存在する。例えば，アミラーゼに対するアミラーゼインヒビター，トリプシンに対するトリプシンインヒビターなどである。

⑦酵素反応はほとんどの場合，可逆反応である。したがって，酵素の触媒作用を利用して基質の定量を行う場合，反応の平衡に留意する必要がある。

以上のような酵素の基本的特徴を踏まえたうえで，酵素分析法を設計，利用することが必要である。

b. 酵素活性

酵素活性(enzyme activity)とは，酵素の示す触媒能の大きさであり，酵素の重量(mgあるいはmol)ではないことに留意する必要がある。すなわち，酵素活性の単位は，一定条件で，ある一定速度の酵素反応を起こし得る酵素量で定義されている。国際酵素委員会では，酵素単位としてkatal(記号 kat)を用い，1 kat は1秒間に基質1グラム分子の変化を起こし得る酵素量と定義している。従来用いられていた 1 U(unit)は，1マイクログラム分子の基質を1分間に変化させる酵素量と定義されていたので，kat と U との間には次の関係がある。

$$1\ \mathrm{kat} = 60 \times 10^6\ \mathrm{U}$$

酵素活性は測定条件(温度, pH, 緩衝液の種類，濃度など)によって数値が変わってくるので，活性表現には必ず条件を付記する。

また，しばしば比活性(specific activity)という表現が用いられるが，これは，酵素の物量単位あたりの酵素活性である。物量単位としては，通常タンパク質の定量値が用いられる。すなわち，kat/mg-protein あるいは U/mg-protein などと表現される。

(2) 反応速度論

酵素分析法を行うにあたっては，酵素反応の速度論を理解しておくことが必要である。ここでは，最も簡単な1基質反応の速度論を扱うことにする(詳しくは生化学，生物物理化学の成書を参照)。

1基質による1段階の反応は，ミカエリス-メンテン(Michaelis-Menten)の機構で表現される。

$$\mathrm{E + S} \underset{k_{-1}}{\overset{k_1}{\rightleftarrows}} \mathrm{ES} \overset{k_2}{\longrightarrow} \mathrm{E + P}$$

ここで，E は酵素，S は基質，ES は酵素と基質の複合体，P は生成物を表す。k_1 は酵素と基質から ES 複合体ができるときの反応速度定数(正反応)，k_{-1} は ES 複合体からもとの酵素と基質に分解するときの反応速度定数(逆反応)，k_2 は ES 複合体から生成物と酵素になる反応の反応速度定数である。

基質濃度が酵素濃度に比べて十分に高い場合，酵素と基質を混合すると ES の濃度は0から増加し最大値に達した後，生成速度と分解速度がつり合った定常状態となる。この定常状態では，ES 複合体の濃度の時間的変化はない。すなわち，$d[\mathrm{ES}]/dt = 0$ である。

$$\begin{aligned}\frac{d[\mathrm{ES}]}{dt} &= k_1[\mathrm{E}][\mathrm{S}] - k_{-1}[\mathrm{ES}] - k_2[\mathrm{ES}] \\ &= 0 \end{aligned} \quad (5\text{-}1)$$

$$v = -\frac{d[\mathrm{S}]}{dt} = \frac{d[\mathrm{P}]}{dt} = k_2[\mathrm{ES}] \quad (5\text{-}2)$$

また，酵素の初濃度を $[\mathrm{E}]_0$ とすると次式が成立する。

$$[\mathrm{E}]_0 = [\mathrm{E}] + [\mathrm{ES}] \quad (5\text{-}3)$$

式(5-1)～式(5-3)より，ミカエリス-メンテンの式が得られる。

$$v = -\frac{d[\mathrm{S}]}{dt} = \frac{d[\mathrm{P}]}{dt} = \frac{V_\mathrm{m}[\mathrm{S}]}{K_\mathrm{m} + [\mathrm{S}]} \quad (5\text{-}4)$$

ここで，$V_\mathrm{m} = k_2[\mathrm{E}]_0$, $K_\mathrm{m} = (k_{-1} + k_2)/k_1$ である。V_m は最大反応速度，K_m はミカエリス定数とよばれている。K_m は最大反応速度の半分を与える基質濃度，あるいは $[\mathrm{E}]_0$ の半分が基質と結合するような基質濃度に等しく，酵素と基質の親和性の指標となる。

基質初濃度$[S]_0$と時間t経過後の基質濃度$[S]_t$との関係は，式(5-4)を積分することにより次式が求められる。

$$V_m t = 2.3 K_m \log\frac{[S]_0}{[S]_t} + [S]_0 - [S]_t \quad (5\text{-}5)$$

$[S] \ll K_m$の場合，式(5-4)は簡単となり，1次式で表現できる。

$$v = \frac{V_m}{K_m}[S] = k_{app}[S] \quad (5\text{-}6)$$

ここで，$k_{app} = V_m/K_m$は見かけの1次反応速度定数である。このとき，基質初濃度$[S]_0$と時間t経過後の基質濃度$[S]_t$との関係は，次式で与えられる。

$$V_m t = 2.3 K_m \log\frac{[S]_0}{[S]_t} \quad (5\text{-}7)$$

$[S] \ll K_m$の場合，式(5-4)は$v = V_m$となり，0次式となる。

酵素反応における反応速度と基質濃度の関係を表すと，図5-1のようになる(酵素量をパラメータとしている)。このグラフから明らかなように，基質濃度$[S]$がK_mより小さい範囲では1次反応とみなすことができ，$[S]$が大きい範囲では次第にV_mに近づく。式(5-4)の両辺を逆数表現した式をラインウィーバー-バーク(Lineweaver-Burk)の式とよび，次式で表現される。

$$\frac{1}{v} = \frac{1}{V_m}\left(1 + \frac{K_m}{[S]}\right) \quad (5\text{-}8)$$

上式から，$1/v$と$1/[S]$をプロットしたものを

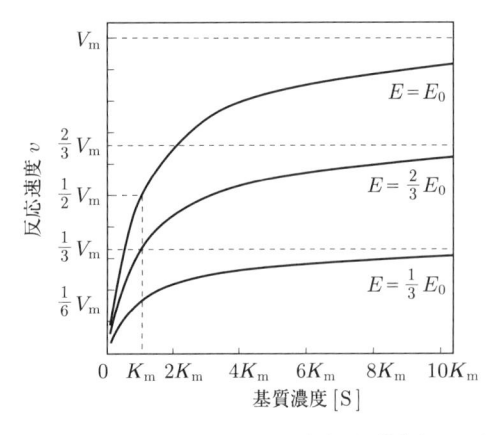

図 5-1 酵素反応における反応速度-基質濃度の関係

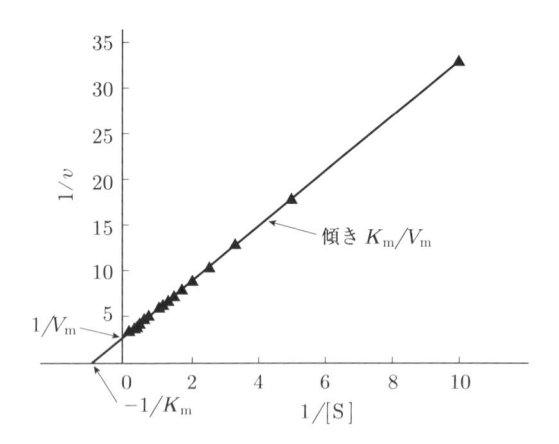

図 5-2 ラインウィーバー-バークプロット
横軸および縦軸の切片よりK_mとV_mが求められる。

ラインウィーバー-バークプロットとよび，図5-2のようになる。このグラフの横軸切片，縦軸切片からK_mおよびV_mが求められる。

(3) 酵素分析法の原理

基質定量の場合，一般的方法としてエンドポイント(endpoint)法と反応速度法(kinetic method)がある。エンドポイント法は酵素反応がほぼ完全に進行した後で，特徴的な変化量を測定するものである。普通，基質Sが99%反応したときを，反応がほぼ完結したとみなす。一方，反応速度法では，酵素活性測定と同様に，酵素触媒反応の速度を測定することにより基質量を定量する。反応速度法は，一般にエンドポイント法より迅速な測定法であるが，酵素阻害剤や活性化因子の影響を受けやすい欠点もある。

a. エンドポイント法

この方法には，単一酵素反応による定量法と，インジケーター酵素反応との共役による定量法がある。

単一酵素反応による定量法では，反応が99%進行した後その変化量を測定するため，分析法の設計にあたっては，ある所定の時間で反応が完結するように適切な酵素量を見積る必要がある。いま，$[S] \ll K_m$の場合を考えると，t時間経過後の基質濃度$[S]_t$が基質初濃度$[S]_0$の1%(すなわち，99%反応が進行している)と考えると，$[S]_t =$

0.01[S]₀ であるから，式(5-7)より $V_m t = 4.6 K_m$ となる。反応を10分で完結させるように設計すれば，次式が得られる。

$$V_m = 0.46 K_m (\text{U/m}l)$$
$$= 0.0075 K_m (\mu\text{kat/m}l)$$

ただし，ここで K_m の濃度表示は mM である。V_m は本来最大速度であるが，この場合，単位時間の物質変換量に相当し，酵素反応溶液1 ml 中の酵素の unit 数あるいは kat 数とみなせる。[S] = K_m かそれに近い場合，式(5-5)を適用し

$$V_m = 0.46 K_m + 0.1 [S]_0 (\text{U/m}l)$$

となる。

インジケーター酵素反応との共役による定量法では，第1の酵素 E_1 によって基質Sが生成物Bとなり，インジケーター酵素(第2の酵素)E_2 により，さらに反応して生成物Cとなる系を組み立てる。このような共役系は，酵素 E_1 による反応の速度が遅い場合あるいはその平衡が基質S側に傾いておりエンドポイント法では測定できない場合，さらには単一の酵素反応では反応変化量を捉えにくい場合などに有効である。この場合，インジケーター酵素反応は反応進行方向(生成物C側)に十分傾いており，反応速度も速いことを前提としている。反応経路は次のように表される。

$$S \xrightarrow{E_1} B \xrightarrow{E_2} C$$

中間生成物Bは E_2 によってさらに反応し，生成物Cに到達するので，基質Sから生成物Cへの過程は1次反応速度式を近似的に適用できる。この場合，酵素活性量(U/ml)の目安としては，第1段の反応には K_{m1}，第2段の反応には $2 \times K_{m2}$ と考えてよい。ここで，K_{m1}, K_{m2} は，それぞれ E_1, E_2 のミカエリス定数を mM 表示した値である。2基質反応(S_1, S_2)の場合，測定対象(S_1)以外の基質(S_2)の濃度を過剰にし，見かけ上，擬1次反応になるよう分析法を設計すれば，同様の取扱いができる。

b. 反応速度法

[S] ≪ K_m の場合，反応速度は式(5-6)のように1次反応式で表されるので，基質濃度の低い範囲では反応速度は基質濃度に比例する。この状態は，図5-1からも理解できる。したがって，酵素反応に伴う変化量を時間に対して測定し，初期反応速度を算出することにより，基質濃度を求めることができる。この場合には，その検量線は基質濃度が高い範囲では頭打ちとなり直線から外れるので，適用範囲は比較的狭い。

(4) エンドポイント法による測定の実際

この方法は，酵素反応によって対象物質(基質)の変換を定量的に進行させ，反応がほぼ完結した後，基質，生成物，補酵素(第2の基質)などの変化量を測定するものである。この方法を適用する場合，次のような基本事項に留意する必要がある。すなわち，① 酵素の基質特異性は十分か，② 酵素量は設定した時間内にほぼ反応が完結するに十分な量か，③ 酵素反応の平衡は設定した方向に十分傾いており，反応がほぼ完結しているとみなせるか，④ 反応生成物による阻害がなく，設定した方向に反応が進行しているか，などである。特に，③の反応の平衡は，エンドポイント法の設計において重要である。平衡を設計した反応進行方向に傾けるための方策として，(a) 2つの基質が関与する反応であれば，第2の基質の濃度をできるだけ高める，(b) 水素イオンが関与する場合にはpHを適切に選択する，(c) 反応生成物を除去する，(d) 異なった平衡定数を与えるような補酵素類似体を補酵素の代わりに用いる，(e) 不可逆的(または平衡が十分に偏っている)酵素反応と共役させる，(f) 第2の基質再生系と共役させる，など反応系に合わせて対策を講じる。

a. 単一酵素反応による定量法

この方法には，基本的に次の3つがある。

基質の減少量の測定：測定対象が基質の場合，基質Sが生成物Pと異なった波長に特異的な吸収をもつならば，キュベット中に他の共存する吸収性物質を含んでいても，吸光光度法によって基質Sを直接定量することができる。これは，変換された基質Sの量だけその波長の吸収が減少するからである。

例として，ウリカーゼによる尿酸の定量をあげる。尿酸は293 nm ($\varepsilon = 12.6 \times 10^6 \mathrm{cm^2/mol}$) および297 nm ($\varepsilon = 11.7 \times 10^6 \mathrm{cm^2/mol}$) に吸収極大をもち，次のように反応する。

$$\text{尿酸} + 2\mathrm{H_2O} + \mathrm{O_2} \xrightarrow{\text{ウリカーゼ}} \text{アラントイン} + \mathrm{CO_2} + \mathrm{H_2O_2}$$

したがって，293 nm あるいは 297 nm における吸光度の減少を測定することによって，尿酸量を求めることができる。

検出法は，吸光光度法だけでなく，蛍光光度法，発光法，電気化学検出法などが適用できる。酸化酵素（オキシダーゼ）のように，酵素反応によって溶存酸素が消費される反応の場合，クラーク型酸素電極によって消費される酸素量を測定することによって基質の間接的な定量ができる。この場合，直接基質Sの減少を測定するのではなく，第2の基質としての $\mathrm{O_2}$ の減少を測定することになる。

例として，アスコルビン酸オキシダーゼ (ALOD) によるアスコルビン酸の定量をあげる。アスコルビン酸はALODによって，次のような反応を受ける。

$$\text{アスコルビン酸} + \frac{1}{2}\mathrm{O_2} \xrightarrow{\text{ALOD}} \text{デヒドロアスコルビン酸} + \mathrm{H_2O}$$

あらかじめ検量線を作成しておき，酸素の減少量からアスコルビン酸量を間接的に算出する。

生成物の増加量の測定：基質Sから生成物Pへの変換がほぼ完全で，生成物Pを特異的に測定できる場合には，生成物の増加量を測定することによって基質Sを間接的に定量することができる。生成物Pとして，比較的簡単な分子，例えば $\mathrm{H_2O_2}$, $\mathrm{CO_2}$, $\mathrm{NH_3}$ などを測定する。例えば，上記の尿酸における反応では，生成する $\mathrm{CO_2}$ あるいは $\mathrm{H_2O_2}$ をそれぞれ特異的な二酸化炭素選択性電極，過酸化水素電極で測定することにより間接的に定量できる。

補酵素の変換量の測定：脱水素酵素（デヒドロゲナーゼ）系の多くのものは，補酵素として $\mathrm{NAD^+}$ や $\mathrm{NADP^+}$ を必要とする。これらの脱水素酵素系が関与する場合には，それぞれの還元型である NADH や NADPH を吸光光度的に測定することによって，基質Sの定量が可能である。これは図5-3に示すように，NAD(P)H が 340 nm に特異的な吸収極大 ($\varepsilon = 6.22 \times 10^6 \mathrm{cm^2/mol}$) をもつのに対し，NAD(P)$^+$ は 340 nm に吸収をもたないことを利用するものである。酵素反応の設計によって，NAD(P)H の増加量を測定する場合と，減少量を測定する場合があるが，ここではNADHの増加量を測定する系について取り上げる。アセトアルデヒドはアルデヒドデヒドロゲナーゼ (Al-DH) の作用により次のように反応し，この反応は大きく右に傾いている。

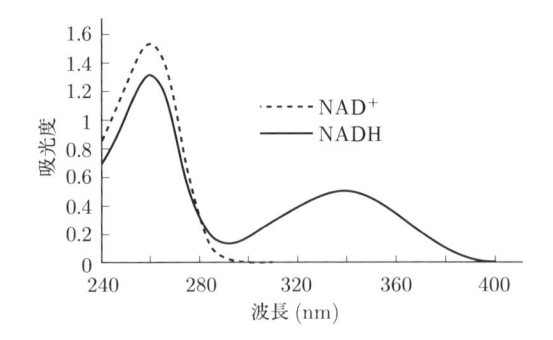

図 5-3　$\mathrm{NAD^+}$ および NADH の吸収スペクトル

$$\text{アセトアルデヒド} + \mathrm{NAD^+} + \mathrm{H_2O} \xrightarrow{\text{Al-DH}} \text{酢酸} + \mathrm{NADH} + \mathrm{H^+}$$

したがって，一定時間後の 340 nm の吸光度を測定することによって，アセトアルデヒドを定量することができる。この場合，既知濃度のアセトアルデヒドで検量線を作成して求めることもできるが，一般には NADH のモル吸光係数 ($6.22 \times 10^6 \mathrm{cm^2/mol}$) から直接計算する場合が多い。いずれの場合も，酵素を含まないブランク試験（空試験）を行い，試験液との吸光度差 ($\varDelta A$) から算出する。

b. インジケーター酵素反応との共役による方法

この方法は多くの基質定量に用いられている。第1の酵素反応（補助酵素反応）の平衡が左に傾いていても，第2の酵素反応が平衡を進行方向（右）に引っ張ることで，エンドポイント法が適用できる。この方法には，脱水素酵素をインジケーター

とする場合と脱水素酵素以外の酵素をインジケーターとする場合がある。

脱水素酵素をインジケーターとする反応：この測定系の典型例は，ヘキソキナーゼ(HK)とグルコース 6-リン酸デヒドロゲナーゼ(G6P-DH)を用いるグルコースの定量である。反応式は次のように表される。

$$\text{グルコース} + \text{ATP} \xrightarrow{\text{HK}} \text{ADP} + \text{グルコース 6-リン酸}$$

$$\text{グルコース 6-リン酸} + \text{NADP}^+ \xrightarrow{\text{G6P-DH}} \text{6-ホスホグルコン酸} + \text{NADPH} + \text{H}^+$$

インジケーター反応によって生成した NADPH を 340 nm の波長で吸光度測定する。

脱水素酵素以外をインジケーターとする反応：インジケーター酵素としては，NAD^+ または NADP^+ を補酵素とする脱水素系が多いが，この系で平衡が進行方向に傾いていない場合，別のインジケーター酵素を用いる。H_2O_2 をペルオキシダーゼで引っ張り発色させる場合と NADH をジアホラーゼの作用で NAD^+ とし，同時にテトラゾリウム塩からホルマザン(発色型)に変換する系が多用されている。ここでは，グルタミン酸デヒドロゲナーゼ(Glut-DH)を補助酵素とし，テトラゾリウム塩として INT* を用いるグルタミン酸の定量について取り上げる。

$$\text{L-グルタミン酸} + \text{NAD}^+ + \text{H}_2\text{O} \xrightarrow{\text{Glut-DH}} \alpha\text{-ケトグルタール酸} + \text{NADH} + \text{NH}_4^+$$

この反応は，平衡が左に傾いており，このままでは十分な反応は望めない。そこで

$$\text{NADH} + \text{INT} + \text{H}^+ \xrightarrow{\text{ジアホラーゼ}} \text{NAD}^+ + \text{ホルマザン}$$

の反応を行い，ホルマザンの極大波長 578 nm で吸光度測定を行う。

---

* INT: 2-(4-iodophenyl)-3-(4-nitrophenyl)-5-phenyl-2H tetrazolium chloride

（5） 酵素的サイクリング法

酵素的サイクリング(循環酵素反応)法は，酵素の基質特異性を利用して，微量の基質や酵素活性を「増幅」して定量する方法である。

図 5-4 のように，過剰量の基質 A_1 および A_2，微少量の基質 S_1 および S_2 の存在下に酵素 E_1，E_2 を作用させ，S_1（または S_2）の n 回のサイクル反応をさせると，最初に存在した S_1（または S_2）の n 倍量の生成物 P_1（または P_2）が増幅されて得られることになる。n 回のサイクリング後，酵素サイクリング反応を止め，生成した P_1 あるいは P_2 を定量することにより，超微量の S_1 あるいは S_2 が定量可能である。実際の測定条件の設定は，かなり複雑であるが，A_1 を大過剰に加え，S_1 が nM オーダーの場合，近似的に擬 1 次反応でほぼ取り扱える条件が存在する。

この方法での留意事項は，検量線作成時に酵素反応サイクル数 n をいかに同じように設定できるかである。

酵素的サイクリング法が適用できる範囲は，比較的狭く限られた酵素系のみである。具体的には，① NAD^+ サイクリング，② NADP^+ サイクリング，③ CoA サイクリング，④ アデニレートサイクリング，⑤ グアニレートサイクリングなどである。

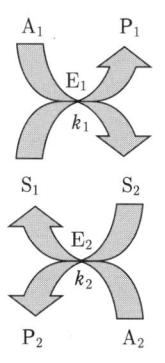

図 5-4 酵素的サイクリングの原理
E_1, E_2：酵素，A_1, A_2：基質(大過剰)
S_1, S_2：基質または補酵素(微少量)
P_1, P_2：生成物,
k_1, k_2：擬 1 次反応の速度定数

5-2 免疫学的反応を用いる分析法

異物であるタンパク質または巨大分子の抗原を脊椎動物に注射したとき，抗体または免疫グロブリンとよばれる一群のタンパク質が血清やある組織に出現する．それぞれの抗原に対する抗体の結合は極めて特異性が高く，その選択性が特定の食品成分の定性・定量に利用されている．特に，特定の食中毒微生物やアレルゲンの検出に対して，その利用価値は高い．様々な食中毒微生物やアレルゲンを抗原として認識する抗体が作製されている．低分子化合物，例えば農薬や環境ホルモンを特異的に認識する抗体も開発されている．このような低分子化合物（ハプテン）に対する抗体を作製する場合には，ハプテンを高分子のタンパク質やポリペプチドに結合させて抗原とする．

抗原抗体反応は高い特異性を有しているが，両者の結合で生じる免疫複合体の形成から直接分析信号を得ることは難しい．そこで，あらかじめ抗原または抗体に酵素を結合させ（標識），免疫複合体の生成量を評価する間接法が用いられる．標識した酵素量は一定の反応条件における反応生成物から数値化される．標識に酵素を使う方法は酵素免疫測定（enzyme immunoassay：EIA）法とよばれる．EIA法は優れた特異性を有するだけでなく，極めて高い検出能を有する（ng あるいは pg レベルでの分析が可能）．ここでは，抗原抗体反応の基礎，酵素免疫測定法の原理について説明する．

（1） 抗原抗体反応

抗体（Ab），抗原（Ag），免疫複合体（Ab-Ag）の間には，以下に示す平衡関係が成立する．

$$\text{Ab} + \text{Ag} \underset{k_\text{d}}{\overset{k_\text{a}}{\rightleftarrows}} \text{Ab-Ag} \quad (5\text{-}9)$$

ここで，k_a は結合定数，k_d は解離定数を示す．平衡定数（親和定数）K は質量作用の法則に従い，それぞれの平衡時の濃度から，次式で求められる．

$$k_\text{a}[\text{Ab}][\text{Ag}] = k_\text{d}[\text{Ab-Ag}] \quad (5\text{-}10)$$

$$K = \frac{k_\text{a}}{k_\text{d}} = \frac{[\text{Ab-Ag}]}{[\text{Ab}][\text{Ag}]} \quad (5\text{-}11)$$

結合定数 k_a は種々の抗原抗体反応系で極めて類似しており，ほとんどのハプテンでは $10^7 \sim 10^8$ であり，拡散速度よりやや低めであるが，決してこれを超えることはなく，常に拡散する抗原とこれを阻止する抗体の相互作用によって決められる．タンパク質抗原では初期の結合速度は拡散が制約を受けるため，100倍ほど小さくなる．これに対して，解離定数 k_d は高い親和性を示す抗体で 10^{-4}，低いもので 10^3 と大きく変化する．ここで，免疫複合体の半減期 $t_{1/2}$，解離定数 k_d との関係を求めてみる．解離速度は

$$\frac{\text{d}[\text{Ab-Ag}]}{\text{d}t} = -k_\text{d}[\text{Ab-Ag}]$$

または

$$\frac{\text{d}[\text{Ab-Ag}]}{[\text{Ab-Ag}]} = -k_\text{d}\,\text{d}t \quad (5\text{-}12)$$

両積分して

$$-\ln\frac{[\text{Ab-Ag}]_t}{[\text{Ab-Ag}]_{t(0)}} = k_\text{d}(t - t(0))$$

または

$$-\ln 0.5 = k_\text{d}\, t_{1/2} \quad (5\text{-}13)$$

したがって，$t_{1/2} = 0.693/k_\text{d}$ であり，高い親和性の抗体では（$K = 10^9\,\text{M}^{-1}$, $k_\text{a} = 2 \times 10^7\,\text{M}^{-1}\text{s}^{-1}$），$k_\text{d}$ は式（5-11）より $0.02\,\text{s}^{-1}$，半減期は式（5-13）より 35 s となる．逆に，親和性の低い抗体では（$K = 10^5\,\text{M}^{-1}$），半減期は約 0.003 s となる．

（2） EIA 法の原理

食品分析においては，食品成分を抗原として測定する場合がほとんどであるので，抗原測定を例として述べることにする．抗体を測定する場合は，以下の例において基本的に抗原と抗体を入れ替えて考えればよい．

a. 固相 EIA 法

まず，抗体（Ab）を図 5-5(a) のようにあらかじめ支持体に結合させ，固相の状態にしておく．この際，支持体としては，チューブ，容易に取り出せる磁気ビーズ，球状固体を用いる場合や，1枚に 96 の反応容器（ウェル）を有するマイクロプレートが用いられる．ここに酵素を結合させた抗原

5-2 免疫学的反応を用いる分析法

(a) 競合法

(b) サンドイッチ法（非競合法）

図 5-5　固相 EIA 法

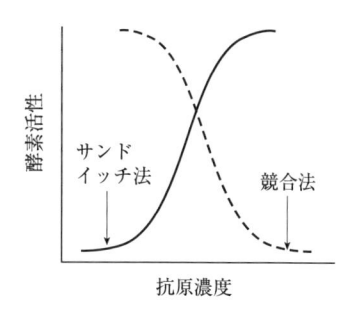

図 5-6　競合法とサンドイッチ法での標準曲線

(酵素標識抗原：Ag-E)を加える。Ag-E を抗体に対してやや過剰にしておけば，その一部は固相の抗体と結合し(bound)，残りは抗体と結合しない(free)状態で残る。free は溶液中にあるが，bound は支持体に結合しているので，洗浄で両者を容易に分離することができる(B/F 分離)。次に，bound に基質を加え，酵素反応をさせ，生成物の増量(または基質の減量)を数値化して酵素活性を求め，結合した Ag-E 量の指標とする。実際の試料中の抗原量を分析する場合には，固相にある抗体に酵素を標識していない標準抗原を用いて検量線を作成する。ここで，非標識抗原 Ag も Ag-E と同様に，抗体に結合することになる。抗体量は一定であるから，Ag が結合した分だけ，結合する Ag-E 量が少なくなる。Ag と Ag-E が抗体との結合を求めて競争することから，本測定原理を競合法という。加えた Ag 濃度を横軸，結合 Ag-E 量に相当する指標を縦軸にプロットすると，Ag 濃度が高くなるほど Ag-E 量が減少する，逆シグモイド型の標準曲線が得られる(図 5-6)。実試料の測定では，標準抗原と同様の条件で操作を行い，その標準曲線の直線近似部分を用いて抗原濃度を求める。

固相の Ab に対して標準抗原を添加し，B/F 分離後，酵素を標識した抗体 Ab-E を加えると，標識抗体は図 5-5(b)のように，先に固定化抗体に付いている Ag に結合する。さらに，Ab-E の B/F 分離を行い，酵素反応を行う。この酵素活性は，Ab-E の量によって決まり，その Ab-E は固相化抗体に結合した Ag 量に依存していることから，結局は試料中に存在していた Ag 量を反映することになる。この方法は Ag を 2 つの抗体で挟み込むことからサンドイッチ法とよばれる。また，競合反応は用いないことから非競合法ともいう。サンドイッチ法では，抗原量が多いほど，酵素活性が高く，正の傾きをもったシグモイド標準曲線が得られる。

なお，これらの固相法による EIA は特に，ELISA (enzyme linked immunosorbent assay)とよばれる。

b. 均一 EIA 法

均一 EIA 法は，抗原抗体反応の結果，酵素活性が変化することを利用し，bound と free を物理的に分離しなくてもよい巧妙な方法である。その機序としてまず立体阻害が考えられる。図 5-7(a)は酵素標識抗原(ここではハプテン性の抗原)に抗体を加えた状態を示す。そうすると一部は抗体が結合した bound，他は結合しない free となって存在している。ここに基質を加えると free の方は酵素によって基質が生成物に変換され，酵素活性が発現する。しかし，bound の方は抗体の大きな分子によって酵素の活性中心が立体障害を受けているため，基質が接近できず，活性が発現しない。すなわち，free は酵素活性を示すが，bound は酵素活性を示さない。酵素活性を示さない bound の生成は反応系に未標識抗原を添加する

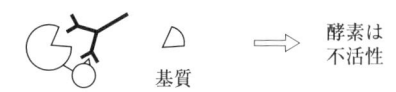

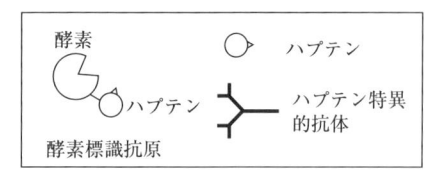

図 5-7 均一 EIA 法

と，その添加量に依存して阻害される(図5-7(b))。その阻害は，freeの標識抗原を増加させることから酵素活性の増大が見られる。その酵素活性を指標に試料中の抗原濃度を測定できる。

(3) EIA に用いられる酵素と標識法

EIA に対して理想とされる酵素の性質としては，① 高い代謝回転数，② 基質に対しては低い K_m，反応生成物に対しては高い K_m，③ 保存時安定，④ 高純度，容易な精製，低価格，⑤ 活性検出が容易，⑥ 試料中，内在酵素がないこと，妨害物質がないこと，⑦ 酵素活性測定条件と免疫測定条件との一致(pH，イオン強度など)，などがあげられる。すべての要件を満足する酵素はないが，固相 EIA においては，固相が酵素に及ぼす影響を最小限に抑えるべきであり，標識が容易で，複合体は活性があり，かつ安定でなければならない。標識酵素として，西洋ワサビペルオキシダーゼ，β-ガラクトシダーゼ，アルカリホスファターゼがよく用いられる理由はここにある。汎用されているペルオキシダーゼはヘムタンパク質で，水素供与体(DH)から水素を過酸化水素に転移する。

$$H_2O_2 + 2DH \xrightarrow{\text{ペルオキシダーゼ}} 2H_2O + 2D$$

水素供与体としては，ABTS [2,2′-アジノビス-(3-エチルベンゾチアゾリン-6-スルホン酸)] などが用いられる。ABTS の発色型は 405～420 nm の吸光度を測定することにより検出される。アルカリホスファターゼの活性測定には，p-ニトロフェニルリン酸が使用される。リン酸エステルの加水分解で生じる p-ニトロフェノールを 405 nm の吸光度で検出する。さらに，4-メチルウンベリフェリルリン酸を基質とすれば，加水分解で生じる 4-メチルウンベリフェロンを，その特徴的な蛍光スペクトルに基づき蛍光光度法で検出できる(励起波長 $\lambda_{ex} = 360$ nm，蛍光波長 $\lambda_{em} = 450$ nm)。

酵素は触媒であるので，標識酵素濃度をその酵素が触媒する反応で評価するには，酵素の反応速度が酵素濃度に依存する反応条件を選ぶ必要がある。すなわち，その酵素の当該基質に対する K_m 値を知り，その値に対して大過剰($> 10 K_m$)の基質濃度で測定を行う。さらに，直線的に反応生成物が変化している反応時間を選ばなければならない。

抗原や抗体への酵素の標識には，酵素のアミノ基，カルボキシ基，チオール基を利用する。ここに，グルタルアルデヒド，マレイミド，カルボジイミドなどの架橋剤を用いて，抗原，抗体，ハプテンを共有的に結合させる。万能な方法はなく，用いる酵素と抗原，抗体，ハプテンの組合せで，それぞれ最適化しなければならない。標識体が備えるべき性質は，抗原抗体反応に影響を与えないこと，さらに標識によって酵素活性が失われないことである。したがって，それらに影響を与える官能基は標識反応に用いることはできない。

引用・参考文献

1) 清水祥一，小林猛，奥田潤，杉本悦郎 共著：「酵素分析法」，講談社(1979).
2) P. Tijssen 著，石川栄治 監訳：「エンザイムイムノアッセイ」，東京化学同人(1989).
3) H. U. Bergmeyer : "Methods of Enzymatic Analysis, Volume IX, Proteins and Peptides", VCH (1986).

第II部
応用編

6

アミノ酸・タンパク質の分析

6-1 アミノ態窒素の定量

食品中のタンパク質は全窒素を定量し，タンパク質換算係数を乗じて粗タンパク質*として表す。しかし，食品中の窒素化合物がすべてタンパク質であるわけではなく，非タンパク態窒素化合物も，試料によっては相当量含まれている。それらの食品では，よりタンパク質に特異的な化学形態の窒素を選択的に定量する方法が必要とされる。その方法として，タンパク質（アミノ酸）に特徴的に存在するアミノ基を定量する方法がある。ここでは，一般的に用いられているアミノ態窒素を定量する方法として，バンスライク法，ホルモール滴定法について説明する。

(1) バンスライク法

バンスライク(Van Slyke)法は，アミノ態窒素と亜硝酸を反応させて生成する窒素ガスを測定して，アミノ態窒素を定量する方法である。

$$\begin{array}{l} \text{R—CH—COOH} + \text{HNO}_2 \longrightarrow \\ \quad | \\ \quad \text{NH}_2 \\ \quad \text{R—CH—COOH} + \text{N}_2 + \text{H}_2\text{O} \\ \quad | \\ \quad \text{OH} \end{array} \tag{6-1}$$

実際には亜硝酸ナトリウムと氷酢酸より生成される亜硝酸とアミノ酸を反応させ，窒素ガスを発生させ，その容量をガスビュレットで測定する。亜硝酸から発生する酸化窒素ガスはアルカリ性過マンガン酸カリウム溶液に吸収させる。本反応で発生する窒素は，存在するアミノ態窒素の2倍である。

(2) ホルモール滴定法

アミノ酸は両性電解質であるので，水溶液中で酸，あるいはアルカリで直接滴定はできない。しかし，中性水溶液中でアミノ基はホルムアルデヒドと反応してシッフ塩基を形成し，その塩基性を失う。したがって，この処理を行ったアミノ酸は真正カルボン酸としてアルカリで滴定することができる。

$$\begin{array}{l} \text{R—CH—COOH} + \text{HCHO} + \text{OH}^- \longrightarrow \\ \quad | \\ \quad \text{NH}_2 \\ \quad \text{R—CH—COO}^- + 2\text{H}_2\text{O} \\ \quad | \\ \quad \text{N}=\text{CH}_2 \end{array} \tag{6-2}$$

アミノ酸のうちプロリンおよびヒドロキシプロリンのイミノ基は，ホルマリンに対する反応性が低いために低い値を示し，逆にチロシンは酸性のヒドロキシ基を有するためにやや高い値を示す。また原理的に，アルギニンなどの塩基性アミノ酸が試料中に多量に存在する場合は，正確な値が得られにくい。

試料中にリン酸塩や炭酸塩が含まれている場合は，バリウムイオンを用いて，それらの塩を除去

---

* 粗タンパク質：食品分析では粗タンパク質を「タンパク質」と定義している。食品学，栄養学の定義する「タンパク質」とは必ずしも同義ではないので注意が必要。窒素量から換算するタンパク質は，タンパク態窒素以外も含まれることから，粗タンパク質という。

6-2 タンパク質の定量

タンパク質, あるいはペプチドの定量法はタンパク質, ペプチドの種類にかかわらず測定できる普遍的定量法と特定のペプチド, タンパク質を特異的に測定する個別的定量法がある。個別的定量法は, 夾雑する他のペプチド, タンパク質が存在していても, 対象となるペプチド, タンパク質を単離することなく分析できる。酵素免疫測定法(5-2節)が代表的な個別的定量法である。一方, 普遍的定量法にはタンパク質, ペプチドに共通する構造的特徴をとらえることが必要であるが, 共通する特徴としては, ペプチド結合や特定のアミノ酸残基などに限定される。タンパク質, ペプチドの分離プロセスと普遍的定量法を組み合わせると個別的定量も可能である。この利用法は, クロマトグラフィーにおける溶出物のモニタリングに利用される。また, 電気泳動で分離したタンパク質, ペプチドを支持体上でそのまま定量することも可能である。

普遍的定量法であっても, すべてのタンパク質をまったく等しく定量できる理想的な方法はない。したがって, 実際の定量では, 検量線を作成するうえで使用する標準タンパク質, ペプチドの選択は重要である。タンパク質の場合, タンパク質ごとにアミノ酸組成が異なっているので, 標準タンパク質としてはアミノ酸組成に偏りの少ない, 比較的容易に入手される血清アルブミンまたはオボアルブミンが頻繁に使用される。

ここでは代表的な普遍的定量法について, その原理と特徴について説明する。

(1) 紫外吸収法

タンパク質は, 紫外部にペプチド結合による190 nm付近の吸収と, 含まれているトリプトファン残基とチロシン残基に由来する280 nmの吸収が見られる。200 nm以下の吸収を測定するには特別な分光光度計が必要となる。短波長で行う方法は, 波長215 nmと225 nmの吸光度の差がタンパク質量($20 \sim 100 \mu g$)に比例することを利用する。280 nmで測定する方法は, 280 nmにおける吸光度がタンパク質量($100 \sim 1000 \mu g$)に比例することを利用している。タンパク質が異なれば, トリプトファンとチロシンの組成比によって吸光度が大きく異なることを考慮しなければならない。様々なタンパク質について, 各1%濃度の溶液が示す280 nmの吸光度($A_{280}^{1\%}$)が「生化学データブック」(日本生化学会編集)に掲載されている。紫外部吸収は一般に, 夾雑物の影響が大きいので, タンパク質を分画, 精製して夾雑物を除去し測定する必要がある。

(2) ビウレット法

尿素を加熱した場合に生じるビウレット(カルバミル尿素)はCu^{2+}と錯化合物を形成して, 紫紅色ないしは青紫色を呈する。この反応と類似して, タンパク質のアルカリ水溶液に硫酸銅を加えると, 2個以上のペプチド結合がCu^{2+}イオンと錯体を形成し, 発色するので(ビウレット反応), その発色度を測定してタンパク質量を求めることができる。ペプチド結合を利用していることから, タンパク質による差が少ない。食品成分の中でビウレット反応を示すものは, タンパク質以外にほとんど存在しないことが本法の特徴である。この錯体は可視部と紫外部領域に吸収があり, この吸収がタンパク質量と比例する。可視部(540 nm)での吸収を用いると感度は低いが($1 \sim 10$ mg/ml), 紫外部ではポリ核酸の存在下でも測定できる310 nmが使用され, 感度も高い($0.026 \sim 0.53$ mg/ml)。しかし, プロリンやヒドロキシプロリンを多く含むタンパク質では, それらが関与するペプチド結合と銅イオンとが錯体を形成しないので感度は悪くなる。

(3) ローリー法

フォリンのフェノール試薬(その主成分はリン酸との間に形成された複雑な錯化合物であるリンモリブデン酸とリンタングステン酸)は, チロシン, トリプトファンなどの芳香族アミノ酸残基,

あるいはシステイン残基と反応して青色を呈する。この反応を利用してタンパク質の定量を行うこともできるが，タンパク質のアミノ酸組成により呈色度に大きな差が認められることから，この反応だけでタンパク質の定量法とすることは好ましくない。一方，ビウレット反応で生じた銅イオン錯体は還元性を示し，フェノール試薬と反応する。そこで，ビウレット反応をフェノール試薬の反応と組み合わせると，ペプチド結合に基づいた可視領域でのタンパク質の高感度分析が可能となる。この原理に基づいたタンパク質定量法をローリー法という。測定は極大吸収波長である 750 nm で行い，濃度が高い場合には 500 nm で測定する。タンパク質量として 2～100 μg の微量分析が可能である。比較的操作が簡単で，精度も高いので，タンパク質の比色定量法としては最も広く用いられている方法である。

(4) 色素結合法

ポリアクリルアミドゲルやセルロースアセテート膜電気泳動によって分離されたタンパク質の染色に用いられる色素が利用されている。タンパク質の定量に汎用されている色素は，クマシーブリリアントブルー G-250 (CBB G-250)（図 6-1）とアミドブラック 10 B (AB 10 B)（図 6-2）である。

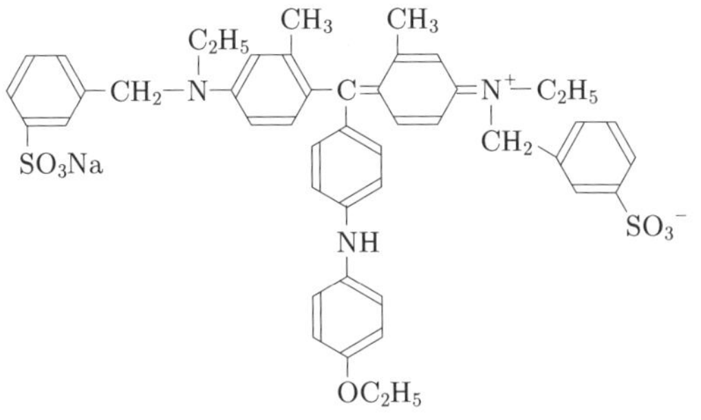

CBB は酸性溶液中で 465 nm（赤色）に吸収を示すが，タンパク質と結合すると 595 nm（青色）にその極大吸収がシフトする。CBB の結合は主に CBB 分子の 2 個のスルホン基の負電荷とタンパク質の正電荷とのイオン的相互作用，および CBB 分子の 6 個のベンゼン環，10 個のアルキル炭素とタンパク質の芳香族性，疎水性の官能基との疎水性相互作用に依存している。したがって，正電荷と疎水性基を分子内に合わせもつタンパク質は，CBB と高い結合性を有している。また，正電荷を多く有する，すなわち塩基性アミノ酸残基に富むタンパク質が CBB との高い結合性を有する。逆に，それらをあまり含んでいないタンパク質では結合性が低く，検出感度が劣ることになる。高純度の CBB G-250 を使用すると，タンパク質量として 0.1～5 μg の定量が可能となる。

AB 10 B も CBB G-250 と同様に，酸性色素であるが，タンパク質と結合しても吸収極大波長 620 nm に変化はない。しかし，結合するとタンパク質と定量的に沈殿するので，遠心分離後の上清の吸光度を測定することで定量が可能となる。逆に，生じた沈殿をろ過して洗浄した後，沈殿物をアルカリで溶かして定量する方法もある。沈殿物を測定する方法は，タンパク質量として 1.5～30 μg の定量が可能である。

(5) 蛍光法

タンパク質の N 末端アミノ基やリジンの ε-アミノ基はオルトフタルアルデヒド (OPA) と 2-メルカプトエタノールとの反応でインドール環を形成し，蛍光性となることから（励起波長 340 nm，蛍光波長 455 nm），これらの微量定量を行うことができる（式 (6-3)）。

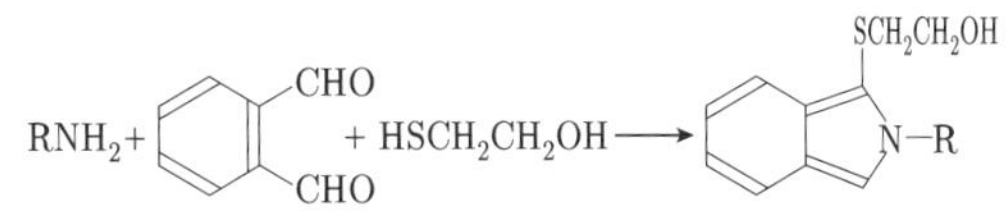

図 6-1 クマシーブリリアントブルー G-250 (CBB G-250)

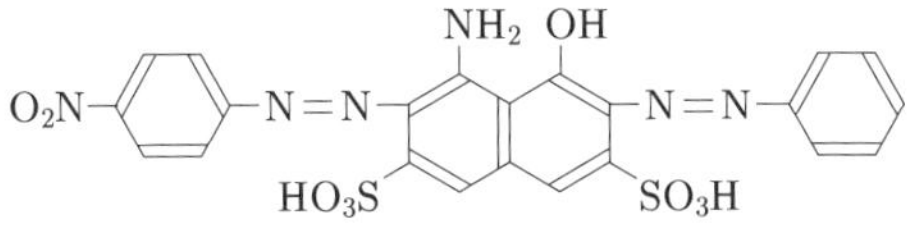

図 6-2 アミドブラック 10 B (AB 10 B)

(6-3)

他の蛍光試薬として，フルオレスカミンも使用される（式(6-4)）。このフルオレスカミン標識誘導体は励起波長 390 nm，蛍光波長 475 nm で定量される。

$$(6\text{-}4)$$

これらの試薬は1級アミノ基と反応するので，低分子のアミノ化合物も蛍光を発する。そのため，低分子のアミノ化合物をゲルクロマトグラフィーで分離する操作が必要となる。また，タンパク質をメンブランフィルターに固定し，低分子化合物を除き，蛍光試薬と反応させた後，フィルターから溶出して定量する方法もある。OPA またはフルオレスカミンを使用する方法は，ゲルクロマトグラフィーおよびメンブランフィルター法で，タンパク質量として 0.3〜50 μg の定量が可能である。

6-3 タンパク質の加水分解

(1) 前 処 理

前節までに述べた各種タンパク質定量法は，簡便であるが共存物質による発色妨害などの影響が大きい。また，タンパク質の種類による変動も少なからずある。そこで，タンパク質のみを回収し，その構成単位であるアミノ酸の総量からタンパク質を定量する方法が考案されている。本節の加水分解は，次節のアミノ酸組成分析の前処理とも関連する。

食品試料は多成分からなるため，前処理としては試料からタンパク質のみをいかに抽出するかにある。また，糖類が残存すると加水分解過程で褐変物質が生成するため，これら成分の除去が必要となる。

a. 透 析 法

透析用半透膜として様々なものが市販されている。セルロースチューブが一般的であり，食品タンパク質の回収のための分画分子量としては 12000〜14000 のもので十分である。透析用チューブの作製は，必要量より少し長めに半透膜を切断し，脱イオン水に浸漬（室温で1時間）するか，あるいは電子レンジで1分ほど温め，膜保護剤であるグリセリンや硫化物を溶解・除去する。食品試料溶液（粘性のある場合は水や緩衝液などで希釈した液）をチューブ体積の 6〜8 割程度入れ，透析チューブ用クリップで密閉する。内液量に対して 10〜100 倍容の脱イオン水をビーカーに入れ，緩やかにスターラーで撹拌しながら透析を開始する。外液は透析効率を上げるために，数時間ごとに交換する。室温で 6〜8 時間程度でほぼ完了する。また，近年では遠心分離用限外ろ過フィルターの付いたディスポーザブルチューブが市販されており，ろ過サイズを考慮して試料を添加・遠心操作を行うだけで低分子試料を除去することができるので便利である。得られた処理液は蒸発処理または凍結乾燥し，試料とする。

> **マーティンとペーパークロマトグラフィー**
>
> マーティン（A. J. P. Martin）は，1910年イギリスに生まれ，ケンブリッジ大学卒業後，民間の研究所や国立研究所，サセックス大学などに勤務した。彼はアミノ酸の分離法に関する研究を行っていた。ある日，コーヒーを1滴ろ紙上にこぼした。ろ紙上のコーヒーは真ん中が一番濃い色になり，まわりに行くに従って色がだんだん薄く広がった。この現象を観察したマーティンは色によってろ紙上の広がりが違うことに気づき，この原理をアミノ酸の分離に使えないかと考えた。様々な検討の末，ろ紙上で2次元に展開することにより，アミノ酸どうしを分離することに成功し，ペーパークロマトグラフィーを確立した。この業績により，1952年ノーベル化学賞を受賞した。この分離方法は，サンガー（F. Sanger）がインスリンのアミノ酸配列を決定する際に応用されたといわれている。

b. 固相抽出法

あらかじめ充填剤がカートリッジに充填されており，液体試料中の微量タンパク質の濃縮と夾雑成分の除去が容易である。種々の市販カートリッジがあるが，ODS逆相充填剤が一般的であり，食品成分の前処理として様々な活用例がある。試料負荷量は充填剤量の4～5倍容とする。まず，カートリッジを樹脂量の5倍容以上の水あるいは希塩酸で洗浄し，次いで既知量の試料溶液を負荷する。負荷後，10倍容以上の水あるいは希塩酸でカラムを洗浄する。タンパク質の回収は，アセトニトリルやメタノールなどの疎水性有機溶媒(5倍容程度)で行い，得られた抽出液を蒸発処理して溶媒を除去し，試料とする。なお，タンパク質定量を前提とするため，シリンジなどによる手動加圧溶出は避け，加圧ポンプによる一定流速加圧抽出法を用いる(例えば，Waters社製C 18 Cartridge Concentratorなどの使用)。

また，分画分子量が1000前後のゲルろ過樹脂を用いたゲル浸透クロマトグラフィー(GPC)も有用であるが，いずれの成分も溶出してくるので，標準となる分子量のタンパク質(例えばBSA*)を用いて溶出に要する溶離液量を把握しておく必要がある。

（2） 塩酸加水分解

最も一般的なタンパク質分解法である。強酸(6 M定沸点塩酸)によるペプチド結合部位の酸加水分解によって，構成するアミノ酸レベルまで分解が進行する。20種類のアミノ酸すべての生

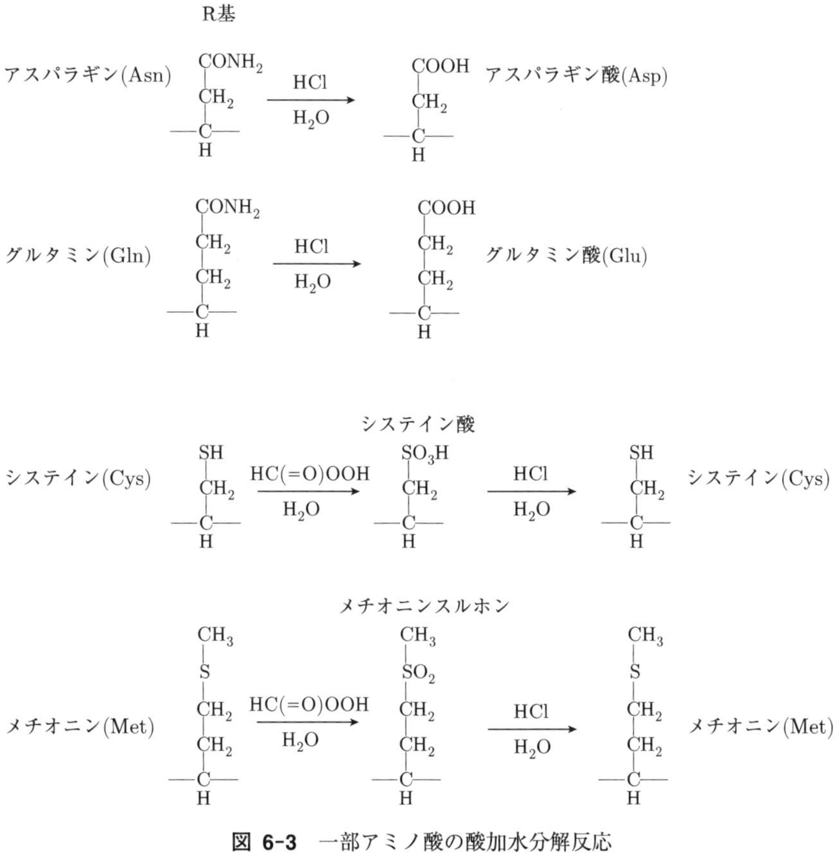

図 6-3 一部アミノ酸の酸加水分解反応

＊ BSA：牛血清アルブミン

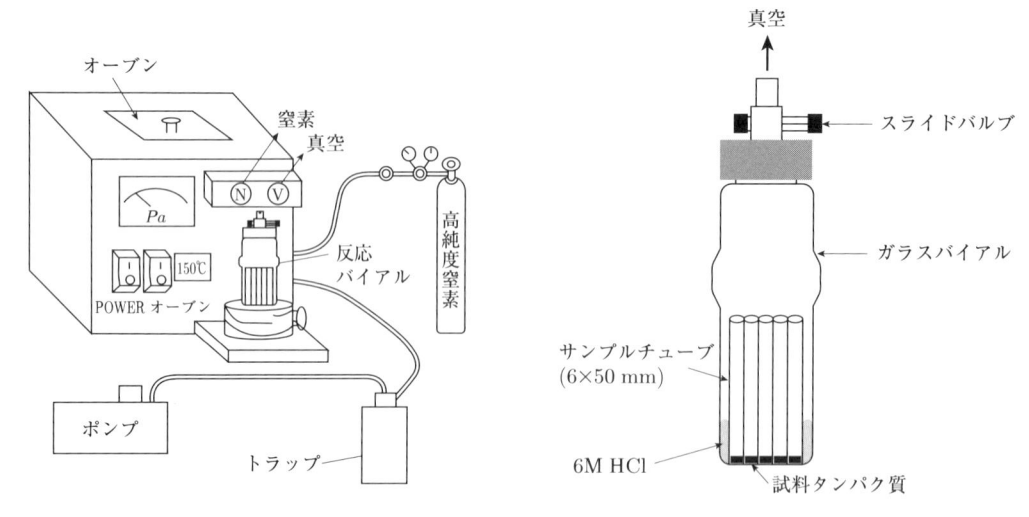

図 6-4 気相式酸加水分解装置

成が理想であるが，以下のアミノ酸は酸などに不安定なため完全に回収することはできない。
① アスパラギン(Asn)，グルタミン(Gln)；側鎖のアミド結合が酸性条件下で加水分解され，それぞれアスパラギン酸(Asp)，グルタミン酸(Glu)となるため，両アミノ酸の総量としてしか定量できない(図6-3)。
② トリプトファン(Trp)，システイン(Cys)，シスチン(Cys-Cys)，メチオニン(Met)；ほぼ完全に分解されてしまうため，塩酸加水分解法では定量できない。なお，Trpの分解を防ぐには，別途4Mスルホン酸で加水分解を行うとよい(過ギ酸酸化処理，アルカリ加水分解処理)。

加水分解法として，液相加水分解法(試料と塩酸を同時に混合)が主流であったが，塩酸に含まれる不純物(アンモニアや微量金属)が高感度な分析に支障をきたすため，今日では気相加水分解法(図6-4)が主流となっている。まず，タンパク質量として2～3 mg相当量の試料を加水分解用サンプルチューブ(6×50 mm)に入れ，真空乾燥する。次に，サンプルチューブに入らないように6M塩酸*0.5 ml程度をガラスバイアル底部に添加する。減圧下でバイアルを密閉し，窒素ガスにより溶液内をパージし，150℃で1.5～2時間加水分解を行う。加水分解後，サンプルチューブに超純水を20 μl添加し，再度真空乾燥させる。セリン(Ser)やトレオニン(Thr)などのアミノ酸においても若干の分解が認められるので，加水分解時間はすべてのサンプルで同一にする。

（3） 過ギ酸酸化

Cys-CysおよびMetは，塩酸による加水分解で破壊されるのでこれを防ぐため，過ギ酸酸化してシステイン酸およびメチオニンスルホンにする(図6-3)。

タンパク質約5 mgを加水分解用試験管に入れ，過ギ酸2 mlを加え一夜氷水中で放置して反応を行わせ，それぞれシステイン酸とメチオニンスルホンとして安定化させる。未分解の過ギ酸を分解するため，臭化水素酸0.3 mlを加え，ロータリーエバポレーターを用いて40℃で蒸発乾固する。乾固試料をサンプルチューブに入れ，塩酸加水分解を行う。

---

* 加水分解用定沸点塩酸がアンプルビンで市販されている。塩酸に混在する微量の塩素によりチロシン(Tyr)側鎖が塩素化されたり，Metが酸化されることがある。これを防ぐために，1%フェノールまたは0.02%の2-メルカプトエタノールを加えるとよい。

(4) アルカリ加水分解

タンパク質試料をポリプロピレン(PP)管に入れ，タンパク質量に対して100倍以上の4.2 M水酸化ナトリウム溶液と，抗酸化剤としてタンパク質量の10倍量のジャガイモ粉を加える。PP管を加水分解用試験管に入れ，真空ポンプを用いて脱気し，融封した後，110℃で24時間加水分解する。分解終了後6 M塩酸で中和し，さらにクエン酸緩衝液でpH 4.5に調整したろ過試料を測定用溶液とする。なお，若干の分解が認められるものの，4 Mスルホン酸で加水分解を行う方が簡便である。標準アミノ酸を用いて同一条件下で同様の処理を行い，回収率(補正係数)を求めておくと，Trpの定量が可能である。

6-4 アミノ酸の定量分析

(1) 前処理

タンパク質のアミノ酸組成分析のための前処理としては，6-3節(1)で述べた。ここでは，食品中に含まれる遊離のアミノ酸組成分析のための前処理を概説する。アミノ酸の抽出法としては75％エタノールによる溶解法が有用である。すなわち，食品試料10 gに対して50 ml程度の75％エタノール(終濃度として)を加え，ホモジナイズ後に1時間以上，室温で撹拌抽出を行う。ろ過後，残渣に対して再度75％エタノール溶液50 mlを加え，同様の操作を繰り返す。得られた溶液をエバポレーターにて溶媒除去し，アミノ酸試料とする。除タンパク処理が必要な場合は，試料溶液1 mlに対して10％トリクロロ酢酸を6 ml添加し，撹拌後遠心処理する。得られた上清をフィルターろ過したものを試料溶液とする。

(2) 高速液体クロマトグラフィー

アミノ酸は一部の芳香族アミノ酸を除き，特有の吸収帯を有しておらず，また低分子高極性物質であるため，適切な高速液体クロマトグラフィー(HPLC)用分離カラムを選択することは困難である。HPLC法によるアミノ酸分析の主流は逆相モードでのプレラベル誘導体化法である。HPLC法による定量分析は，次節で述べるような特別な分析計を必要としないことから，簡便で高感度なアミノ酸分析あるいはタンパク質のアミノ酸組成分析が可能となる。

プレカラム誘導体化法としては，ダンシル法，OPA(o-phthalaldehyde)法，NDA(naphthalene-2,3-dialdehyde)法などがある(図6-5)。PITC(phenylisothiocyanate)やAQC(6-aminoquinolyl-N-hydroxysuccinimidyl carbamate)を用いた誘導体化法が一般的で，専用のカラム，溶離液が用意されている。PITC誘導化によるPTC(phenylthiocarbamyl)誘導アミノ酸の分析法については，エドマン(Edman)分解法によるアミノ酸配列分析法と同様であるので，次節で詳細を述べる。AccQ・Fluorによる誘導体化反応の概要を図6-5に示す[1]。誘導体化は，まず試料(タンパク質の加水分解物)の入ったサンプルチューブに対して20 mMの塩酸を20 μl加え，十分に撹拌する。次に，ホウ酸緩衝液60 μlおよびAQC(3 mg/ml-acetonitrile, AccQ・Fluor試薬としてWatersより市販)を20 μl加え，10秒間撹拌した後，1分間静置する(本誘導試薬は用事作製)。加熱容器で55℃, 10分間誘導体化反応を行い，HPLC装置(低圧グラジエントシステム)に5 μl注入する。本法のHPLC分析条件の一例は以下の通りである。

　カラム：Waters AccQ・Tag C 18 Column
　(4 μm, 3.9×150 mm)
　溶離液組成(表6-1)：A液；AccQ・Tag
　アミノ酸分析用溶離液(pH 5.0)，B液；60％
　アセトニトリル
　流速：1 ml/min, カラム温度：37℃
　蛍光検出：励起波長；250 nm, 蛍光波長；
　395 nm

定量分析は，市販のアミノ酸標準品(終濃度として，すべて10 pmol/ml)を同様に誘導体化し，得られたクロマトグラムのピーク応答値に対する試料の応答値の比から，試料中に存在するアミノ酸量(mol数)を求める。図6-6に標準アミノ酸，ペプチドを加水分解したときのクロマトグラムを示す。本法によると，40分以内での分析と数pmol

図 6-5 アミノ酸誘導体化法

表 6-1 AQC-アミノ酸の HPLC 分離条件（グラジエントプログラム）

時間(min)	0	0.5	15.0	24.0	27.0	31.0	43.0	48.0	53.0
アセトニトリル濃度(%)	0	1.2	4.2	12.6	13.2	13.2	15.6	60.0	0

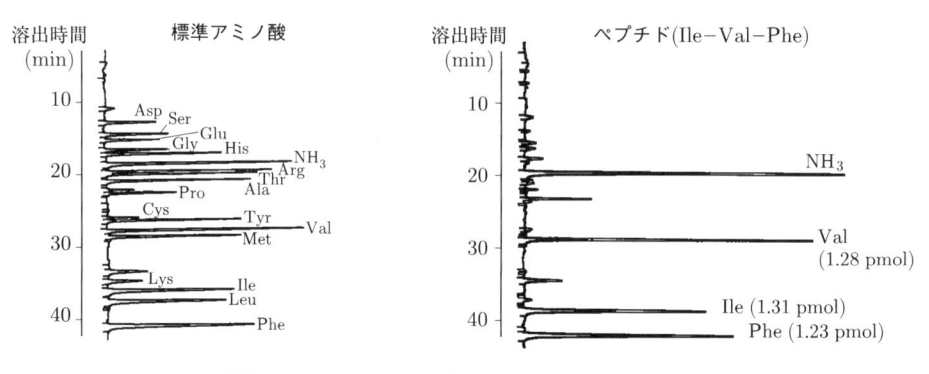

図 6-6 AQC-アミノ酸の HPLC クロマトグラム

レベルでの高感度定量が可能である。なお，ペプチドの場合，図で示したアミノ酸のモル数比（1.28 pmol：1.31 pmol：1.23 pmol＝1.0：1.02：0.96≒1：1：1）から構成するアミノ酸比を求めることができる。さらに，アミノ酸のモル数（この場合は1.27 pmol/ml）から，試料中でのペプチド濃度を正確に求めることも可能となる。

（3） アミノ酸分析計による分析

アミノ酸分析計は，前項でのHPLCによるアミノ酸分析について，誘導体化と分離，検出までを自動化した装置である。試料間のばらつき（特に誘導体化処理による誘導効率）が少なく，信頼性が高い。図6-7にニンヒドリン発色法による自動アミノ酸分析装置の概要を示す。イオン交換クロマトグラフィーにより順次溶出させたアミノ酸をただちにニンヒドリンと反応させ，その発色強度を自動的に測定する。すなわち，スルホン型強酸性陽イオン交換樹脂に加水分解処理したアミノ酸試料（0.2 Mクエン酸緩衝液，pH 2.2）を吸着させる。次に，順次溶離液組成（pH 2.2，pH 3.3，pH 4.3，ならびにpH 4.9および塩濃度を1.2 Mとする）を変えることによって，酸性，中性，塩基性アミノ酸の順にアミノ酸を溶出する。溶出後，ただちにニンヒドリン溶液と混和し，100℃で反応することによってアミノ酸反応物を550 nm（Proは440 nm）で定量する。ニンヒドリン発色の場合の定量限界は100 pmol程度である。より高感度な分析を主体としたOPA蛍光ポストカラム誘導体化アミノ酸分析計もある。定量限界は10 pmol程度である。近年では，逆相HPLC法によるPTC化あるいはAccQ・Fluor化自動アミノ酸分析装置（Pico-Tag）が高感度，簡便性の点で主流となりつつある。

6-5　ペプチド・タンパク質の分離測定法

（1） 高速液体クロマトグラフィー

ペプチド，タンパク質の分離を対象としたHPLC法としては，分子サイズに基づくGPC法や逆相法が有用である。イオン交換クロマトグラフィーもタンパク質の分離に用いられるが，pI値に依存した溶出のため，両者を分離する手段としては有効ではない。

食品タンパク質として，ソバタンパク質を消化管酵素（ペプシン，トリプシン，キモトリプシン）で加水分解した分解物のGPC溶出曲線を図6-8に示す。タンパク質のみの分離を目的とする場合は，通常のGPCカラム（排除限界10000程度）のものが最適であるが，低分子ペプチドも分離分析の範疇にある場合は，以下のGPC操作が最適である。

カラム：Superdex Peptide HR 10/30
（Pharmacia Biotech AB，1.0×30 cm）
溶離液：30％アセトニトリル/0.1％

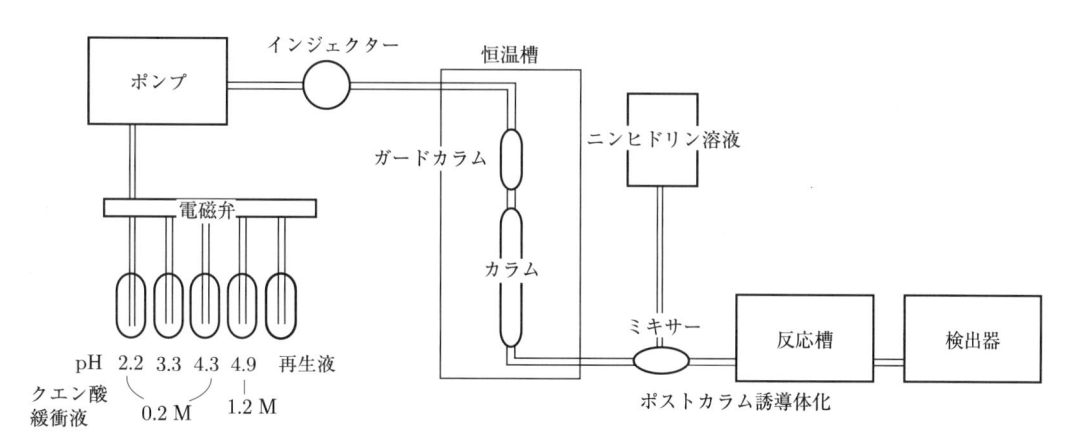

図 **6-7**　アミノ酸自動分析計の基本配置

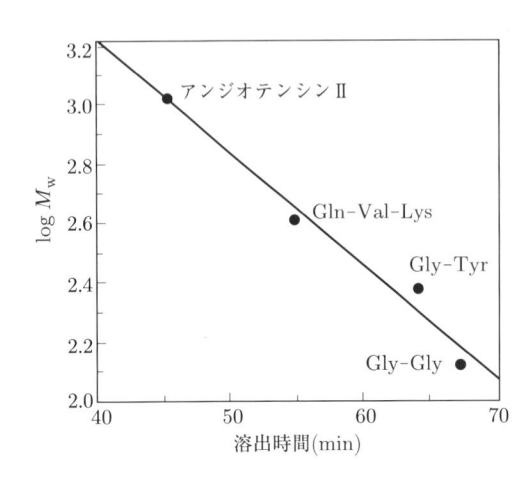

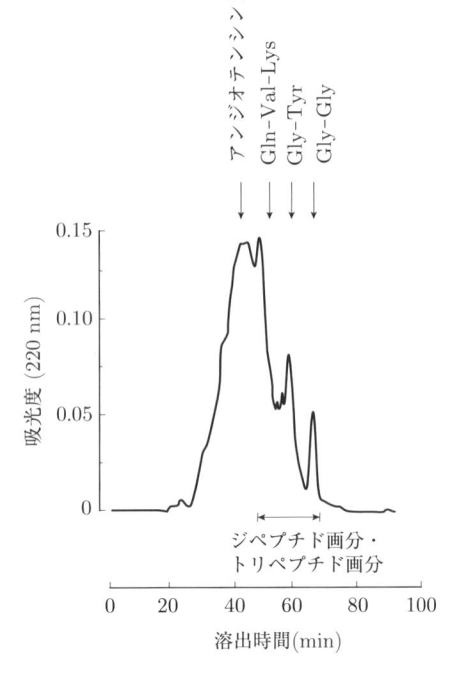

図 6-8 GPC-HPLC 法によるソバタンパク質加水分解物の分離例

トリフルオロ酢酸(TFA)

流速：0.3 ml/min, カラム温度：35℃

検出：220 nm

図から明らかなように，アンジオテンシン II (M_w 1046)，Gln-Val-Lys (M_w 373)，Gly-Tyr (M_w 238)，Gly-Gly (M_w 132) の溶出時間と分子量との間には良好な関係があり，かつ高分子量画分との分離も達成できる。

ペプチドの HPLC 分離は，基本として逆相モードによる分離であるが，一度の HPLC 分離モードによって完全な分離を達成することは困難である。各種逆相カラムを組み合わせることが重要である。ペプチド分離に関して着目すべき溶出条件を列記するが，ODS 系カラムによる分離がいずれも必須である。

a. 水-アセトニトリル(あるいはメタノール)系

アミノ酸残基数として 10 程度までのペプチドについては，水-60～70% アセトニトリル(あるいはメタノール)系でのグラジエント溶出法によってほぼ溶出が完了する。図 6-9 に示すように，4 残基までのペプチドであれば 35% までの有機溶媒濃度でのグラジエント溶出法で十分な溶出が認められる。ただし，ピークはブロードであり，全体として溶出は速くなる傾向がある。濃度勾配は 0.2～1.0%/min，流速は 0.3～1.0 ml/min の範囲であり，検出は 210 nm 前後が基本である。

b. 水-アセトニトリル(あるいはメタノール)系/0.1% TFA(あるいはギ酸，酢酸，テトラヒドロフラン)

図 6-9 で示すように，溶離液の pH を酸性とする(0.1% TFA)方がよりよい分離が達成できる。逆相系固定相のシラノール基のエンドキャップの程度によるが，これは酸性下での固定相およびペプチドのカルボキシ基のイオン解離の抑制による両者間での疎水性相互作用の向上による。このように，ペプチド分離には酸性下での逆相モードでの分離が最良である。

c. 修飾カラム

Phe 修飾あるいは CN 修飾した逆相カラムが市販されている(表 3-1 参照)。低分子ペプチドで

6-5 ペプチド・タンパク質の分離測定法

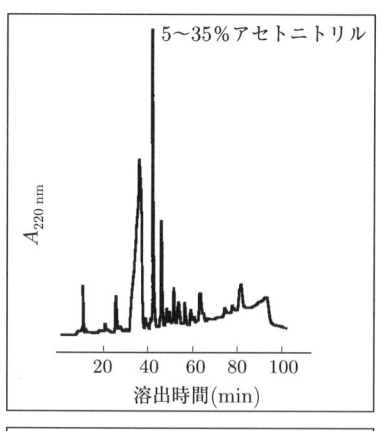

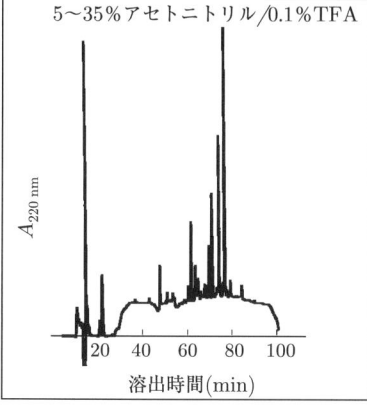

図 6-9 逆相HPLC法によるソバタンパク質由来低分子(2-4残基)ペプチドの分離例
カラム：Cosmosil 5 C₁₈ ARII (4.6×250 mm)
流速：0.3 ml/min
濃度勾配：0.3 %/min

は，π電子-π電子相互作用による保持はそれほど大きくない。

(2) キャピラリー電気泳動法

キャピラリー電気泳動(capillary electrophoresis：CE)法には，各種分離モードが設定されており，食品成分の場合，表6-2のようにまとめられる。

測定原理は，キャピラリー管の両端に電圧を印加し，これにより生じる泳動溶液とイオン化成分の泳動速度の差を利用して分離を行う。試料量が少なくて済むこと(20 nl以下)，高速分析が可能なこと，理論段数Nが極めて大きい($>$100000)ことなどから，ルーチン分析法として活用が高まっている。タンパク質，ペプチドの分析に対しては，これら成分の等電点(pI)の違いを利用したキャピラリー等電点電気泳動(capillary isoelectric focusing：CIEF)法が，広く用いられている。

CIEFによるタンパク質，ペプチドの分析はこれら成分のキャピラリー内での等電点収束を利用している。収束支持体としてポリアクリルアミドゲルが用いられてきたが，両性電解質の混合物である1～5％ アンフォライト(ampholite)溶液による収束がより広範な分離に有効である。キャピラリー(中空のシリカカラム)両端に電圧を印加すると，負に帯電したアンフォライト成分は陽極に移動し，逆に正に帯電したアンフォライト成分は陰極に移動するため，キャピラリー管内は連続的な

表 6-2 キャピラリー電気泳動法による食品分析(代表例)

食品成分	分離モード	分離の原理
ポリフェノール，ビタミン，アミン類，有機酸	キャピラリーゾーン電気泳動(CZE)	電気泳動移動度
中性成分	ミセル動電クロマトグラフィー(MEKC)	疎水性相互作用＋電気泳動移動度
高分子成分	キャピラリーゲル電気泳動(CGE)	分子サイズ
タンパク質，ペプチド	キャピラリー等電点電気泳動(CIEF)	等電点

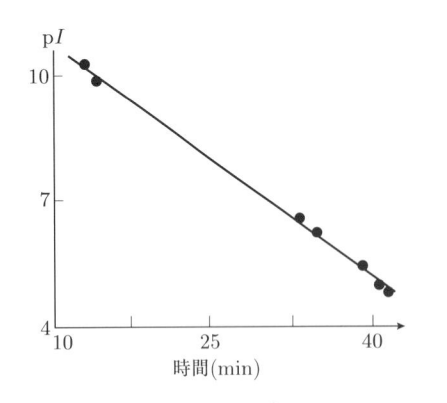

図 6-10 キャピラリー等電点電気泳動法におけるタンパク質の等電点と移動時間

pH勾配が生じる(陰極側；pH 7〜10, 陽極側；pH 3〜5)。試料であるタンパク質, ペプチド成分についてもアンフォライトと同様に, 自身の等電点に相当するpHゾーンまで移動し, 収束する。CEでの化合物の検出はHPLC法と同様に1点のみであるため, 次に収束した順に従って, このサンプルゾーンを陰極側の検出部まで移動させる必要がある。この移動には, 化学的移動, 加圧・吸引による移動, 電気浸透流による移動がある。化学的移動では, 収束後に陽極槽にNaClやNaOHを加えることによりNa$^+$の移動に伴うゾーンに収束するタンパク質のH$^+$解離が抑制され, 結果として陽極移動し, 検出される。図6-10に示すように, いずれの移動法についても溶出時間とタンパク質のpI値との間には良好な直線関係がある。低分子ペプチドの場合はpIだけでなく他の分子特性(疎水性など)が加味されるため, 適用例は少ない。

(3) アミノ酸シーケンサー法

タンパク質あるいはペプチドの配列決定法として利用される定性分析法である。アミノ酸シーケンサーでは50残基程度までの配列が決定できる。アミノ酸配列は, 1次構造上のN末端あるいはC末端側から順次決定していく。最も広く使用され, シーケンサー装置の測定原理となっているのは, N末端側からの決定法である。ほとんどのN末端側配列決定はエドマン(Edman)法に基づいた固相エドマン分解法である。図6-11にエドマン分解法によるアミノ酸配列決定法の原理を示す。N末端側遊離アミノ基とPITC(phenylisothiocyanate)との縮合反応が開始であり, 最終的に切り出されるPTH(3-phenyl-2-thiohydantoin)誘導体化アミノ酸を順次HPLC法によって解析・同定していく。主流となっているアミノ酸シーケンサー装置による配列決定法について述べる。

a. 試料調製

タンパク質あるいはペプチドの試料形態は, 塩を含まない溶液(アセトニトリルあるいはメタノール)に溶解したもの, あるいは転写後のPVDF(polyvinylidene fluoride)膜(CBB染色よりはアミドブラック染色が望ましい。また, ニトロセルロース膜は使用できない)である。高感度な配列分析を行うには溶解形態が望ましい。必要試料量は1 nmol(数残基解析であれば0.1 nmol)あれば十分である。自動分析の場合, 試料はポリブレン処理をしたガラスディスクに保持させる。図6-11で示すように, ポリブレン蒸着したタンパク質のN末端側から1残基ずつ解裂し, 順次HPLCカラムへ注入される。実際には, 1残基のPTH化と膜からの切り出し効率は70%程度であるので, 必然的に解析可能な残基数も試料量に依存することになる。

b. HPLC分析

膜から切り出されたPTHアミノ酸の分析・同定は, HPLC法(6-4節)が一般的である。PTHアミノ酸のHPLC分析例を以下に述べる。また, 図6-12に2.5 pmol濃度の標準PTHアミノ酸の溶出クロマトグラムを示す。

カラム：Wakopak WS-PTH (4.6×250 mm)
溶離液：PTHアミノ酸用溶離液(40%アセトニトリルを含む)
温度：35℃, 流速：1 ml/min, 検出：269 nm

一般的には, イソクラティック分析が適用され, 検出感度は1 pmolレベル(269 nm)である。

c. C末端側アミノ酸配列決定法

C末端側からのアミノ酸配列法としては, カル

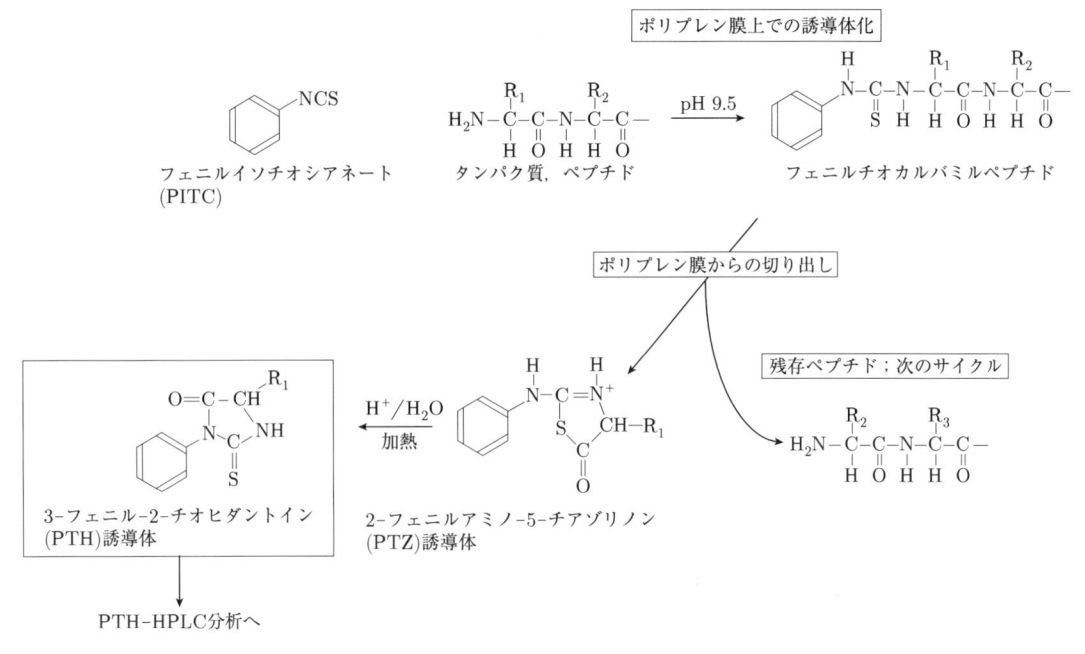

図 6-11 エドマン分解法の原理とアミノ酸の PTH 誘導体化

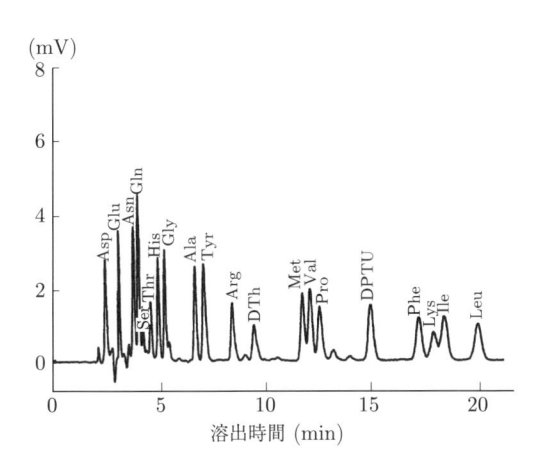

図 6-12 PTH アミノ酸の HPLC クロマトグラム

ボキシペプチダーゼを用いた酵素法が一般的である。例えば，試料を 50 mM クエン酸緩衝液(pH 5.3) 1 ml に溶解した後，10 μl のカルボキシペプチダーゼ Y (パン酵母由来，1 mg/10 ml)を添加する。数分おきに分解溶液 10 ml を採取し，PTH 化溶液 2 ml を加えて切り出されたアミノ酸をPTH 化する。C 末端側から順次切り出されたアミノ酸(PTH アミノ酸)を HPLC 分析し，アミノ酸を同定する。酵素法による C 末端フラグメント作製装置もある。

引用・参考文献

1) 大野素徳，金岡祐一，崎山文夫，前田浩 共著：「蛋白質の化学修飾(下)」，学会出版センター(1981).
2) 日本分析化学会 編：「分析化学便覧」，丸善(2011).
3) 菅原龍彦，前川昭男 監修：「新食品分析ハンドブック」，建帛社(2000).
4) 日本生化学会 編：「生化学データブック」，東京化学同人(1980).
5) M. Reverter, T. Lundh, and J. E. Lindberg : *J. Chromatogr. B.*, **696**, 1-8(1997).

7 脂質の分析

脂質は有機溶媒に可溶な物質の総称であり、多様な物質を含んでいる。一般的な食品分析では、脂質は乾燥した食品からジエチルエーテルで抽出し重量を測り、脂肪として算出する。しかし、食品中には栄養学的に重要な脂質成分が含まれており、それらの詳細な分析が不可欠となってきている。食品に含まれる脂質や市販の食用油脂の大部分は、1分子のグリセロールに3分子の脂肪酸がエステル結合したトリグリセリド（トリアシルグリセロールあるいは中性脂肪ともよばれる）である（図7-1(1)）。量的に多くはないが、グリセロールに2分子あるいは1分子の脂肪酸が結合したジグリセリドやモノグリセリドも存在する（図(1)）。トリグリセリドはエネルギー源として重要であるばかりでなく、結合しているそれぞれの脂肪酸には重要な生理機能がある。また、通常の食品には有効量ほどには含まれていないが、ジグリセリドには体脂肪減少作用が知られている。

動物や植物の細胞の細胞膜はリン脂質で構成されていることから、種々のリン脂質もまた食品中に含まれる（図(2)）。また、細胞膜の構成成分として、動物性食品にはコレステロールが、植物性食品には種々の植物ステロールが含まれる（図(3)）。植物ステロールには、血漿コレステロール濃度低下作用が知られている。

トリグリセリドやリン脂質には種々の脂肪酸が結合している。また、食品中には多くはないが、遊離脂肪酸も存在する。脂肪酸は一般的には直鎖の炭化水素鎖の末端にカルボキシ基（—COOH）を有する（図(4)）。食品中の脂肪酸の大部分は炭素数が偶数であるが、奇数のものもわずかに含まれる。炭素数4以下を短鎖、炭素数6～10を中鎖、炭素数12以上を長鎖脂肪酸とよぶ。一般的な脂肪酸の炭素数は22以下である。また、炭化水素鎖に二重結合をもたないものを飽和脂肪酸、1つもつものをモノ不飽和脂肪酸、2つ以上もつものを多価不飽和脂肪酸とよぶ。多価不飽和脂肪酸には主にn-3, n-6, n-9系がある。特に、n-3およびn-6系多価不飽和脂肪酸には多くの生理作用が知られており、その分析定量は重要である。

7-1 油脂の特数の測定

(1) 油脂の特数

植物油や動物脂を判別し、また、劣化の程度を知るためにいくつかの化学試験法がある。これらは主に、けん化価、ヨウ素価、不けん化物価、酸価、過酸化物価などである。簡単に説明すると、けん化価は油脂の分子量、ヨウ素価は油脂の不飽和度、不けん化物価は油脂中のトリグリセリド以外の成分の量を示している。酸価や過酸化物価は油脂の酸敗や酸化の程度を示す指標となる。

(2) けん化価

トリグリセリドには3分子の脂肪酸がエステル結合している。このエステル結合をアルカリで加水分解することをけん化とよぶ（図7-2）。けん化価とは、油脂1gをけん化するのに必要な水酸化カリウムのmg数である。油脂中のトリグリセリドに炭素鎖長の短い脂肪酸が結合しているほど、単位重量あたりにエステル結合している脂肪酸が

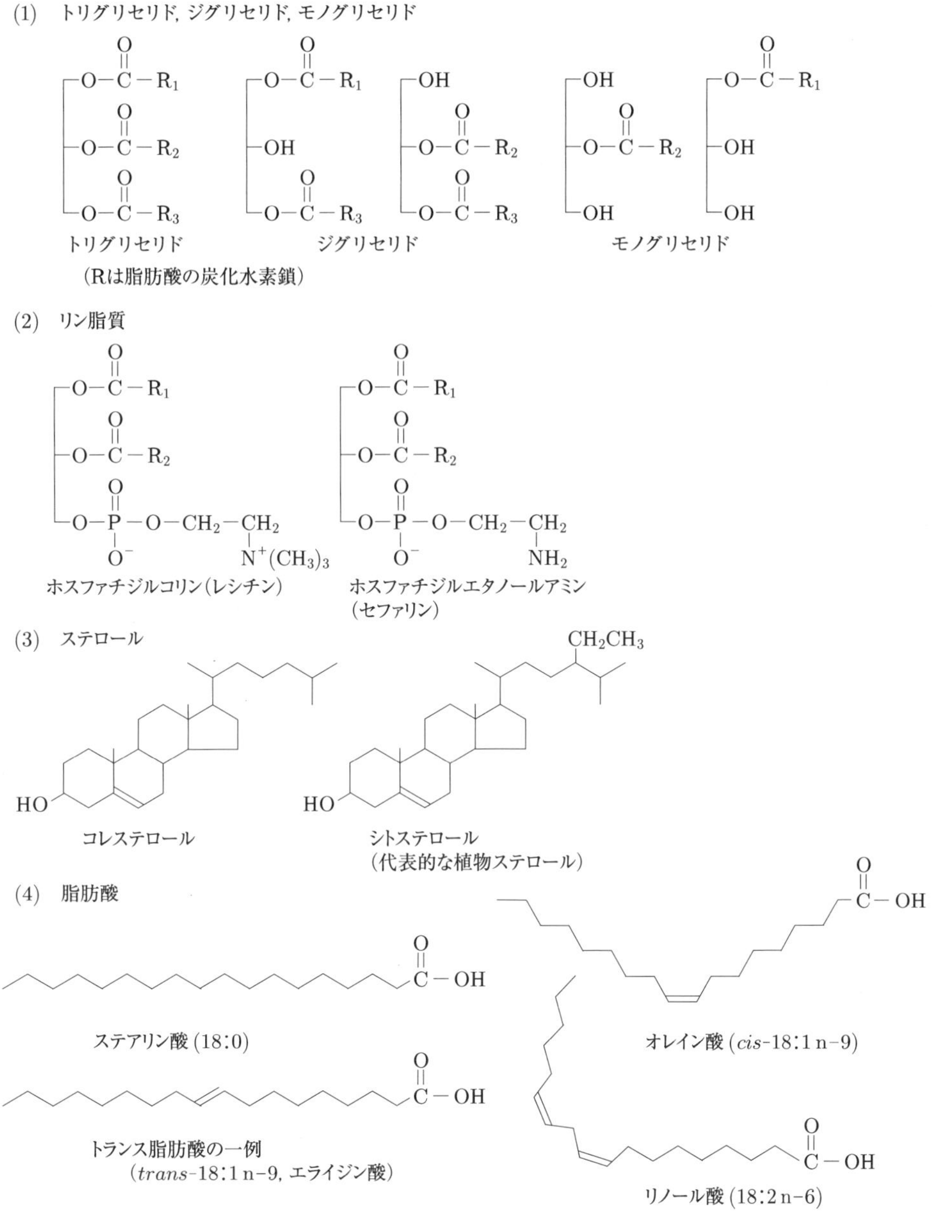

7-1 油脂の特数の測定

(1) トリグリセリド，ジグリセリド，モノグリセリド

トリグリセリド　　ジグリセリド　　モノグリセリド
（Rは脂肪酸の炭化水素鎖）

(2) リン脂質

ホスファチジルコリン(レシチン)　　ホスファチジルエタノールアミン
（セファリン）

(3) ステロール

コレステロール　　シトステロール
（代表的な植物ステロール）

(4) 脂肪酸

ステアリン酸 (18:0)

トランス脂肪酸の一例
（$trans$-18:1 n-9, エライジン酸）

オレイン酸（cis-18:1 n-9）

リノール酸 (18:2 n-6)

図 7-1 主要な脂質の化学構造

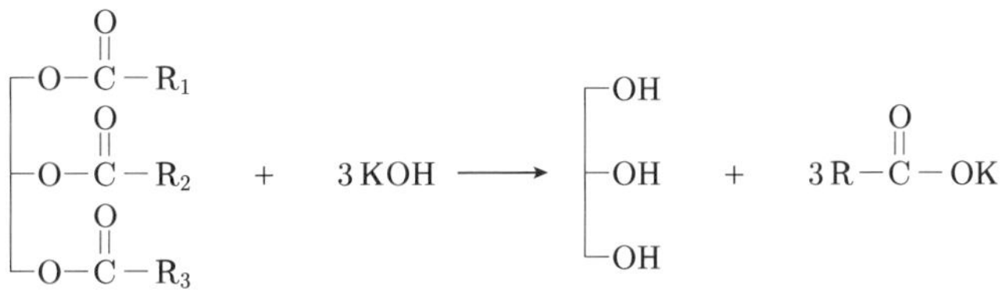

図 7-2 トリグリセリドのけん化とセッケンの形成

表 7-1 食用植物油の特徴[4]

	けん化価	ヨウ素価	不けん化物価
サフラワー油（高オレイン酸）	186～194	80～100	1.0%以下
大豆油	189～195	124～139	1.0%以下
トウモロコシ油	187～195	103～130	2.0%以下
ゴマ油（精製）	186～195	104～118	2.0%以下
なたね油	169～193	94～126	1.5%以下
こめ油（精製）	180～195	92～115	4.5%以下
パーム油（精製）	190～209	50～55	1.0%以下
やし油（精製）	248～264	7～11	1.0%以下

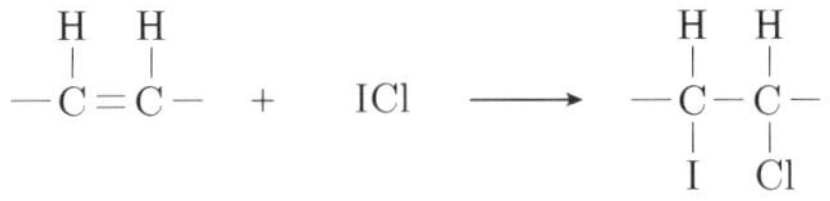

図 7-3 脂肪酸二重結合への一塩化ヨウ素の付加

多くなることから，水酸化カリウムの必要量が増える。したがって，鎖長の短い脂肪酸の多いやし油や乳脂では値が大きくなる（表7-1）。

(3) ヨウ素価

ヨウ素などのハロゲン類は，脂肪酸の二重結合に容易に付加される（図7-3）。ヨウ素価とは，油脂100 g に付加されるハロゲンの量をヨウ素の g 数で表したものである。したがって，付加されるハロゲンの量が多いほど，その油には二重結合の多い脂肪酸が多く含まれることを意味している。したがって，ヨウ素価は一般的に飽和脂肪酸の多い動物脂では低く，多価不飽和脂肪酸を多く含む魚油で高い。植物油では，飽和脂肪酸の多いやし油やパーム油では低値を示す（表7-1）。

(4) 不けん化物価

油脂中にはトリグリセリドばかりでなく，ステロール，高級アルコール，炭化水素，トコフェロールなどが含まれている。トリグリセリドをけん化すると脂肪酸はセッケンとなり水に溶解する。しかし，ステロールなどは水に不溶であり，エーテルに溶解する性質をもつ。このような物質を不けん化物とよぶ。不けん化物価は，脂質をけん化したときにエーテルで抽出される不けん化物の重量%である（表7-1）。不けん化物価は単に不けん化物とよばれる場合もある。

(5) 酸 価

精製した植物油や動物脂の脂肪酸はほとんどトリグリセリドとして存在するが，油が酸敗したり，加水分解を受けると脂肪酸が遊離してくる。酸価とは油脂1 g 中に含まれる遊離脂肪酸を中和するために必要な水酸化カリウムのmg数である。油が古くなると値が上昇する。日本農林規格では，精製油は0.2以下，サラダ油は0.15以下と定められている。通常2未満であれば，油の劣化はほとんどないと考えてよい。

(6) 過酸化物価

多価不飽和脂肪酸は，酸化の初期の段階でラジカル反応によりヒドロペルオキシドが生成する（図7-4）。ヒドロペルオキシドは，初期の酸敗度を示す指標となる。ヒドロペルオキシドをヨウ化カリウムと反応させるとヨウ素が生成する。このヨウ素をチオ硫酸ナトリウムで滴定して，試料1 kgに対するミリ当量（meq）で表す。過酸化物価には基準値はないが，通常10～20であれば問題はない。新しい精製植物油では1～2以下である。ヒドロペルオキシドは加熱により分解するため，例えば，フライ中の油脂では蓄積しない。したがって，揚げ物に使用した油脂では，かなり劣化しても15を越えることはまれである。

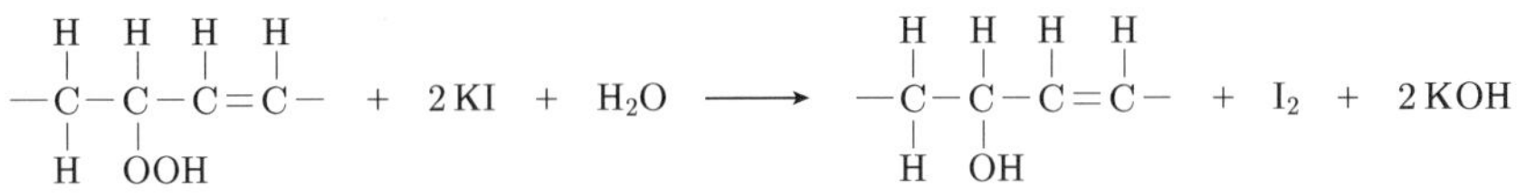

$$\begin{array}{c}\text{H H H H}\\-\text{C}-\text{C}-\text{C}=\text{C}-\\\text{H OOH}\end{array} + 2\,\text{KI} + \text{H}_2\text{O} \longrightarrow \begin{array}{c}\text{H H H H}\\-\text{C}-\text{C}-\text{C}=\text{C}-\\\text{H OH}\end{array} + \text{I}_2 + 2\,\text{KOH}$$

$$\text{I}_2 + 2\,\text{Na}_2\text{S}_2\text{O}_3 = \text{Na}_2\text{S}_4\text{O}_6 + 2\,\text{NaI}$$

図 7-4 脂肪酸ヒドロペルオキシドとヨウ化カリウムの反応によるヨウ素の生成とチオ硫酸ナトリウムによる滴定

7-2 脂質の分別と定量

(1) 食品中の脂質の抽出

食品から脂質を抽出する際に，試料を粉砕，磨砕などにより均質化する必要がある。

一般的な試料調製法はすでに1章で述べているので，表7-2に食品群別試料調製法を記載する。均質化しにくい食品を微粉末化するには，-20℃以下で凍結粉砕する方法もある。

脂質の分析に際しては，その目的の違いにより，適切な抽出法や分析法を選択する必要がある。例えば，ジエチルエーテルを用いるソックスレー抽出法（1-4節）は，エーテル可溶性の多様な物質が抽出されることから粗脂肪*とよばれる。この方

---

* 粗脂肪：現在，食品分析ではこの粗脂肪を「脂質」と定義している。食品学，栄養学の定義する「脂質」とは必ずしも同義ではないので注意が必要。

表 7-2 食品群別試料調製法[5]

食品群	試料調製法
穀　　　類	適当な粉砕器を用い，粒度が揃うようよく粉砕し粉末化する
種　実　類	乳鉢などを用いてすり潰し均質化する
豆　　　類	適当な粉砕器を用い，粒度が揃うようよく粉砕し粉末化する
魚　介　類	可食部が均一になるように採取し，チョッパーなど適当な器具で均質化する
獣鳥肉類 食肉製品	可食部が均一になるように採取し，チョッパーなど適当な器具で均質化する
卵　　　類	ゆで卵は細切後，生卵は卵殻が残らないように採取し，十分均質化する
乳　　　類	生乳などは，油の分離などに注意しながら十分混和する。粉乳類は，試料容器のどの部位にあったかにより不均一になっている可能性があるので十分混和する。チーズなどは，乳鉢などを用いてすり潰し均質化する。バターは，柔らかくなる程度の温度で加温しよく混和する
野菜類 果実類	可食部が均一になるように採取し（必要に応じ縮分を行う），ミキサーなどで均質化する
きのこ類	可食部が均一になるように採取し，細切あるいはミキサーなどで均質化する
藻　　　類	可食部が均一になるように採取し，細切あるいはすり潰す
嗜好飲料	よく混和する
トマト加工品 ソース類 マヨネーズ類 香辛料	よく混和する。また粒状の試料は乳鉢などですり潰す
調理加工品	ミキサーなどで均質化する

法は，水分が含まれる試料では抽出効率が低下することから，試料を100℃以上で乾燥する必要がある。また，抽出には数時間以上を要し，その間，エーテルは50～70℃で加温されている。このような操作では，脂質は酸化や重合を引き起こす可能性があり，酸化しやすい多価不飽和脂肪酸の含量を測定するような精密な分析には適さない。

精密な分析を行う場合には，分析する脂質の酸化や分解などの防止に配慮する必要がある。特に，脂肪酸は二重結合が多いほど酸化されやすいことから，極力空気に触れさせないようにする，および，抗酸化剤を添加するなどの処置が必要となる。そこで，生体成分の脂質の抽出によく用いられるクロロホルム：メタノール＝2：1混液などによる抽出法を用いる。この方法は，水分を含む試料に最適であり，乾燥試料の場合は，水を加えて水になじませる。まず，メタノールのみを容器に入れ，ミキサーなどで，均一化した試料を徐々に添加する。その後，必要量のクロロホルムを加える。試料量に対するクロロホルム：メタノール＝2：1混液の量は20倍量以上とする。試料の酸化を防止するために，溶媒にジブチルヒドロキシトルエン（BHT）などの抗酸化剤を添加する場合もある。その後，40℃で30分加温により脂質を抽出し，室温まで冷却する。熱に不安定な物質の場合には，冷暗所に一晩放置して抽出する。

その後，ろ紙を用いてろ過し，食品残渣と脂質抽出液をろ別する。定量的に抽出脂質を得るために，ろ別された残渣をクロロホルム：メタノール＝2：1混液で十分洗浄し，ろ液は脂質抽出液と一緒にする。抽出液の全量に対して，20%容の脱イオン水を加えて，軽く転倒混和すると，脂質の溶解したクロロホルム層（下層）と水溶性成分を含む水-メタノール層（上層）に分離する。上層を除去し下層を減圧濃縮して抽出脂質を得る。抽出脂質は，ロータリーエバポレーターで濃縮乾固後，クロロホルムやヘキサンに溶解し，酸化しやすい試料の場合には，抗酸化剤を添加する，あるいは，容器に窒素やアルゴンガスを充填し冷凍保存する。なお，油脂類の場合には，このような抽出操作は必要としない。

抽出した脂質画分には多様な脂質が含まれる。一般的に必要とされる分析は，トリグリセリド，ジグリセリド，モノグリセリド，リン脂質の総量，各種リン脂質組成，これら脂質中の脂肪酸組成および量，コレステロールや植物ステロールの量などであろう。目的によっては，これら脂質を分別する必要がある。そのためには，溶媒分別法，カラムクロマトグラフィー，薄層クロマトグラフィー，高速液体クロマトグラフィーが利用される。

抽出脂質中には天然の抗酸化物質が含まれることから，多価不飽和脂肪酸は比較的安定である。しかし，分別を行うと抗酸化物質が除去されるため，すでに述べたような酸化に対する配慮が必要となる。

（2）溶媒分画法

溶媒分画法は，有機溶剤への溶解度の違いを利用して種々の脂質を分別する方法である。例えば，リン脂質や糖脂質などの複合脂質はアセトンに難溶であり，グリセリドやステロールなどの単純脂質は易溶である。また，複合脂質の中で，スフィンゴリン脂質はエーテルに難溶であり，一方，グリセロリン脂質は易溶である。このような性質を利用すると，いくつかの脂質をおおまかに分画することができる。特に，ある溶媒に難溶性の脂質を多く含む試料の場合には有用性が高い。いずれにしても，完全に分画することは不可能であり，カラムクロマトグラフィーなどによる精度の高い分画法の前段階と位置づけられる。図7-5には

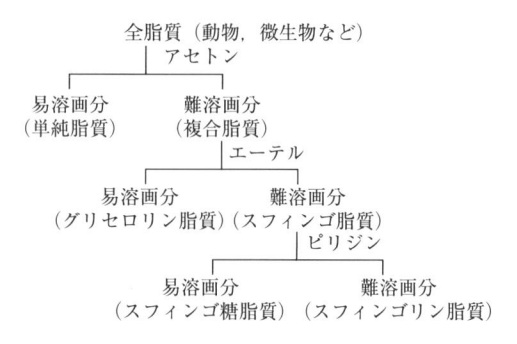

```
        全脂質（動物，微生物など）
              │ アセトン
      ┌───────┴───────┐
   易溶画分          難溶画分
  （単純脂質）       （複合脂質）
                        │ エーテル
                ┌───────┴───────┐
            易溶画分          難溶画分
       （グリセロリン脂質）（スフィンゴ脂質）
                                │ ピリジン
                        ┌───────┴───────┐
                    易溶画分          難溶画分
                （スフィンゴ糖脂質）（スフィンゴリン脂質）
```

図7-5 全脂質の系統的な溶媒分画[1]

系統的な溶媒分画法を示す。

(3) カラムクロマトグラフィー

カラムクロマトグラフィーは，ある種の充填剤の詰まったカラムに脂質溶液を通し，充填剤との相互作用を利用して脂質を分画する方法である。充填剤の性質により，吸着カラムクロマトグラフィー，イオン交換カラムクロマトグラフィーなどがある。比較的多量の試料を種々の脂質画分に分画するのに適する。カラムクロマトグラフィーは溶媒分画法よりははるかに精度よく分画することができるが，それでも完全に分離することは難しい。また，定量的回収も困難な場合がある。

a. 吸着カラムクロマトグラフィー

吸着カラムクロマトグラフィーは，吸着剤に対する種々の物質の吸着力のわずかな差を利用して物質を分離する方法であり，単純脂質から複合脂質まで幅広い分画に利用される。ケイ酸やケイ酸マグネシウム(フロリシル)がよく用いられる。ヘキサンのような低極性溶媒に溶解した種々の脂質は，極性結合，イオン結合などにより吸着剤に結合する。これに，極性溶媒を次第に増加させていくと，極性の弱いものから強いものの順に化合物はカラムから溶出される。

使用するケイ酸は，メタノールや水で洗浄し，有機物を除去し，粒子サイズを揃えておく。ケイ酸の吸着度は乾燥度に比例するため，ケイ酸は使用前に十分に乾燥させる必要がある。その後，使用する最初の溶媒に懸濁し，カラムに充填する。このとき，気泡が入らないようにし，また，ケイ酸は撹拌しながら，むらなく充填することがよい結果を得るためには重要である。カラムは直径：長さが1:20程度，脂質量はケイ酸1gあたり10 mg程度とするとよい。最初の溶媒に溶解した脂質試料を上部に重層し，ゆっくりと溶媒を流し，カラムに脂質を吸着させる。その後，極性溶媒へと切り替えていく。溶出方法は，段階式と勾配式がある。段階式は，ある溶媒を一定量流した後，次の溶媒へ切り替える方法で，勾配式は徐々に前の溶媒の流量を減らし，次の溶媒を増やしていく

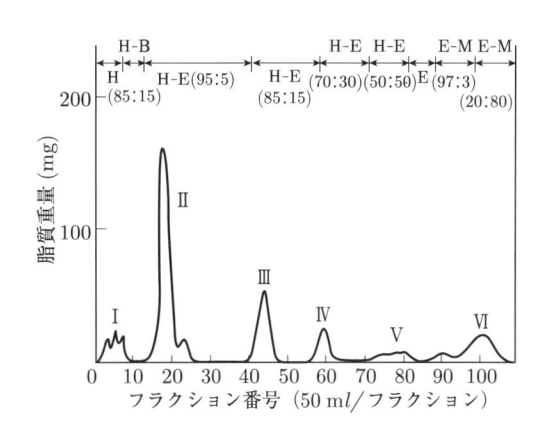

図 7-6 肝臓脂質のケイ酸カラムクロマトグラフィー[1)]
H：ヘキサン，B：ベンゼン，E：ジエチルエーテル，M：メタノール。ケイ酸60gをヘキサンに懸濁し，ガラス管に充填する。試料800 mgを少量のヘキサンに溶解し，充填したケイ酸の上部へ注入する。その後，図に示す溶媒を段階的に流し，各種脂質を溶出する。ピークⅠは炭化水素とステロールエステル，ピークⅡはトリグリセリドと遊離脂肪酸，ピークⅢは遊離ステロール，ピークⅣはジグリセリド，ピークⅤはモノグリセリド，ピークⅥはリン脂質を含む。

方法である。

流出する脂質溶液は，フラクションコレクターで一定フラクションごとに集める。各フラクションにどのような脂質が溶出しているかは，後述の薄層クロマトグラフィーで確認する必要がある。図7-6は，段階式に溶出した肝臓脂質のケイ酸カラムクロマトグラフィーである。

b. イオン交換カラムクロマトグラフィー

イオン交換カラムクロマトグラフィーは，イオン交換体を充填剤として用い，物質を電荷の特性に従って分離する。DEAE(ジエチルアミノエチル)-セルロースなどがよく用いられ，複合脂質の分画に利用される。

(4) 薄層クロマトグラフィー

薄層クロマトグラフィー(TLC)は，吸着クロマトグラフィーの一種である。TLCは簡便であり，脂質種の分離・同定にかなりの威力を発揮することから汎用される。しかし，微量しか処理できないため，大量の試料の分離は不可能である。また，

時には定量も可能であるが，定量的にスポットすることは難しく，回収率が低い場合があり，操作に工夫が必要となる。

吸着剤としてはケイ酸を用いる場合が多い。TLC用プレートは，ガラス板にケイ酸を塗布することにより作製する。また，すでに塗布したものが市販されている。ケイ酸にホウ酸などを含有させたプレートを作製する場合は，自作する必要がある。自作のTLCプレートは使用前に十分に乾燥させる。

ヘキサンなどの溶媒に溶解した脂質試料を，ガラス毛細管を用いてTLCプレートの下部から1〜1.5 cm上部にスポットする。脂質の量はケイ酸の厚みに依存するが，0.25 mm厚でスポット幅1 cmあたり数百 μg程度とする。前もって展開溶媒を入れ，溶媒を充満させたガラスタンク（展開槽）にTLCプレートを入れ，斜めに立て掛け，蓋をして展開を行う（図7-7）。TLCプレートの上部から1 cm下まで展開溶媒が上昇したらプレートを取り出し，溶媒を揮発させた後，各種検出試薬を吹きかけ，分離した脂質を同定する。展開溶媒はいくつかの溶媒を混合したものであり，目的に応じて多くの種類が考案されている。展開槽内で充満しにくい溶媒を含む場合は，展開槽壁面にろ紙を貼り，展開溶媒をしみ込ませると，分離が良好になる場合がある。

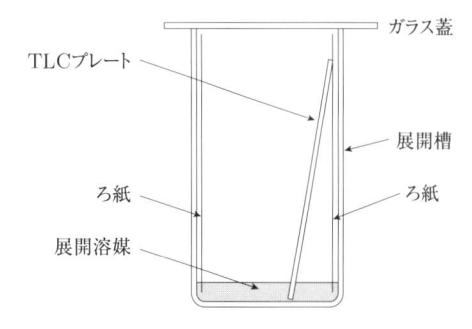

図7-7 薄層クロマトグラフィーの展開
展開槽の壁にはろ紙を貼り，展開溶媒を入れたら蓋をして，溶媒をしばらく充満させる。蓋をできるだけ少なめに開けて，速やかにTLCプレートを挿入し，斜めに立て掛けると，溶媒はケイ酸にしみ込みながら上昇していく。

図7-8の(a)総脂質，(b)，(c)各種リン脂質，(d)モノグリセリドやジグリセリドの分画例を示している。展開により上昇する各脂質の位置は，気温，湿度，ケイ酸の乾燥度など多くの条件によりかなり変化するため，正しく同定するためには，同時に標準物質も展開する必要がある。また，この操作は空気に触れる時間が長いため，多価不飽和脂肪酸を含む試料で展開後に脂肪酸分析を行う場合では，できるだけ空気に接触する時間を短縮し，すばやく操作する必要がある。また，展開溶媒に抗酸化剤を加えたり，展開槽に不活性ガスを充填したりする。

図7-8 薄層クロマトグラフィーによる各種脂質の分画
［展開溶媒］
(a) 石油エーテル：エタノール：酢酸 = 82：18：1
(b) クロロホルム：メタノール：水 = 65：25：4
(c) クロロホルム：メタノール：酢酸：水
　　= 50：37.5：3.5：2
(d) クロロホルム：アセトン = 96：4
PL：リン脂質，MG：モノグリセリド，DG：ジグリセリド，FC：遊離コレステロール，FFA：遊離脂肪酸，TG：トリグリセリド，CE：ステロールエステル，LPC：リゾホスファチジルコリン，Sph：スフィンゴミエリン，PC：ホスファチジルコリン（レシチン），PS：ホスファチジルセリン，PI：ホスファチジルイノシトール，PE：ホスファチジルエタノールアミン（セファリン），NL：中性脂質，CL：カルジオリピン

原点（下側の破線部分）にガラス毛細管を用いて有機溶媒に溶解した脂質をしみ込ませ，図7-7のような展開槽に入れ，上部の破線部分まで展開した。なお，dはケイ酸にホウ酸を含有させたTLCプレートを用いている。

なお，図7-8では，1種類の展開溶媒で展開した結果であり，1次元展開とよぶ。しかし，例えば，図7-8(b)ではPI(ホスファチジルイノシトール)とPS(ホスファチジルセリン)は分離していない。これをさらに分離させるため，TLCプレートを90°回転させ，図(b)の左側を下にして，PIとPSを分離できる展開溶媒で再度展開することで，PIとPSを分離する方法もある。このような展開方法を2次元展開とよぶ。

(5) 検出試薬

TLCの検出試薬には，特異性なくすべての脂質が検出できるもの，特異性があり脂質種の同定が可能なものがある。また，破壊的方法あるいは非破壊的方法がある。非破壊的方法は，さらに詳細な分析に進む場合に利用する。

硫酸法は，硫酸を吹きつけた後加熱し，脂質を炭化させることで，黒褐色のスポットが得られる。当然，特異性はなく，破壊的方法である。

ヨウ素法はヨウ素蒸気下にTLCプレートをさらすと，ヨウ素が脂質に付加され，褐色を呈する。二重結合にも付加されるため，不飽和脂肪酸を多く含む場合は呈色が強い。この方法は，長時間さらすと二重結合の転移や切断を起こすことから，その後，脂肪酸分析を行う場合には，使用しない方が無難である。

ローダミン6G法では，脂質は紫外線下で蛍光を発する。非破壊的方法であり，多くの脂質種が存在する場合に便利である。

ジクロロフルオレセイン法では，単純脂質が紫外線下で蛍光を発する。非破壊的方法である。

ディットマー(Dittmer)試薬はモリブデンと硫酸を含み，リン脂質のリンと反応しリンモリブデン酸を形成し青色を呈する。また，他の脂質は炭化し黒褐色となる。リン脂質の同定に用いられる破壊的方法である。

ドラーゲンドルフ(Dragendorff)試薬は，塩基性硝酸ビスマスを含み，コリン含有脂質と反応して，橙色を呈する。ホスファチジルコリンやスフィンゴミエリンなどの同定に用いられる。

ニンヒドリン試薬は，アミノ基と反応し，赤紫色を呈することから，ホスファチジルエタノールアミン，ホスファチジルセリンなどアミノ脂質の同定に用いられる。

(6) TLCで分画した脂質の抽出

ローダミン6Gなど非破壊的試薬で検出した脂質は，TLCプレートからかき取り，単純脂質はジエチルエーテルやヘキサン，複合脂質はクロロホルム-メタノール混液を用いて，ケイ酸から抽出することができる。抽出後，一般的な脂質分析を行うことができるが，かき取り操作や抽出操作で若干定量性は低下する可能性があり，その点を考慮して実験する必要がある。

7-3 脂肪酸組成の分析

(1) ガスクロマトグラフィー

食品中の総脂質や，TLCなどで分画した脂質の脂肪酸組成や定量分析は，その食品の栄養機能を知るうえで重要である。ガスクロマトグラフィー(GC)は脂肪酸組成の分析で最も頻繁に用いられる。カラムには充填カラムとキャピラリーカラムがあるが，最近では，分離が良好で感度が高く，定量分析での再現性もよいことから，キャピラリーカラムがよく用いられている。脂肪酸の場合は，高極性カラムが一般的である。検出器は水素炎イオン化検出器(FID)が用いられる。GC法はすでに同定されている既知の脂肪酸の日常的な分析に最適である。FIDでは分離した脂肪酸は水素とともに燃焼するため，回収することはできない。したがって，未知の脂肪酸のさらなる同定や解析には向いていない。同定，解析のためには，GCとマススペクトロメトリー(MS)を組み合わせたGC-MSが利用される。また，試料は比較的高温にさらされるため，不安定な官能基をもつ脂肪酸では分解する可能性がある。

カラムは目的により多くの種類があるが，脂肪酸の炭素数および二重結合数の違いにより分離するものが一般的である(図7-9)。FIDではピークの面積は炭素数に比例することから，各種脂肪酸

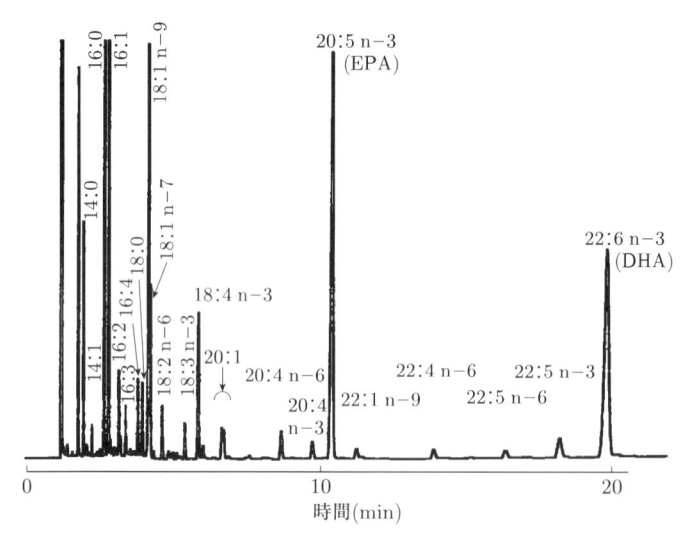

図 7-9 魚油の脂肪酸メチルエステルの GC 分析
キャピラリーカラム Omegawax(30 m×0.32 mm)を使用し，キャリヤーガスはヘリウム，流速 2 ml/min，スプリット比 30:1，カラム温度 200℃ で恒温分析した。

メチルエステルの量比に比例して面積比が得られる。なお，脂肪酸を定量する場合には，試料中には存在しない脂肪酸を既知量添加する(内標準法)。例えば，ペンタデカン酸(15:0)やヘプタデカン酸(17:0)がよく用いられるが，前もって，試料中にこれらの脂肪酸が含まれないことを確認する必要がある。

通常，食品に存在する脂肪酸の二重結合は一般的にシス型であり，二重結合位置も決まっている。しかし，これらの幾何および位置異性体が存在する場合もある。さらに，硬化油の製造のために，脂肪酸の二重結合を水素添加すると，トランス型への異性化および二重結合の転移が起こることが知られている。したがって，トランス型脂肪酸はマーガリンやショートニングに検出される。また，反芻動物であるウシの反芻胃には，不飽和脂肪酸のシス型二重結合をトランス型に転換する微生物が存在することから，乳製品にはトランス型脂肪酸が存在する。18:1 n-9 と n-7 や cis-18:1 n-9 と trans-18:1 n-9 は，通常の脂肪酸分析用キャピラリーカラムでも分離可能であるが，より二重結合が多く，また，二重結合が転移して多くの位置異性体が存在する場合には特別なカラムが必要となる。しかし，それでも GC だけでは分離・同定が難しい場合もある。

a. 脂肪酸の誘導体化

GC 分析に際しては，官能基の存在は分離や定量性に悪影響を及ぼす。そのため，一般的に脂肪酸はメチル化(あるいはトランスメチル化)し，脂肪酸メチル($RCOOCH_3$)として GC に供する。メチルエステル化すると気化温度が低下するため，比較的低温(100〜200℃)での分析が可能となる。

食品から抽出した脂質の脂肪酸は，遊離脂肪酸として存在するものもあるが，大部分トリグリセリド，リン脂質，コレステロールエステル，植物ステロールエステルなどエステル型で存在する。これらの脂肪酸をまとめて分析する場合には，① 脂質をけん化し遊離脂肪酸とした後，酸触媒によりメチル化する方法，② 酸触媒によるトランスメチル化法が一般的である。一方，脂肪酸がすべてエステル型であれば，アルカリ触媒によるトランスメチル化法を用いることができる。

b. 脂質のけん化法

脂質はアルカリ性エタノール溶液中でけん化され，脂肪酸は脂肪酸塩（いわゆるセッケン）となる。反応後水を加え，脂質中に存在するステロールや α-トコフェロールなど不けん化物をヘキサン抽出により除去する。その後，溶液を塩酸酸性にすると，脂肪酸塩は遊離脂肪酸となるから，これをヘキサン抽出することで，遊離脂肪酸を集めることができる。

c. 脂肪酸のメチル化

酸触媒によるメチル化およびトランスメチル化：酸触媒では，触媒として硫酸，塩酸，三フッ化ホウ素が用いられる。硫酸-メタノール法では，乾燥メタノール 115 ml に硫酸 1 ml を加えて，メチル化試薬とする。脂質 3～5 mg に対して 2 ml のメチル化試薬を添加し，不活性ガスで封入し 80 ℃でメチル化の場合 1 時間，トランスメチル化の場合 2 時間反応する。メチル化試薬と等量の飽和食塩水を加えた後，ヘキサンで脂肪酸メチルを抽出する。加温に不安定な脂肪酸の場合は室温で一晩反応させてもよい。また，油分が多い場合は，メタノールに溶けず油滴となることから，メチル化試薬のメタノールに 25% ベンゼンを混ぜると溶解する。この場合，反応時間は 2.5 時間とする。

アルカリ触媒によるトランスメチル化：ナトリウムメチラート（ナトリウムメトキシド）が汎用される。乾燥メタノールに 0.5 M となるようにナトリウムメチラートを溶解して，メチル化試薬とする。エステル型脂質 1～2 mg 程度をベンゼン 0.4 ml に溶解し，メチル化試薬を 1 ml 加える。不活性ガスで封入し 50℃で 10 分，あるいは室温暗所で一晩反応させる。脱イオン水 50 μl 添加後，ヘキサン 2 ml で脂肪酸メチルを抽出する。

（2） 高速液体クロマトグラフィー

高速液体クロマトグラフィー（HPLC）は適切な移動相とカラムを選択すれば，脂肪酸の分離分析は可能であるが，ガスクロマトグラフィーに比べると，分離は劣っている場合が多い。HPLC のメリットの 1 つは，分離した成分を回収し，さらなる詳細な分析を行うことができる点にある。脂肪酸メチルエステルは 200～210 nm に吸収があることを利用して検出される。しかし，この紫外吸収は脂肪酸の二重結合に由来することから，脂肪酸の種類により紫外吸収の強度が異なる。したがって，定量のためには，それぞれの脂肪酸に対して検量線を作成する必要があり，未知の脂肪酸では，定量が難しい。このような問題を解決するため，一定の紫外吸収や蛍光を得ることができる誘導化試薬が開発されている。例えば，よく用いられるフェナシル誘導体（図 7-10）では，紫外 254 nm に吸収があり，定量が可能となる。移動相を的確に選べば，かなり精度のよい分離分析が可能となる（図 7-11）。

図 7-10 脂肪酸のフェナシル誘導体
フェナシル基が 254 nm に吸収をもつため，どのような脂肪酸が結合しても，量に応じた応答が得られる。

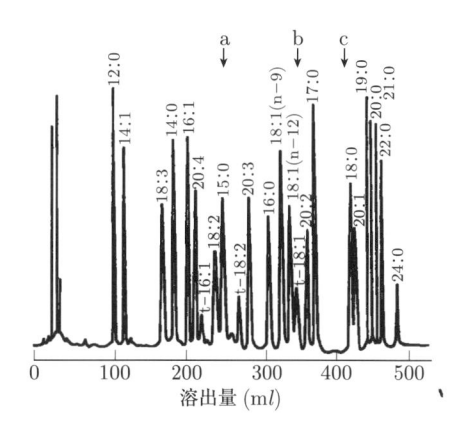

図 7-11 逆相 HPLC を用いた脂肪酸フェナシル誘導体の分離[2]
逆相カラムを用い，移動相ははじめはアセトニトリル：水（76:33），その後，図中の a の時点で 74:26 に切り替え，b では 4:1，c では 97:3 へ切り替えた。流速は 2 ml/min とし，254 nm の紫外吸収で検出を行った。t はトランス二重結合を有する脂肪酸を表す。

7-4　グリセリド分子種の分析

　トリグリセリドには，3分子の脂肪酸が結合している。油脂中には多くの脂肪酸が含まれるが，これら脂肪酸がトリグリセリドの各結合部位に均一に結合しているわけではない。油脂中では，種々の脂肪酸が組み合わさってグリセロールに結合しており，その油脂の物性を決定している。例えば，ココアバター中に含まれるトリグリセリドには，飽和脂肪酸であるパルミチン酸やステアリン酸が sn-1,3位*に，オレイン酸が sn-2位に結合しているものが多い。この構造は，チョコレートのシャープな口溶けと密接に関連しており，同じ脂肪酸がランダムに結合している場合では，このような物性は得られない。したがって，ココアバター代替油脂などの製造においては，グリセリド構造の分析が必要となる。また，加工油脂の製造においては，油脂の物性を変えるため，ランダムエステル交換がよく行われる。この方法により，各脂肪酸はトリグリセリドの結合部位に均一に分布するようになる。グリセリド構造分析はランダムエステル交換の確認にも用いられる。

　トリグリセリドの分子種は極めて多種類に及ぶ。脂肪酸が n 個存在すると，理論的には n^3 個の分子種が可能である。脂肪酸が10種類あると1000種にも及ぶことになる。これらすべてを分離することは今のところ不可能である。

（1）ガスクロマトグラフィー

　GC によるトリグリセリドの分子種分析では，充填カラムを用いた場合は，脂肪酸の種類にかかわらず総炭素数で分離するため，精度の低い分析しかできなかった。最近では，キャピラリーカラムが用いられるようになり，かなり精度のよい分析が可能となってきた（図 7-12）。カラムとしては，高極性のものがよく用いられる。

---

* sn : stereospecific numbering

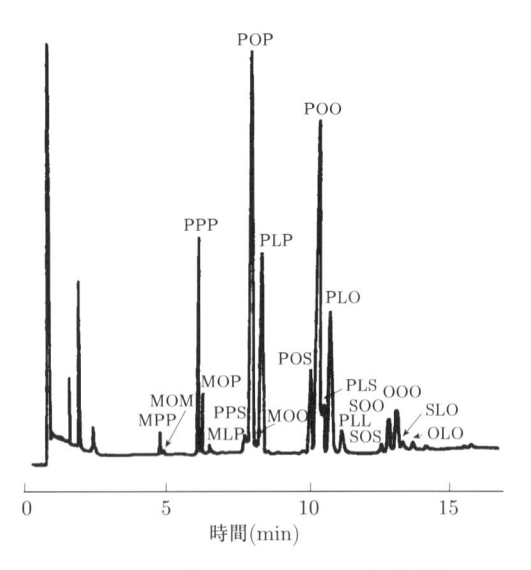

図 7-12　パーム油のトリグリセリド分子種の GC 分析[3]

50% フェニルメチルシリコンをコートした WCOT キャピラリーカラム（25 m×0.25 mm）を使用し，キャリヤーガスは水素，340〜355℃，1℃/min で昇温分析した。M：ミリスチン酸（14:0），P：パルミチン酸（16:0），S：ステアリン酸（18:0），O：オレイン酸（18:1），L：リノール酸（18:2）。

　例えば，PLO は P と O が sn-1 または sn-3 位に，L が sn-2 位に結合することを示す。この方法では，sn-1 と sn-3 の違いを分離することはできない。

（2）高速液体クロマトグラフィー

　トリグリセリド分子種分析では，逆相カラムが用いられる。図 7-13 には，ココアバターの分子種分析を示している。ココアバターは脂肪酸が少ないため，分子種の分離も比較的容易である。逆相カラムの場合，ある分子種の溶出時間は基本的に ECN（equivalent carbon number）で決まってくる。ECN は脂肪酸の総炭素数を A，総二重結合数を B とすると，以下のような関係がある。

$$ECN = A - 2B$$

すなわち脂肪酸の総炭素数が少ないほど，また二重結合数が多いほど速く溶出することがわかる。図 7-13 では，PLO, PLP は ECN=46, POO, PLS, POP は ECN=48, SOO, SLS, POS は ECN=50, SOS は ECN=52, SOA は ECN=54 であり，多

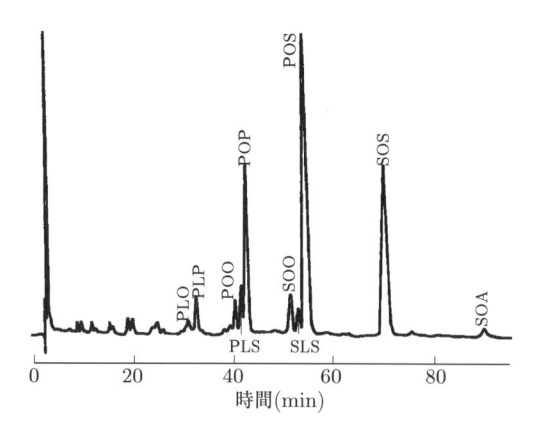

図7-13 ココアバターのトリグリセリド分子種の逆相HPLC分析[2]

逆相カラムを用い，移動相はアセトニトリル：テトラヒドロフラン(73:27)，流速は1 ml/minとし，検出は220 nmの紫外吸収で行った。P：パルミチン酸(16:0)，S：ステアリン酸(18:0)，O：オレイン酸(18:1)，L：リノール酸(18:2)，A：アラキジン酸(20:0)。

例えば，PLOはPとOがsn-1またはsn-3位に，Lがsn-2位に結合することを示す。この方法では，sn-1とsn-3の違いを分離することはできない。

少のずれはあるものの，ECNの同じグループはほぼ近い位置に溶出していることがわかる。

これらの分子種は，GCやHPLCのみからでは同定できない。同定する場合にはHPLCから分取し，他の方法を用いてグリセリドの各結合位置の脂肪酸を解析する必要がある。詳しくは述べないが，例えば，1,3特異的リパーゼを用いて，トリグリセリドのsn-1,3位の脂肪酸を加水分解し，生成した脂肪酸とモノグリセリドをTLCにより分画し，それぞれの脂肪酸組成を分析することで，sn-1,3位とsn-2位に結合している脂肪酸を特定できる。

7-5 コレステロールおよび植物ステロールの分析

動物性食品にはコレステロールが，また，植物性食品には種々の植物ステロールが含まれる。また，動物性食品にも微量ながら植物ステロールが含まれている。これは動物が摂取した餌由来である。コレステロール摂取量は，血漿コレステロール濃度に影響し，ひいては動脈硬化症などの原因となることから，その分析は重要である。一方，植物ステロールは血漿コレステロール濃度低下作用を有することから注目されている。ステロールの分析には，化学法や酵素法があるが，コレステロールや植物ステロールを区別して測定することはできないこと，また，ステロールの種類により発色率が異なることから，これらステロールが混在する食品では用いることはできない。このようなことから，ステロール分析には一般的にガスクロマトグラフィーや高速液体クロマトグラフィーが用いられる。

(1) ガスクロマトグラフィー

充填カラム，キャピラリーカラムともに用いられるが，キャピラリーカラムが分離能が高く，汎用される。ステロールの分析には一般的に無極性カラムが用いられる。ステロールは通常トリメチ

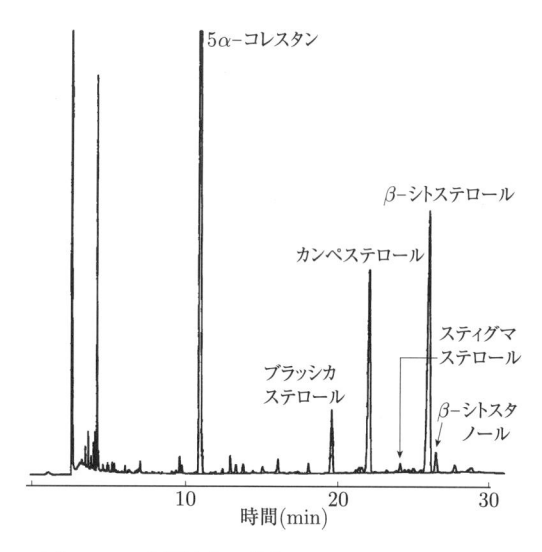

図7-14 菜種油中の植物ステロールトリメチルシリルエーテルのGC分析

キャピラリーカラム SPB-1(60 m×0.25 mm)を使用し，キャリヤーガスはヘリウム，流速2 ml/min，スプリット比50:1，カラム温度280℃で恒温分析。内標準として，既知量の5α-コレスタンを添加。5α-コレスタンとの面積比より，ステロール量が計算できる。

ルシリル化など誘導体化してGCに供される。誘導体化した方が分離および定量性がよい。定量のための内標準としては5α-コレスタンを前もって添加する。分析例を図7-14に示す。未知のステロールを含む場合は，GC-MSによる解析が必要となる。

（2） 高速液体クロマトグラフィー

ステロールは逆相HPLCにより分離可能である。誘導体化の必要はない。コレステロールの定量や，単純な組成の植物ステロールの分離には十分である。しかし，ガスクロマトグラフィーに比べると分離は良好ではない。

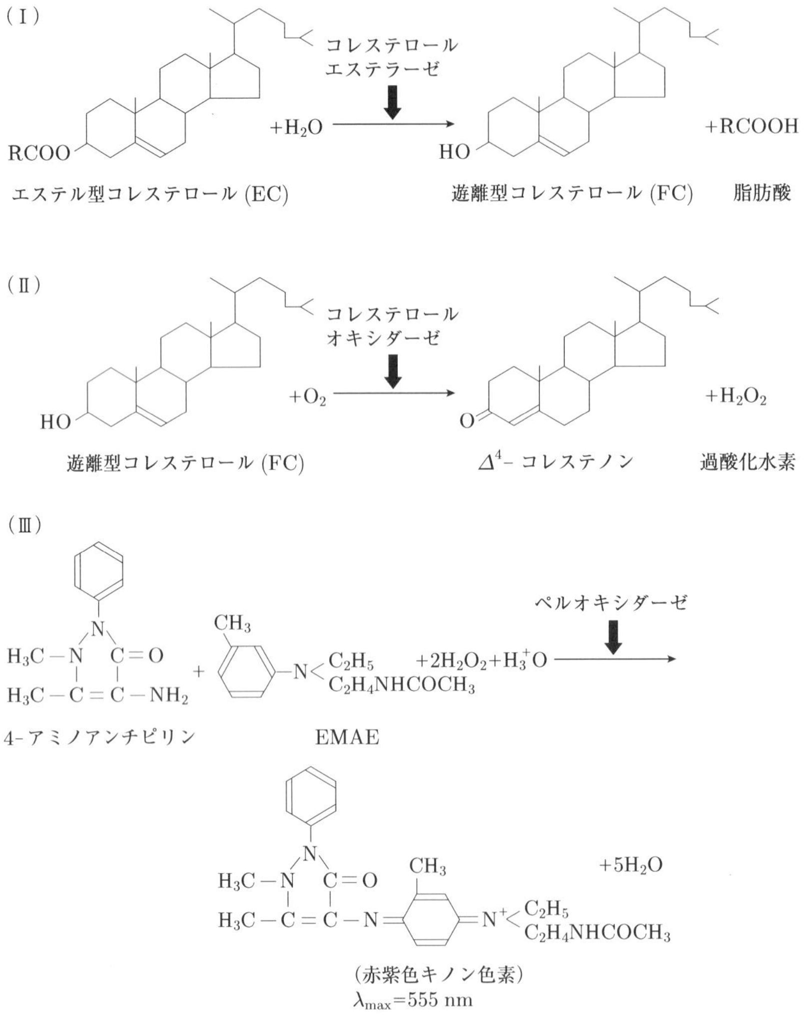

図 7-15 酵素法によるコレステロールの定量の一例
コレステロールエステルは加水分解し，得られた遊離コレステロールをコレステノンに転換する。このとき生じる過酸化水素がアミノアンチピリンと反応して，赤紫色キノン色素を生じる。この色素を555 nmで測定する。類似の化学構造をもつ植物ステロールもまた，反応することから，コレステロールが大部分を占める動物性食品のコレステロール測定などに用いることができる。

(3) 酵素キット法

コレステロールをコレステロールオキシダーゼと反応させると，3位のヒドロキシ基がケト基となる。このとき，過酸化水素が発生する。この過酸化水素と発色試薬を反応させることで，コレステロールの測定ができる（図7-15）。しかし，コレステロール以外の植物ステロールなども反応することから，種々のステロールが混在する場合は利用できず，利用範囲は限られる。

引用・参考文献

1) 宮澤陽夫，藤野泰朗 編著：「脂質・酸化脂質分析法入門」, pp. 69, 77, 学会出版センター（2000）.
2) W. W. Christie ed. : "HPLC and Lipids", pp. 151, 184, Pergamon Press（1987）.
3) W. W. Christie ed. : "Gas Chromatography and Lipids", p. 199, The Oily Press（1989）.
4) 食用植物油の日本農林規格，改正2015年3月27日 農林水産省告示714号.
5) 日本油化学会 編：「基準油脂分析試験法」, 参2-2013（2013）.

酸化的ストレスとn-3脂肪酸

酸化的ストレスは，生体内で重要な働きをしているDNAやタンパク質に傷害をもたらし，疾病や老化を引き起こすとされている。これまでの研究では，不飽和度の高いn-3系の多い魚油をヒトや実験動物に投与すると，n-6系の多い植物油の投与に比べて脂質過酸化度が大きく亢進し，しかも生じた脂質過酸化物がさらにDNAやタンパク質を傷害して酸化的ストレスを増悪するかにみえる結果が得られていた。しかし，生体内の脂質過酸化度を注意深く測定した最近の研究によると，生体内の通常の生理的条件下での酸化ストレスではn-3脂肪酸摂取がより脂質過酸化を亢進することはないこと，また，強い酸化的ストレスの場合にはn-3脂肪酸摂取の方がより脂質過酸化を亢進するが，酸化的ストレスによるDNA傷害は逆に軽減されるようである。すなわち，n-3脂肪酸摂取は酸化的ストレスによる脂質過酸化を亢進しても，DNA傷害をくいとめる働きがあるらしい。

8 炭水化物の分析

グルコースやデンプンなど糖類を中心とする一群の化合物は，一部の例外を除いて $C_m(H_2O)_n$ の一般式で書き表すことができ，m 個の炭素に n 個の水が化合した形という意味で，炭水化物とよばれる。炭水化物は単糖類，少糖類，多糖類に分類される。

単糖類は炭水化物を加水分解したときに得られる基本構造物質で，炭素の数によって，三炭糖〜七炭糖に分類される。食品成分として重要なものはグルコース，フルクトース，ガラクトース，マンノースなどほとんどが六炭糖である。単糖類はすべて還元糖である。少糖類は10分子程度までの単糖類が結合したもので，二糖類のスクロース，マルトース，ラクトースは食品成分として重要である。多糖類は一般に分子量が非常に大きく，数万から数千万に及ぶ。デンプンは食品成分として最も重要な多糖類である。また，食物繊維はヒトの消化酵素で消化されにくい多糖類で，様々な生理作用を有していることから注目されている。

食品の栄養成分分析においては通常，炭水化物は全体(100%)から他の一般成分(水分，タンパク質，脂質，灰分)を差し引くことにより求められる(差引きによる炭水化物：式(8-1))。また，炭水化物から食物繊維を差し引いた残りを糖質としている(差引きによる糖質：式(8-2))。

炭水化物＝100－(水分＋タンパク質
　　　　　　＋脂質＋灰分)　　　　(8-1)
糖　　質＝100－(水分＋タンパク質
　　　　　　＋脂質＋灰分＋食物繊維)　(8-2)

このように，食品の栄養成分分析においては，炭水化物と糖質(利用可能な炭水化物の意)は別の用語として区別されている。差引きによる炭水化物(あるいは差引きによる糖質)の問題点として，差引きで求めるがゆえに炭水化物(あるいは糖質)以外の成分を含んでしまうことも少なくないという点があげられる。

これに対して，炭水化物を直接定量する方法がある。もちろん，炭水化物は各々その構造や化学的な性質が大きく異なるため，すべての炭水化物を普遍的に定量できる方法はない。したがって，取り扱う試料に含まれる炭水化物成分にあった測定法を選択する必要がある。

本章では，全糖と還元糖の一括定量，糖と糖アルコールの分別定量，デンプン，食物繊維などの多糖類の定量法について述べる。

8-1　全糖の定量

直接測定により得られる定量結果は，差引きによる糖質と区別して全糖とよばれることが多い。ここでは，代表的な全糖の定量法としてフェノール硫酸法とアンスロン硫酸法について説明する。

(1) フェノール硫酸法

硫酸などの強酸とともに糖を加熱すると，脱水閉環してフルフラール誘導体が生成する。すなわち，ペントースからはフルフラール，ヘキソースからはヒドロキシメチルフルフラールが生成する(図8-1)。これらはさらにフェノールと反応して呈色する。この呈色強度が還元糖の濃度に依存する。強酸処理により，オリゴ糖や多糖，タンパク

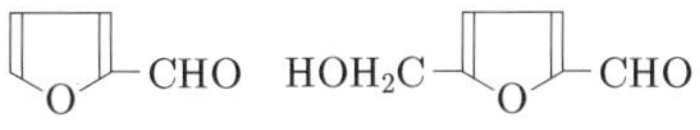

図 8-1 フルフラールとヒドロキシメチルフルフラール

質に結合した糖は単糖まで加水分解されること，またタンパク質の共存による影響が少ないことから全糖の定量に利用される。

具体的には，試料溶液 1 ml（グルコース濃度として 10〜70 μg/ml）を試験管にとり，5% フェノール溶液を 1 ml 添加した後，濃硫酸 5 ml を分注器（オートビュレット）を用いて直接液面に滴下するように速やかに加える。ヘキソースでは 490 nm，ペントース，ウロン酸では 480 nm において吸光度を測定する。濃硫酸滴下の際に生じる熱によって反応が進むことから，この滴下の速やかな操作が定量性や精度に大きな影響を与える。さらに，アルドース，ケトース，ウロン酸間で感度が異なること，システインや金属などの還元性物質およびアジド類などによって定量性に影響を受けることに注意を要する。

（2） アンスロン硫酸法

糖を硫酸中でアンスロン（9,10-ジヒドロ-9-オキソアントラセン）と加熱すると，緑色〜青緑色を呈する反応を利用した方法である。具体的な手順としては，硫酸溶液（濃硫酸 3 容と水 1 容を混和）で調製した 0.2% アンスロン硫酸溶液を氷水中で冷却した試験管に 5 ml とり，これに試料 0.5 ml（糖 0.5〜50 μg を含む）を加えて混和する。10 分間加熱後，冷却し，620 nm の吸光度を測定する。

アンスロン硫酸が糖と発色する機構は明らかではないが，濃硫酸による脱水反応で，糖はフルフラールまたはヒドロキシメチルフルフラールを経て，アンスロンの異性化したアンスラノールと反応するという説がある。アンスロン硫酸法では，食品に含まれる主要単糖であるグルコースとフルクトースはほぼ同程度の発色率を示すが，一般に各ヘキソースで反応速度，発色率に差がある。

共存するタンパク質により妨害を受けることから，例えば，五訂日本食品標準成分表の「獣鳥鯨肉及び魚介類」の炭水化物の分析では，あらかじめ試料をトリクロロ酢酸で除タンパク処理し，糖質の分離を行っている。ちなみに，これらの試料は炭水化物をほとんど含まないことから，差引きによる炭水化物では，他成分の分析誤差の影響で計算値がマイナスになるなど正しい結果が得られないために，アンスロン硫酸法による全糖の直接測定が行われる。

8-2 還元糖の定量

（1） レイン-エイノン法*

煮沸中のフェーリング液（硫酸銅のアルカリ溶液中の 2 価銅イオン Cu^{2+}）に還元糖を滴下すると，フェーリング液は滴下された還元糖の含量に応じて還元され，赤色の酸化銅(I)を生じる。このとき，あらかじめ指示薬としてメチレンブルーを加えておくと，還元糖はまず銅イオン(II)と反応してそのすべてを酸化銅(I)に還元した後，引き続き存在するメチレンブルーを還元し，青色を消して無色にする。この点を終点とし，滴下した糖液量より還元糖量を求める。糖への換算にはレイン-エイノン糖換算表を用いる。

本法はビュレットに還元糖を入れるのが特徴で，再現性が高い。ただし，滴定の際の糖の煮沸時間は，糖の過分解を避けるために 3 分以内に終了させなければならない。

（2） ソモギ-ネルソン法**

還元糖を硫酸銅のアルカリ性水溶液とともに加熱すると，銅イオン(II)の一部は糖によって還元されて銅(I)となり，赤色の酸化銅(I)の沈殿を生じる（ここまでの反応はレイン-エイノン法と同じ）。冷却後，これにモリブデン酸アンモニウム，ヒ酸ナトリウム，硫酸を水に溶解して調製した呈

---

* Lane-Eynon method
** Somogyi-Nelson method

色液(ネルソン試薬)を加えると青色に呈色する。この呈色の強度を 520 nm または 660 nm の波長で測定して還元糖量を求める。被検液 1 ml 中にグルコースとして 5～300 μg の範囲で定量ができ，微量定量に適している。

(3) 酵素キット法

酵素を用いる測定法は，酵素に高い基質特異性があることから，食品のような多成分混合系では極めて有利である。従来の方法では，クロマトグラフィー技術を用いた分離操作に頼らざるを得なかった個別分析を，分離操作なしで可能とした。

食品中に一般的にみられるグルコース，フルクトース，スクロースの同時定量を例に，その原理を説明する。この分析の基本となる酵素反応は，5-1 節(4)に示したグルコースの酵素ヘキソキナーゼ(HK)によるリン酸化反応と，その後のグルコース 6-リン酸デヒドロゲナーゼ(G6P-DH)による酸化反応である。

$$\text{グルコース}+\text{ATP} \xrightarrow{\text{HK}}$$
$$\text{ADP}+\text{グルコース 6-リン酸} \qquad (8\text{-}3)$$

$$\text{グルコース 6-リン酸}+\text{NADP}^+ \xrightarrow{\text{G6P-DH}}$$
$$6\text{-ホスホグルコン酸}+\text{NADPH}+\text{H}^+ \quad (8\text{-}4)$$

グルコースを含む試料に，上の反応で必要な HK, G6P-DH, ATP, NADP$^+$ を添加して，試料中のすべてのグルコースが 6-ホスホグルコン酸に変換されるように反応を完結させる(エンドポイント法)。インジケーター反応(式(8-4))によって生じた NADPH 濃度をモル吸光係数を使って，340 nm の吸光度からモル濃度に換算する。その NADPH 濃度は試料中に存在していたグルコース濃度に相当し，試料中に存在していたグルコースのみが，この反応で選択的に定量できる。

では，試料中に同時にフルクトースが存在している場合はどうなるであろうか。グルコースの定量に使用する HK は基質特異性があまり高くなく，試料中のフルクトースにも作用して，フルクトース 6-リン酸(F6P)が生じる。

$$\text{フルクトース}+\text{ATP} \xrightarrow{\text{HK}}$$
$$\text{ADP}+\text{フルクトース 6-リン酸} \qquad (8\text{-}5)$$

しかし，G6P-DH は基質特異性が高く，F6P には作用しない。そこで，フルクトースを定量するために，グルコースの定量が終了した後，F6P を G6P に変換するホスホグルコイソメラーゼ(PGI)を反応系に添加する。

$$\text{フルクトース 6-リン酸} \xrightarrow{\text{PGI}}$$
$$\text{グルコース 6-リン酸} \qquad (8\text{-}6)$$

試料に入っていたグルコースに由来する反応はすでに終了しているので，PGI の添加で増加する 340 nm の吸光度の増加は，試料中のフルクトース濃度に依存しており，グルコースと同様に NADPH のモル吸光係数を用いて，試料中のフルクトースを定量できる。

一方，スクロースはインベルターゼ(IV)によりグルコースとフルクトースに加水分解される。

$$\text{スクロース}+\text{H}_2\text{O} \xrightarrow{\text{IV}}$$
$$\text{グルコース}+\text{フルクトース} \qquad (8\text{-}7)$$

したがって，上記のグルコース定量とフルクトース定量の反応の後，IV を添加して，NADPH に基づく 340 nm の吸光度を測定すれば，スクロースのモル濃度を求めることができる。このとき，スクロース 1 mol からグルコース，フルクトースがそれぞれ 1 mol ずつ生成するので，吸光度から算出されるモル濃度の 1/2 がスクロースのモル濃度になることに注意が必要である。

牛乳中の主要な糖であるラクトースを定量する場合は，ラクトースを加水分解する β-ガラクトシダーゼを用いる。

$$\text{ラクトース}+\text{H}_2\text{O} \xrightarrow{\beta\text{-ガラクトシダーゼ}}$$
$$\text{グルコース}+\text{ガラクトース} \qquad (8\text{-}8)$$

反応で生じたグルコースを式(8-3)と式(8-4)に基づき，HK と G6P-DH を用いて定量する。

また，グルコースの定量には HK, G6P-DH 以外にも，グルコースオキシダーゼ(GOD)を用

8-3 糖および糖アルコールの分別定量

いる方法もある。

$$\text{グルコース} + H_2O + O_2 \xrightarrow{GOD} \text{グルコン酸} + H_2O_2 \quad (8-9)$$

この反応で生成した過酸化水素をさらにペルオキシダーゼ(POD)を用いて，フェノール，4-アミノアンチピリンと縮合させて赤色色素を生成させ，その吸光度を測定することにより，グルコース濃度を求めることができる。また，フェノールの代わりに N-(2-ヒドロキシ-3-スルホプロピル)-3,5-ジメトキシアニリンを使用した青色発色系も利用されている。

8-3 糖および糖アルコールの分別定量

糖組成の分析法としては，ガスクロマトグラフィー(GC)，高速液体クロマトグラフィー(HPLC)，キャピラリー電気泳動(CE)法が利用されている。ここでは，その分析原理と実際の操作について代表的な例を用いて説明する。

(1) ガスクロマトグラフィー

糖類の分離，定量または組成を知る手段としてガスクロマトグラフィー(GC)は単離と定量が同時に行えることから，簡便な方法といえる。糖類は一般に，分子間力が強いため揮発性が低く，熱にも不安定であるため，直接GCで分析することはできない。そこで，GC分析に際しては，糖を揮発性誘導体に変換する。

糖類の一般的なGC誘導体としては，室温下での調製が可能であることから，トリメチルシリル(TMS)誘導体が用いられる。以下の反応式に従って揮発性誘導体が生成する。

$$2\,ROH + (CH_3)_3SiNHSi(CH_3)_3 \longrightarrow 2\,ROSi(CH_3)_3 + NH_3 \quad (8-10)$$

ここで，ROHは糖類を表す。TMS誘導体化に際しては，水分を完全に除去することが重要である。また，再現性のよい分析には適当な内標準を選択することが必要である。内標準としては，分析試料に含まれず，他のピークと重ならず，さらに保持時間が分析対象のピークの中間に位置するものが好ましい。

GC分析に先立って，試料からエタノール抽出して，イオン交換樹脂で処理した糖画分(強酸性陽イオン交換樹脂と強塩基性陰イオン交換樹脂の非吸着画分)を濃縮後，定容してから内標準と混ぜる。その後，塩化カルシウムの入った真空デシケーター中で濃縮乾固して，完全に水分を除去後，TMS化剤を添加して誘導体化する。単糖と糖アルコールの分析条件と得られるクロマトグラムを図8-2に示す。

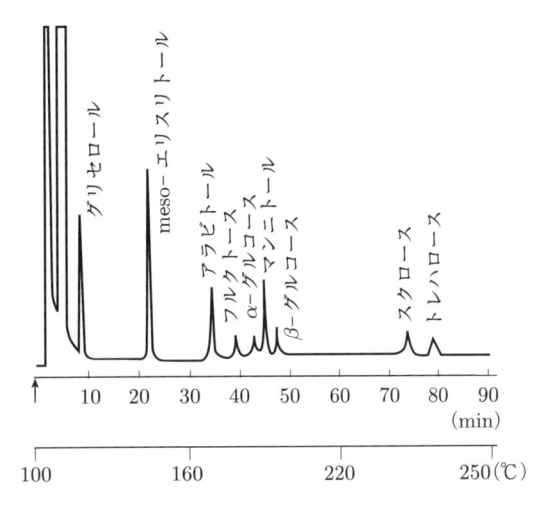

図 8-2 エノキタケ中の糖類のガスクロマトグラム
検出器：FID，カラム：3 mm×20 m ガラスカラム(3%Silicon SE-52, Chromosorb WAW-DMCS)，カラム温度：100〜250℃ (2℃/min)，注入温度・検出温度：270℃，キャリヤーガス：N_2 (60 ml/min)

(2) 高速液体クロマトグラフィー

高速液体クロマトグラフィー(HPLC)の被検液の調製は，主に試料から糖を抽出する工程と糖以外の共存成分を除去する工程からなる。糖は極性が高いので，抽出溶媒としては水が最適である。抽出効率を上げるには，加温するか，超音波処理を用いる。スクロースのように酸に不安定な糖もあるので，抽出の際，溶液を中性(pH 5〜7)に保つ必要がある。また，多糖類を含む試料では，多糖類がカラムに吸着して測定に影響を与える可能

表 8-1 糖類の分類モードと分離条件

分離モード		分離条件など
サイズ排除	カラム	Shodex GS-220HQ（昭和電工），TSKgel G2500（東ソー）
	移動相	水
	特徴	中性糖は重合度の大きいものから順に，同じ重合度の成分がまとまって溶出する．親水性ポリマーのカラムを使うときには，分離度が少し劣るので2本連結が望ましい
	適応	単糖類～オリゴ糖，食物繊維
分配	カラム	TSKgel Amido 80（東ソー），Carbohydrate Analysis Column（ウォーターズ），Shodex Asahipak NH2P-50 4E（昭和電工）
	移動相	アセトニトリル／水（75/25 あるいは 80/20）
	特徴	一般食品中の主要な糖類を同時に分離，定量できる．水の割合を増加させると溶出が速くなる．還元糖と対応する糖アルコールは近似する場所に溶出する
	適応	単糖類，二糖類，オリゴ糖
ホウ酸型イオン交換	カラム	TSKgel SUGAR AXI（東ソー）
	移動相	0.5M ホウ酸緩衝液（pH 8.7）
	特徴	糖類をホウ酸錯体として陰イオン性をもたせ，陰イオン交換にて分離する．移動相のpHで分離パターンが変化するので注意する
	適応	単糖類，二糖類
配位子交換	カラム	Shodex SUGAR KS（昭和電工），Aminex HPX 42A（Bio-Rad）
	移動相	水
	特徴	糖質は陽イオン交換ゲルの対イオンに配位して生成する錯体の安定性の差により分離する．食塩などを含む試料ではカラムのイオンが置換されてしまうため，劣化しやすい．このカラムはほとんど再生できない．還元糖に比べ糖アルコールは遅く溶出する
	適応	糖アルコール
陰イオン交換	カラム	Dionex Carbo Pac PA 1（Thermo Scientific），Wakogel 50 NH$_2$（和光純薬）
	移動相	500 mM NaOH
	特徴	糖質のヒドロキシ基が強アルカリ性条件下でイオン化することを利用し，陰イオン樹脂カラムにより糖質を分離し，強アルカリで溶出する．グラジエント溶出すると多くの糖質を同時に分離，定量できる．還元糖に比べ糖アルコールは速く溶出する
	適応	単糖類～オリゴ糖

性があるので，水とエタノール（またはアセトニトリル）混液を用いて，多糖類が抽出されないようにする．

共存成分の除去を必要に応じて行う．塩分を多く含む試料はイオン交換樹脂を通すことで脱塩する．また，脂肪分を多く含む試料では，あらかじめ石油エーテルなどで脱脂することが望ましい．さらに，糖分析用のHPLCカラムには高価なものが多いので，被検液中の微粒子を0.45 μm程度のメンブランフィルターで除去することはいうまでもない．

表8-1に，糖の定量に使用される分離モード，カラム，移動相，特徴などについて示す．HPLCによる糖組成分析において，単糖類からオリゴ糖類まで全般的に適用できる分離条件としては，アミノ基結合シリカゲル（またはポリマーゲル）カラ

8-3 糖および糖アルコールの分別定量

図 8-3 糖のアミノピリジン(AP)化反応

ムを使用した順相分配モードおよびアルカリ性条件下で糖をイオン化させて分離する陰イオン交換モードが有効である。逆に，ホウ酸錯イオン交換モード，配位子交換モード，イオン排除モードは，特定の糖の分離に優れているため，汎用されている条件では十分に分離できない場合など，限られた糖に的を絞って測定する際に有用な分離条件である。

次に，HPLC 法による糖の定量分析に使用される主要な検出器とその特徴について述べる。最も汎用されているのが，示差屈折率(RI)検出法である。屈折率の差を検出するので，カラム溶出物は何でも検出する。しかし，流速，脈流などの影響でノイズが出やすく，糖によって検出感度に大きな差がある。また，グラジエント溶出には不向きである。最近，RI 検出に代わる検出器として使われ始めているのが蒸発型光散乱検出法である。カラム溶出物の粒子に光を当てて，その散乱光を検出する汎用検出器である。RI 法に比べて高感度であり，グラジエント溶出にも適用が可能であるが，大量の窒素ガス(あるいは空気)を消費すること，有機溶媒を揮発させるための排気対策が必要であること，検量線が糖濃度に対して直線にならないことなど，対処すべき問題もある。さらに，強アルカリ(水酸化ナトリウム溶液，pH 13)での糖のヒドロキシ基の電気的な酸化を計測するパルスドアンペロメトリー(PAD)法や定電圧モードの糖検出法も開発されている。

(3) キャピラリー電気泳動法

糖は発色団や発蛍光団をもたないため，キャピラリー電気泳動(CE)において，汎用性のある紫外部吸収や蛍光などによる検出が直接適用できない。一般に電荷をもたないため，直接分析による糖の CE には限界がある。そこで，あらかじめ糖

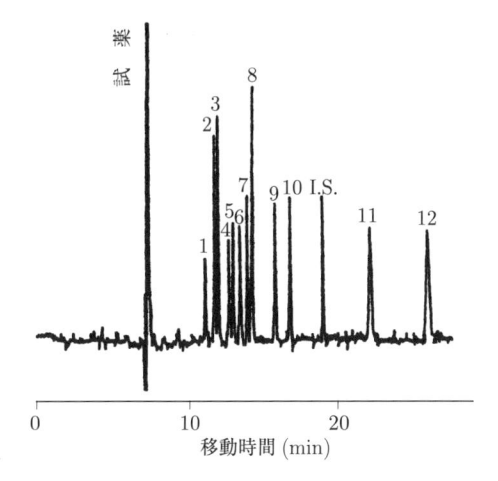

図 8-4 単糖 AP 誘導体のキャピラリー電気泳動
1：N-アセチルガラクトサミン，2：リキソース，3：ラムノース，4：キシロース，5：リボース，6：N-アセチルグルコサミン，7：グルコース，8：アラビノース，9：フコース，10：ガラクトース，I.S.：内標準(ケイ皮酸)，11：グルクロン酸，12：ガラクツロン酸。キャピラリー：フューズドシリカ管(50 μm 内径×650 mm)，泳動液：200 mM ホウ酸緩衝液(pH 10.5)，印加電圧：15.0 kV，検出：240 nm における吸収

を誘導体化して，イオン性基を導入することが一般的になっている。得られる誘導体はイオン性をもつと同時に，検出可能な物質でなければならない。種々のアミン類を用いる還元アミノ化法が開発されているが，それらの中から，2-アミノピリジン(AP)誘導体の分析例を示す。

AP による還元アミノ化は酢酸などの酸触媒と水素化シアノホウ素ナトリウムなどの還元剤を用いて加熱条件下で行う(図 8-3)。アノマーは同一の誘導体を与える。図 8-4 は，種々の単糖類をホウ酸錯体としてキャピラリーゾーン泳動により分析した例である。過剰の試薬(AP)は除去せず反応液をそのままキャピラリーに導入している。用いた条件下では，電気浸透流は陽極から陰極へ

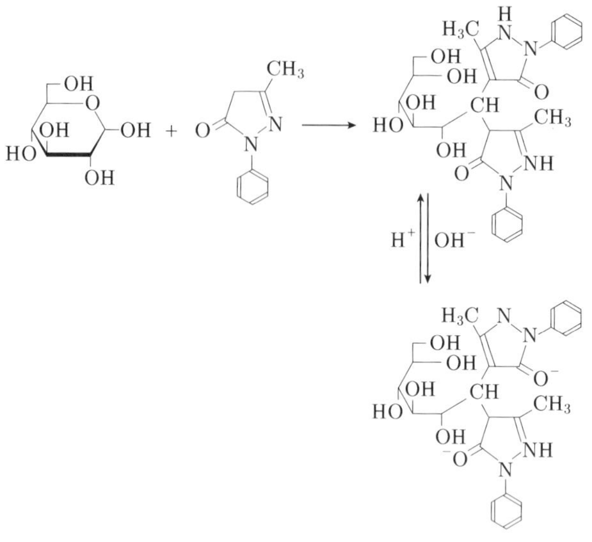

図 8-5 還元糖と 1-フェニル-3-メチル-5-ピラゾロン (PMP) の反応

向かう。一方，生成した単糖の AP 誘導体のホウ酸錯イオンは負に帯電しているため，陽極に向かって移動しようとするが，陽極から陰極へ向かう電気浸透流の方が速いため，いずれの単糖誘導体もそれぞれの速度で陽極から陰極へ分離されながら移動し，検出されている。ホウ酸と強く結合している陰イオン錯体を高率で生じた単糖ほど陽極方向へ強く引き戻される傾向が強いので，結果として遅く検出されている。過剰の AP はこの条件では電荷をもたないため，電気泳動による駆動力はなく，電気浸透流によってのみ移動し，一番先に検出されている。

別のタイプの誘導体化法として，1-フェニル-3-メチル-5-ピラゾロン (PMP) による方法がある (図 8-5)。PMP は温和な条件で糖と反応し, *bis*-PMP 誘導体を与える。泳動液にホウ酸緩衝液を用いると, PMP 誘導体が良好な分離を示し, アルドヘキソースやアルドペントースの全異性体の分離が可能なばかりでなく，オリゴ糖の重合度別の分離も良好である。

8-4 デンプンの定量

デンプンは D-グルコースからなる単純多糖類で構成されており，主として直鎖状のアミロースと分岐状のアミロペクチンの混合物である。デンプン粒には糖質以外の微量成分として，リン，脂質，タンパク質が含まれている。ほとんどのデンプンはアミロースとアミロペクチンの構成比が約 1:4 であるが，もち質のデンプンはアミロペクチンのみからなる。

(1) デンプンの定量

分析法としては，植物体から適切な前処理によってデンプンを抽出した後，デンプンの分解物を定量して試料のデンプン含有量とする手順が用いられる。ここでは，代表的な例として，アルカリ抽出法と酵素法を組み合わせた方法について説明する。

試料 50〜300 mg に 0.5 M 水酸化ナトリウム 5〜10 ml を加え，ホモジナイズする。10 分間室温で放置した後，0.5 M 酢酸で中和し，遠心分離する。その上澄み 0.5 ml にグルコアミラーゼ溶液を等量加え，30℃ にて 1 時間酵素反応を行う。その後，活性炭処理を行い，再び遠心分離，上澄み液中のグルコース量をグルコースオキシダーゼ法で求める (A g)。一方，最初の遠心分離後の上澄み液のグルコース量 (試料にもともと存在していた遊離グルコース) をグルコアミラーゼ処理を

行わずに求める(B g)．A から B を差し引き，これに 0.9 を乗じて試料中のデンプン量とする．この換算係数は

$$(C_6H_{10}O_5)_n + nH_2O \longrightarrow nC_6H_{12}O_6 \quad (8\text{-}11)$$

における H_2O の関与を考慮したものである．

アルカリ抽出法以外には，熱水抽出法，過塩素酸抽出法，ジメチルスルフィド抽出法などがある．

(2) アミロース・アミロペクチンの分別定量

アミロースとアミロペクチンの分別定量には，両者の微妙な物理的あるいは化学的な性質の差が利用されている．ここでは，物理的な性質の差を利用した温水抽出法，化学的な性質の差を利用したヨウ素呈色反応に基づく定量法について述べる．

温水抽出法は，脱脂したデンプンをそのデンプンの糊化温度よりやや高い温度の温水を用いて撹拌抽出する方法である．抽出温度を段階的に上げていくと，アミロースが低温で先に抽出されるので，アミロペクチンと分別できる．

一方，有名なヨウ素−デンプン反応を利用して両者の分別定量が可能である．ヨウ素と反応して青色を呈するのはアミロースの方である．手順としては，まず脱脂した試料 100 mg にエタノール，水を加えて膨潤させ，さらに 10% 水酸化ナトリウムを加えてアルカリ糊化させる．一晩冷蔵庫に保存した試料を塩酸で中和し，一定量に定容後，ヨウ素を加え，660 nm の吸光度を測定する．実際の測定には，アミロースとアミロペクチンを適当な割合で混合した標準液で作成した検量線から試料のアミロース含量を計算する．

8-5 水溶性・不溶性食物繊維の定量

食物繊維の分析方法のうち，栄養表示基準の酵素−重量法（プロスキー法）および酵素−HPLC 法については 1-5 節に記載されているので参照のこと．ここでは，水溶性食物繊維 (soluble dietary fiber : SDF) と不溶性食物繊維 (insoluble dietary fiber : IDF) の定量に用いられているプロスキー (Prosky) 変法について述べる．

本法では，試料を耐熱性 α-アミラーゼ（デンプンの可溶化および水解），プロテアーゼ（タンパク質の水解），アミログルコシダーゼ（デキストリン，マルトースの水解）により順次処理して，ろ過し，ろ液（水溶性食物繊維画分），残渣（不溶性食物繊維画分）とに分別する．それぞれをエタノールおよびアセトンで沈殿・洗浄した後，乾燥し，秤量する．乾燥残渣から非消化性のタンパク質と灰分を差し引いて，水溶性食物繊維と不溶性食物繊維とする．操作手順と計算方法を以下に示す．

① 試料採取：1 試料について同時に 2 点採取し，一方をタンパク質測定用，他方を灰分測定用とする．試料は 1 g ずつ 0.1 mg まで秤取し (W_1, W_2)，500 ml 容トールビーカーに入れる．

② 耐熱性 α-アミラーゼ処理：それぞれのビーカーに 0.08 M リン酸緩衝液 (pH 6.0) 50 ml と耐熱性 α-アミラーゼ (Novo 社製ターマミル 120 L) 0.1 ml を加えてアルミ箔で覆い，沸騰水浴中で 5 分ごとにかき混ぜながら 30 分間反応させる．

③ プロテアーゼ処理：室温まで冷却後，0.275 M 水酸化ナトリウム溶液 10 ml を加えて，pH 7.5±0.1 に調整する．プロテアーゼ溶液 (Sigma 社製 P-3910 または P-5380 を上記のリン酸緩衝液に 50 mg/ml の濃度で溶かしたもの) 0.1 ml を加えてアルミ箔で覆い，60 ℃の水浴中で振り混ぜながら 30 分間反応させる．

④ アミログルコシダーゼ：室温まで冷却後，0.325 M 塩酸溶液約 10 ml を加えて，pH 4.3±0.3 に調整する．アミログルコシダーゼ (Sigma 社製 A-9913) 溶液 0.1 ml を加えてアルミ箔で覆い，60 ℃の水浴中で振り混ぜながら 30 分間反応させる．

⑤ ろ過（水溶性・不溶性食物繊維画分の分別）：あらかじめケイソウ土層を形成させておいたるつぼ型ガラスろ過器 (Pyrex 社製 2 G-2) を用いて吸引ろ過し，ろ液（水溶性食物繊維画

分)と残渣(不溶性食物繊維画分)とに分別する。ガラスろ過器上の残渣は水 10 ml で洗い，洗液をろ液と合わせる。

⑥ 水溶性食物繊維の定量：⑤で得られたろ液に，60℃ に加温した4倍量の 95% エタノールを加え，室温で1時間静置して食物繊維を沈殿させる。るつぼ型ガラスろ過器を用いて吸引ろ過する。ガラスろ過器上に捕集された残渣を 78% エタノール 20 ml で3回，95% エタノール 10 ml で2回，アセトン 10 ml で2回，順次洗浄する。残渣をガラスろ過器ごと 105±5℃ で一晩乾燥し，デシケーター中で放冷後，0.1 mg まで秤量し，タンパク質測定用(R_1)と灰分測定用(R_2)とする。残渣中のタンパク質(P_1)と灰分(A_1)を⑧と⑨に示す方法で定量する。

⑦ 不溶性食物繊維の定量：⑤で得られたガラスろ過器上の残渣を 95% エタノール 20 ml で2回，アセトン 10 ml で2回，順次洗浄する。残渣をガラスろ過器ごと 105±5℃ で一晩乾燥し，デシケーター中で放冷後，0.1 mg まで秤量し，タンパク質測定用(R_3)と灰分測定用(R_4)とする。残渣中のタンパク質(P_2)と灰分(A_2)は⑧と⑨に示す方法で定量する。

⑧ 残渣中のタンパク質の定量：残渣をケイソウ土と一緒にかき取り，ケルダール法によって窒素含量を測定する。窒素-タンパク質換算係数 6.25 を乗じてタンパク質量(P_1, P_2)とする。

⑨ 残渣中の灰分の定量：残渣をガラスろ過器ごと 525±5℃ で5時間灰化処理し，デシケーター中で放冷後，0.1 mg まで秤量し，灰分量(A_1, A_2)とする。

⑩ 試薬ブランク：試料を含まずに①〜⑨と同様にして，試薬ブランク $r_1 \sim r_4$，p_1，p_2，a_1，a_2 を求める。

計算：

① 水溶性食物繊維(g/100 g)

$$= \frac{R_{12} - P_1 - A_1 - B_1}{W_{12}} \times 100$$

R_{12}：残渣の重量平均値 [$(R_1+R_2)/2$, mg]
P_1：残渣中のタンパク質(mg)
A_1：残渣中の灰分(mg)
B_1：試薬ブランク(mg) $= r_{12} - p_1 - a_1$
r_{12}：試薬ブランク残渣の重量平均値
  [$(r_1+r_2)/2$, mg]
p_1：試薬ブランク残渣中のタンパク質(mg)
a_1：試薬ブランク残渣中の灰分(mg)
W_{12}：試料採取量平均値 [$(W_1+W_2)/2$, mg]

② 不溶性食物繊維(g/100 g)

$$= \frac{R_{34} - P_2 - A_2 - B_2}{W_{12}} \times 100$$

R_{34}：残渣の重量平均値 [$(R_3+R_4)/2$, mg]
P_2：残渣中のタンパク質(mg)
A_2：残渣中の灰分(mg)
B_2：試薬ブランク(mg) $= r_{34} - p_2 - a_2$
r_{34}：試薬ブランク残渣の重量平均値
  [$(r_3+r_4)/2$, mg]
p_2：試薬ブランク残渣中のタンパク質(mg)
a_2：試薬ブランク残渣中の灰分(mg)
W_{12}：試料採取量平均値 [$(W_1+W_2)/2$, mg]

引用・参考文献

1) 菅原龍彦，前川昭男 共著：「新食品分析ハンドブック」，建帛社(2000).
2) 本田進，寺部茂 共編：「キャピラリー電気泳動 基礎と実際」，講談社サイエンティフィク(1995).
3) 安本教傳，竹内昌昭，安井明美，渡邊智子 共編：「五訂増補 日本食品標準成分表 分析マニュアル」，建帛社(2006).

9 ビタミンの分析

ビタミン(vitamin)は，微量でヒトの生体内において生理的効果を発現できる有機化合物の一群であり，ホルモンのように生体内で合成することができないか，あるいは合成できても不十分であり，一般の食品や各種サプリメントなど生体外から摂取する必要がある化合物である。炭水化物，脂質，タンパク質とは異なり，エネルギー源や生体構成成分としては利用されない。生体外から供給しないかぎり，欠乏症を引き起こす点でホルモンとは相違する。ヒトがビタミンとして食品から摂取しなければならない微量有機物質は，脂溶性4種類，水溶性9種類の計13種類である。脂溶性ビタミンには，ビタミンA（レチノール），D（カルシフェノール），E（トコフェノール），Kがある。水溶性ビタミンには，ビタミンB_1（チアミン），B_2（リボフラビン），B_6（ピリドキシン），B_{12}（シアノコバラミン），ナイアシン（ニコチン酸，ニコチン酸アミド），C（アスコルビン酸），葉酸，ビオチン，パンテトン酸がある。

天然の食品添加物には，d-α-トコフェロール，d-γ-トコフェロール，d-δ-トコフェロール，シアノコバラミンなどのビタミン類がある。上述のように，一般的な食品でも，利用した食品添加物は表示されていることから，食品の包装に表示された原材料名は，分析上重要な情報源である。特に，これらビタミンを添加した食品では，添加物の種類に応じた抽出方法と前処理を考慮する必要がある。例えば，添加・強化されたビタミン量を知る目的で分析を行う際には，添加したビタミンだけ抽出するか，あるいは該当するビタミンの総量から既存分を差し引いて定量する方法を用いる。この場合は，抽出溶媒に対する対象ビタミンの溶解性の相違，抽出・分析操作中の分解などによって，真の添加量や総量を求めにくいことがあり，分析結果の評価に注意する必要がある。

9-1 試料調製時の注意点

ビタミン分析試料を得るための食品の調製法は，水分，タンパク質などと基本的には同じである。しかし，数種類のビタミンでは，食品中でも不安定なために速やかに調製・分析し，同時に均質化過程で分解することを避ける必要がある。留意すべきビタミンとしては，カロテン，ビタミンE，ビタミンK，ビタミンC，葉酸などがある。例えば，保管中の野菜試料においては，緑色の退色したもの，あるいは緑色度が増したものは，ビタミン含量の変化を引き起こしている可能性があるので適当ではない。すぐに分析に着手できない場合は，原形を保った状態で速やかに冷凍保存するのが望ましい。特に，カロテンを分析対象とした野菜などの食品では，ブランチング*してから冷凍保存する方法が望ましい（ブランチング前後の重量の変化は把握しておく必要がある）。

冷凍食品の解凍時は，ドリップが生じない低温で行う。原形を保った状態よりも粉砕試料でのビタミンの安定性はさらに劣るため，分解しやすいビタミンを対象にした場合は，粉砕試料の調製時

---

* ブランチング：沸騰水中に5～10分間浸して酵素を熱失活させる処理。

における酸化分解を防ぐために，あらかじめ酸化防止剤(ピロガロール，ブチルヒドロキシアニソール(BHA)など)を加えて，分解防止策を講ずる。また，レチノール，カロテン，ビタミンK，ビタミン B_2, B_6, B_{12}, 葉酸では，光による影響を避けるため褐色のガラス器具類の使用などの工夫が必要である。

ビタミンの種類によって分析法は多種多様であるため，ここでは脂溶性ビタミンとしてA，Eについて，また水溶性ビタミンとして B_1, Cについて，近年多用されている高速液体クロマトグラフ(HPLC)を用いる分析法を主体として解説する。

9-2 脂溶性ビタミンの分析

(1) ビタミンA

食品に含まれ生体内で有効成分に変化するプロビタミンAでは，カロテンやクリプトキサンチンなどをレチノール(retinol)とともに測定することが，食品のビタミンA量を正確に評価するため必要不可欠である。しかし，ビタミンAの添加が行われた食品を除外すれば，多くの場合，動物性食品ではレチノールのみであり，一方，植物性食品ではプロビタミンAのみである。さらに，大部分のプロビタミンA成分は β-カロテン(β-carotene)含量で代表させることが可能である。ビタミンAと β-カロテンの構造を図9-1に示す。

a. ビタミンA(レチノール)

レチノイド類抽出後の分離，同定，定量に最も優れているのはHPLC法である。HPLC法によれば，シス-トランス異性体の分離も可能である。また，カラム充填剤と移動相の溶媒を組み合わせることによって，ほとんどのレチノイドが分離で

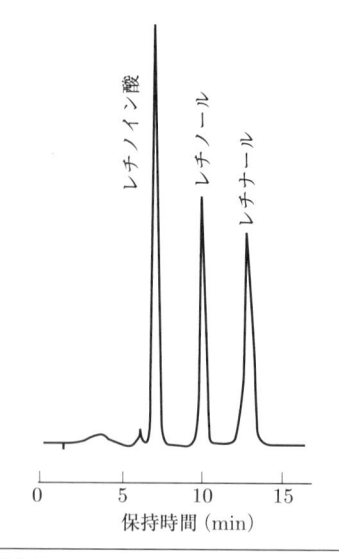

図 9-2 レチノール類縁体のHPLCクロマトグラム[5]

分析条件
 カラム：LiChrosorb RP-18
 移動相：アセトニトリル-エタノール-
  50mM 酢酸アンモニウム-2%酢酸
 流速：1.5 ml/min
 検出：紫外吸収 340 nm

きる。

通常食品中のレチノール量はレチノール脂肪酸エステルとの合算値として求められる。したがって，基本的には試料をアルコール性水酸化カリウムでけん化後(次の β-カロテンを参照)，ヘキサンで抽出，適当な溶媒の一定量に転溶してHPLCに適用して分離，同定，定量を行う。レチノールピークの検出は最大吸収波長(325 nm)による紫外吸光(UV)検出器あるいは蛍光(励起波長：λ_{ex} = 345nm，蛍光波長：λ_{em} = 460nm)検出器によって行い定量する。レチノール脂肪酸エステルを分離・定量したいときは，けん化しないで，タンパク質をエタノールで変性させ，ヘキサンある

図 9-1 ビタミンAと β-カロテン

いはクロロホルム-メタノール(2:1 v/v)のような溶媒で抽出してHPLCに適用する。クロマトグラムの例を図9-2に示す。

レチノールは分子内に共役二重結合を多数有し，酸素や光によって容易に酸化するため，試料の混合時には，ピロガロールなどの抗酸化剤を用いる。

b. β-カロテン

カロテン(carotene)は脂溶性で，200を超える化合物が存在し，このうち，レチノールとまったく同じβ-ヨノン構造をもち，かつ側鎖の構造も同じものがビタミンAの生理作用を有する。プロビタミンAとして最も重要なものはβ-カロテンで，レチニリデン残基を2つ有し，理論的には2分子のビタミンAへの転換が可能である。しかし，実際にはほぼ1分子のビタミンAしかできず，重量単位では1/2の効果しかない。他にも，α,γ-カロテンやβ-クリプトキサンチンなど，ビタミンA効力をもつものが存在する。

従来，食品のカロテンとしては，プロビタミンAとしてのβ-カロテンを主目的に吸光光度法で定量してきた。しかし，近年では食品中のプロビタミンAのビタミンA活性を正当に評価するために，できる限り厳密な分離・定量が要求されており，HPLC法による分析が推奨される。

原理：試料の色素抽出物よりクロロフィル，キサントフィル類をカラムクロマトグラフ法により除去したカロテン抽出液を，逆相型カラムを装着したHPLCに注入し，フローセルを装着した検出器によって波長436 nmでピークを検出する。各ピークの高さあるいはピーク面積について，内標準法または絶対検量法によって定量する。β-カロテンに限る場合は453 nmで検出する。

試料調製およびカロテノイドの分離：野菜類，果実類，豆類，種実類では，オキシダーゼの影響を防止するため，試料の1/10量のピロガロールを加えてから所定の抽出溶媒で摩砕抽出する。有機溶媒で直接抽出する方法とけん化後に有機溶媒抽出する方法がある。前者は新鮮な植物試料，後者は一般に乾燥植物試料，油脂含量の高い食品試料に適用される。後者の方法による分析法の流れを図9-3に示す。

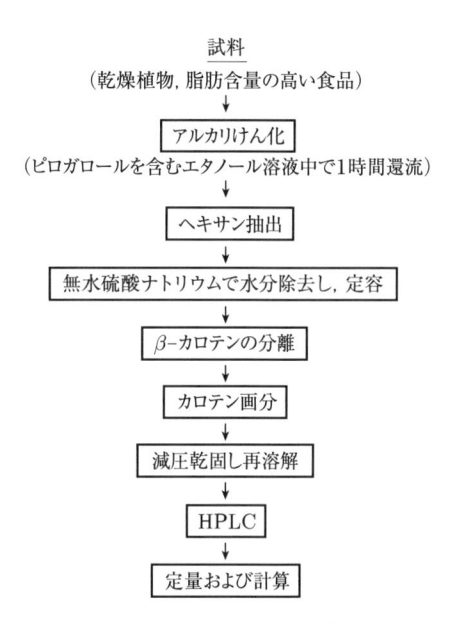

試料
(乾燥植物，脂肪含量の高い食品)
↓
アルカリけん化
(ピロガロールを含むエタノール溶液中で1時間還流)
↓
ヘキサン抽出
↓
無水硫酸ナトリウムで水分除去し，定容
↓
β-カロテンの分離
↓
カロテン画分
↓
減圧乾固し再溶解
↓
HPLC
↓
定量および計算

図 9-3 β-カロテンの測定

β-カロテンの分離には，活性アルミナを用いる方法とAOAC法がある。どちらもクロマト管にて溶出する。AOAC法は，活性マグネシアとケイソウ土を吸着剤とし，アセトン-ヘキサンで溶出する方法である。

カロテノイドのHPLCによる分離と測定：β-カロテンを含むカロテノイドのHPLCによる分離例を図9-4に示す。色素の抽出液は，HPLCに適用するように希釈あるいは濃縮した試料調製液を試料として，図中の条件で分離し，検出波長436 nmあるいは453 nmで測定する。

(2) ビタミンE(トコフェロール)

天然に存在するビタミンEとしては，8種の同族体が知られている。それらは構造上，α,β,γ,δの4種のトコフェロール(tocopherol：Toc)類とα,β,γ,δの4種のトコトリエノール(Toc-3)類に分類されている(図9-5)。一般の食品中に存在するビタミンEは主にToc類である。Toc-3類はごく限られた植物の種子中にしか存在しない。ただ，これら同族体の生物活性はすべて異なってい

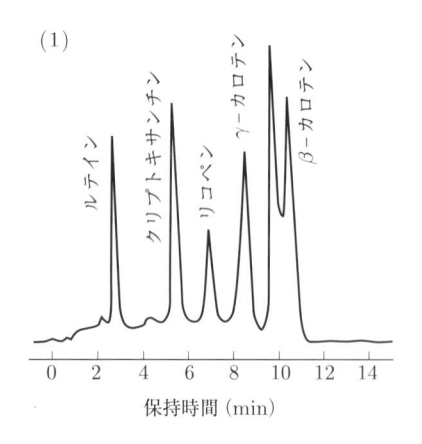

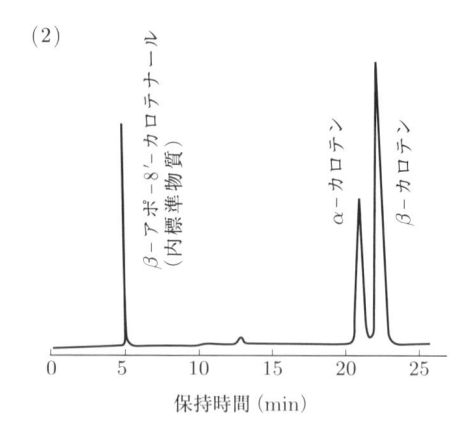

(1)
ルテイン
クリプトキサンチン
リコペン
γ-カロテン
β-カロテン

保持時間 (min)

(2)
β-アポ-8'-カロテナール（内標準物質）
α-カロテン
β-カロテン

保持時間 (min)

(1) 類縁体
カラム：μ Bondapak C18
　　　　またはWakosil II 5C18 AR
移動相：アセトニトリル－メタノール－
　　　　酢酸エチル（88:10:2）
流速：2.0 ml/min
検出：可視吸収 436 nm

(2) α-カロテンとβ-カロテンの分離
カラム：YMC PACK ODS-A
移動相：メタノール－アセトニトリル－ヘキサン－
　　　　ジエチルエーテル（15:70:10:5）
流速：1.0 ml/min
検出：可視吸収 453 nm

図 9-4　β-カロテンの分析クロマトグラム[6]

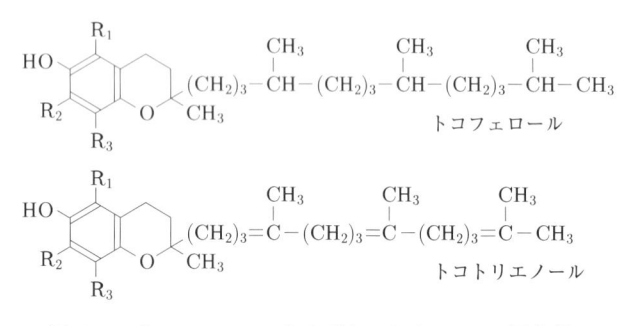

図 9-5　トコフェロールおよびトコトリエノール同族体
$R_1 = R_2 = R_3 = CH_3$：　α-Toc　α-Toc-3
$R_1 = R_3 = CH_3, R_2 = H$：　β-Toc　β-Toc-3
$R_2 = R_3 = CH_3, R_1 = H$：　γ-Toc　γ-Toc-3
$R_3 = CH_3, R_1 = R_2 = H$：　δ-Toc　δ-Toc-3

試料
（植物性食品および動物性食品）
↓
アルカリけん化
（内標準物質を加え，ピロガロールを含むエタノール溶液中で30分間，70℃以下で行う）
↓
酢酸エチル・ヘキサン抽出
↓
減圧濃縮後ヘキサンに溶解
↓
HPLC
↓
定量および計算
↓
油脂類はヘキサン溶解希釈後HPLC

図 9-6　トコフェロールの測定

るために，食品中のビタミンEの定量に際しては，これらの同族体を分離・定量する必要がある。HPLC法は，これらを分離・定量することが可能である。

a. 原　理

試料をアルカリけん化した後，溶媒抽出し，HPLCで分離後，蛍光検出器（$\lambda_{ex} = 297$nm，$\lambda_{em} = 327$nm）で検出する。

b. 試料調製

植物性食品および動物性食品（けん化抽出法）では，カロテンと同様にピロガロールを加えてから粉砕する。縮分試料重量の1/10量のピロガロールをあらかじめ適当量の水に溶かしておき，これを加えて粉砕する。添加する水は試料重量の15％程度が目安である。加えたピロガロールや水の

9-3 水溶性ビタミンの分析

(1) トコフェロール混合標準物質　(2) ゴマ油　(3) ナタネ油

保持時間 (min)

分析条件
カラム：Nucleosil 5 NH$_2$
移動相：ヘキサン-イソプロパノール (98:2)
流速：1.5 ml/min
検出：蛍光 (λ_{ex} 297 nm, λ_{em} 327 nm)

①：α-Toc　②：β-Toc
③：γ-Toc　④：δ-Toc
I.S.：PMC

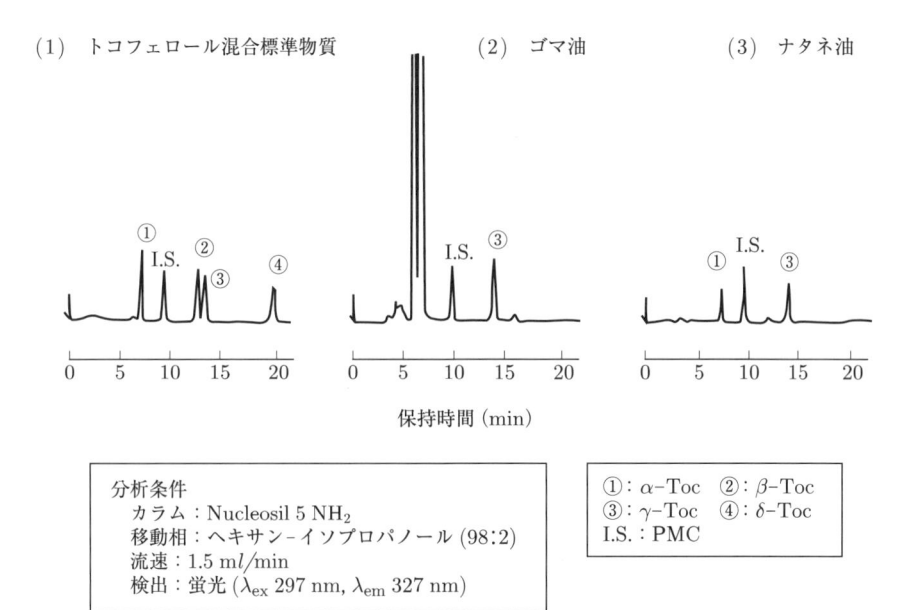

図 9-7　トコフェロールの HPLC クロマトグラム[1)]

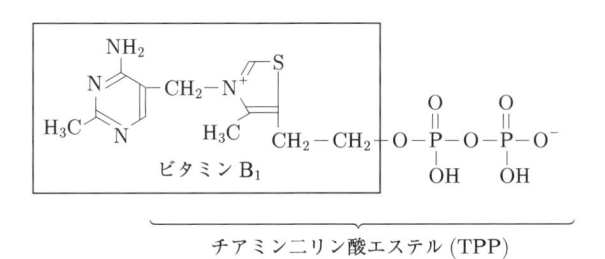

図 9-8　ビタミン B$_1$ とチアミン二リン酸エステル

量は計算で補正する。例えば，ご飯類は水を同量加えた後に混合・粉砕する。また，海苔などの海藻類はあらかじめブレンダーなどで粉砕した後，試料 0.5 g を採取し，ピロガロール 0.3 g と 1%(w/v)塩化ナトリウム溶液 6 ml を加え，沸騰水浴中で 5 分間加熱・膨潤の前処理をしてから，次の抽出操作を行う(図 9-6)。

油脂類中のトコフェロール(直接法)はけん化抽出などの操作を行わない。また，ゴマ油の場合，HPLC 測定時に α-Toc の前に接近して大きなピークを認めることがある。このピークはけん化処理などでも除去することができないため，適切な試料量とするなどの配慮を必要とする。

c. 測定方法

定量方法は，$\alpha, \beta, \gamma, \delta$-Toc 検量線用混合標準溶液を用いて各々の検量線を作成し定量するか，または検量線を作成した濃度範囲内で既知濃度の混合標準溶液 1 種を調製し，2,2,5,7,8-ペンタメチル-6-ヒドロキシクロマン(PMC)を内標準物質として用いる内標準法によって定量する。クロマトグラムの例を図 9-7 に示す。その他の Toc 類も同様にして定量する。

9-3　水溶性ビタミンの分析

(1) ビタミン B$_1$(チアミン)

ビタミン B$_1$ は天然には図 9-8 に示すようなチアミン(thiamin)および 3 種類のリン酸エステル

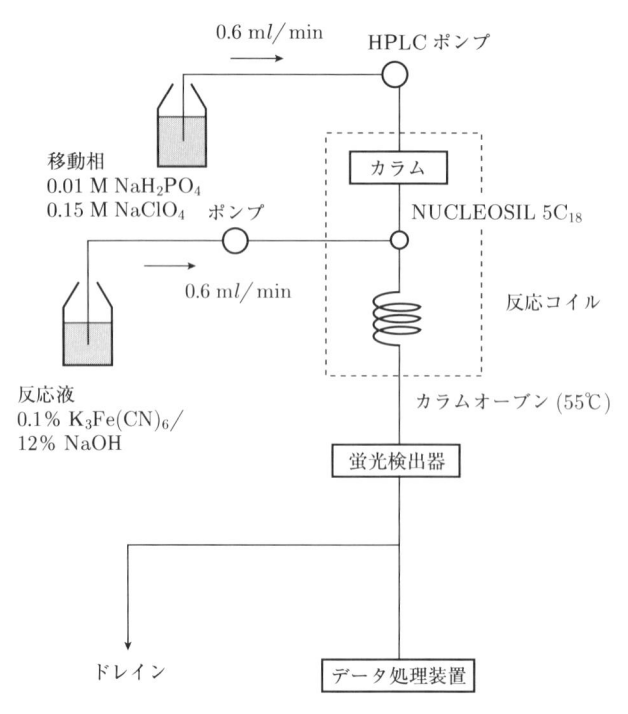

図 9-9 チアミン分析のポストカラム HPLC システム[7]

(チアミン一リン酸エステル；thiamin monophosphate：TMP，チアミン二リン酸エステル；thiamin pyrophosphate：TPP，チアミン三リン酸エステル；thiamin triphosphate：TTP)の型で存在する。これらは酵素作用によって相互に変換することが知られている。ビタミン B_1 は生体内では，その 80％以上がチアミン二リン酸エステル(TPP)の型で存在しているが，一般の食品分析では 0.1 M 塩酸で抽出，pH 調整後，タカジアスターゼで処理して，総量を求めている。

a. 原 理

チアミンをアルカリ条件下で，酸化してチオクロムを生成させ，その蛍光特性を利用して定量する。酸化剤としては，臭化シアン(BrCN)またはヘキサシアノ鉄(Ⅲ)酸カリウム(赤血塩，$K_3Fe(CN)_6$)を用いる。

ビタミン B_1 定量のための HPLC 法には，使用するカラムの性質から逆相系と順相系がある。また，チアミンをチオクロムへ酸化する化学反応から，プレカラム法とポストカラム法がある*。プレカラム法とポストカラム法では，適応するカラムが異なる。チアミンを酸化剤で酸化してチオクロムに変換して，その蛍光(励起波長 375 nm，蛍光波長 450 nm)を利用して高感度に測定できる。酸化剤として，プレカラム法では臭化シアン，ポストカラム法ではヘキサシアノ鉄(Ⅲ)酸カリウムを用いる場合が多い。

b. 試料調製

チアミン分解酵素の影響を防止するために，野菜類，果実類，魚類の食品試料に，十分浸る量の 0.1 M 塩酸を加え沸騰水浴中で 20 分間加熱，抽出後，pH 4.5 に調整，タカジアスターゼを加え 37 ℃，16 時間処理，一定容として遠心分離あるいはろ過した液をそのまま HPLC 用試料としている。ビタミン B_1 以外の蛍光物質あるいは反応妨害物質が存在する場合は，パームチット(活性ビタチェンジ)カラム処理し，妨害物質などを除去

---

* プレカラム法とポストカラム法については，3-1 節(2) d を参照。

する。また，塩酸の代わりに試料の5倍量の5%トリクロロ酢酸を加え，ホモジナイズする方法もある。HPLCシステム（ポストカラム法）を図9-9に示す。

（2）　ビタミンC（L-アスコルビン酸）

ビタミンC（L-ascorbic acid）は，抗酸化剤として，あるいは栄養強化の目的で食品に多用されており，還元型アスコルビン酸（AsA）と酸化型アスコルビン酸（デヒドロアスコルビン酸，DAsA）がある。還元型は容易に酸化されて酸化型になり，酸化型は容易に還元されて還元型に戻る。ビタミンCの構造および化学的変化を図9-10に示す。ビタミンCの定量法としては，インドフェノール法とヒドラジン法がよく知られているが，HPLC法は共存物質との分離において極めて有用である。ここでは，ヒドラジン法とHPLC法を取り上げる。

a.　ヒドラジン法

原理：食品中のAsAを2,6-ジクロロフェノールインドフェノールナトリウム塩（DCIP）色素で酸化して，ビタミンCをすべて酸化型のDAsAに変え，DAsAがもつカルボニル基と2,4-ジニトロフェニルヒドラジン（DNPH）試薬とを反応させオサゾンを作り，このオサゾンを硫酸に溶解後（または酢酸エチルで抽出した溶液），その赤橙色を比色定量する。DNPH試薬を用いることからヒドラジン法とよばれている。

試料調製と測定：食品からのビタミンCは，均質化した試料を精秤し，5%メタリン酸と石英砂を加えた乳鉢中で摩砕，5%メタリン酸で洗い込み定容することによって抽出する。この抽出液を遠心分離（またはろ過）し，その上澄み液（またはろ液）の一定容にDCIP色素を，1分間放置しても反応液が微紅色を保つ程度まで滴下する。さらに，タンパク質を除去するためにチオ尿素を加え，遠心分離した上澄み液にDNPH試薬を加えてオサゾンを生成させる。生成したオサゾンを90%硫酸に溶解し，530 nmの吸光度を測定する。本法はすべての生鮮，乾燥試料について応用できる。ただし，バナナなどの色調の強い試料や，一部の乾燥品に対しては，ビタミンCの真の値を得ることが困難な場合がある。その場合はHPLC法を用いる。

b.　HPLC法

原理：試料からAsAを抽出し，HPLCによって分離，検出（243 nm）する。DAsAや水分解型ビタミンC（2,3-ジケト-L-グロン酸，DKG）との分別定量のため紫外吸収波長210 nmを用いて検出する場合があるが，この付近には吸収を有する食品成分が多いため適応できる試料は限られる。ジチオトレイトール（DTT），水硫化ナトリウム（NaSH）などの還元剤によってDAsAを還元後，HPLCにより総AsAを定量して，還元型のみのAsAを差し引いてDAsAを算出するのが望ましい。

試料調製：AsAは酸素，温度，アルカリに不安定なため測定試料は酸性条件下で，低温で処理する必要がある。時間とともに分解するため，試料採取後は速やかに分析を行う必要がある。試料の

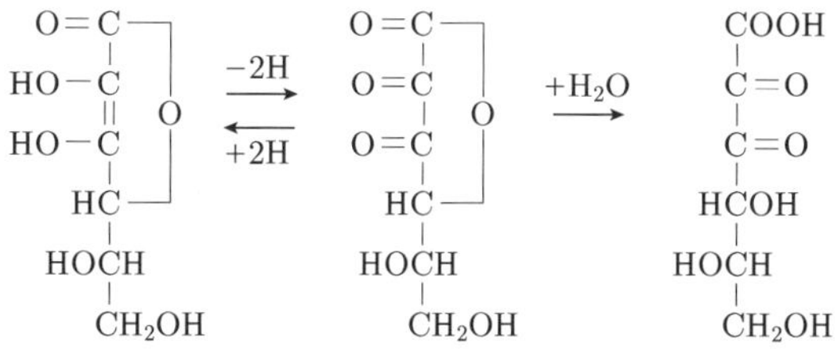

アスコルビン酸　AsA　　デヒドロアスコルビン酸　DAsA　　2,3-ジケト-L-グロン酸　DKG

図 9-10　アスコルビン酸，デヒドロアスコルビン酸，2,3-ジケト-L-グロン酸

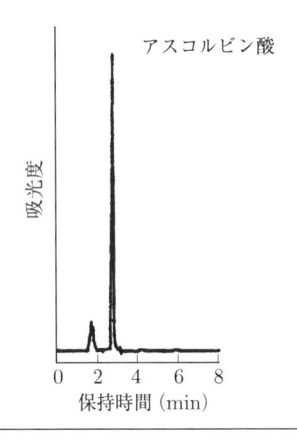

0.5％となるよう分析直前に希釈する（1％以上の場合には注入部の詰まりを生じることがある）。

測定方法：試料液は抽出濃度を調整した後，直接 HPLC 分析に供する。固定相（カラム），移動相の組合せは目的に応じて異なる。ここでは，マンダリン果汁中の AsA を逆相カラムで分離した例を図 9-11 に示す。

図 9-11 マンダリン果汁中のアスコルビン酸の HPLC クロマトグラム[8]

分析条件
　カラム：Cosmosil 5C$_{18}$
　移動相：メタリン酸溶液（2g/l H$_2$O）
　流速：1.0 ml/min
　検出：紫外吸収 243 nm

抽出および除タンパク質には，メタリン酸やトリクロロ酢酸を用いる。キレート剤としてエチレンジアミン四酢酸（EDTA）を添加すると，鉄や銅などの金属イオン存在下でも AsA を安定化できる。

試料中の AsA は 5％のメタリン酸で抽出して遠心分離を行い，上澄みをクロマトディスクでろ過する。HPLC 法に適用される試料の AsA 濃度は 0.5～4 μg/ml であり，最終メタリン酸濃度は

引用・参考文献

1) 日本食品科学工学会 編：「新・食品分析法」，pp. 291-491, 341, 光琳（1996）.
2) 菅原龍幸，前川昭男 監修：「新食品分析ハンドブック」，pp. 194-239, 建帛社（2000）.
3) 日本生化学会 編，舛重正一，加藤茂明 共著：「新生化学実験講座 9, ホルモン II, 非ペプチドホルモン」，p. 285, 東京化学同人（1992）.
4) AOAC International："Official methods of analysis, 15 th ed.", AOAC International, Arlington, VA, USA, pp. 799, 1048（1990）.
5) E-S. Tee, and C-L. Lim：*Food Chemistry*, **41**, 309（1991）.
6) 渡邉知保，林勝彦：食品衛生学雑誌, **32**, 527（1990）.
7) H. Ohta, T. Baba, and Y. Suzuki：*J. Chromatogr. A.*, **284**, 281-284（1984）.
8) M. Sawamura, S. Ooishi, and Z. Li：*J. Sci. Food Agric.*, **53**, 279-281（1990）.

10 無機質の分析

　無機質のうち，ヒトに不可欠な必須無機元素は1日の必要量によって主要ミネラル(Ca, P, S, Na, K, Mg, Cl)と微量無機元素(Fe, Zn, Cu, Mn, Vなど)に分類される。これらの無機質は骨粗鬆症(Ca欠乏)や貧血(Fe欠乏)など身近な疾病にも深く関与しており，最近は美容と健康にミネラルウォーター(特に硬水)を好む人も多く，無機質(ミネラル)に対する人々の関心は大きい。無機質はビタミン類と同様に製剤として摂取するよりは，食品から自然の形で摂取する方が，栄養バランスの観点からも望ましい。

10-1 個別金属の分析

　従来，無機元素の分析は吸光光度法や原子吸光法で測定されてきた。これらの吸光分析においては原理的にある特定の波長での吸収を計測するものであるから，試料に複数元素が存在しても元素ごとに個別に分析を行う必要がある。

(1) 乾式分解法と湿式分解法

　原子吸光分析や誘導結合プラズマ(ICP)質量分析の測定においては，試料の状態が液体であることが必要である。清涼飲料水などを除いて大半の食品は固形物であり，また有機物含量が多いので，有機物マトリックスを除去するために分解して溶解しなければならない。有機物の分解は乾式法と湿式法に大別される。

a. 乾式分解法

　白金るつぼや磁製るつぼに試料を入れ，バーナーまたは電気炉内で加熱して灰化する方法である。灰化後は酸で溶解すればよく，短時間で操作が容易である。ただし，低沸点元素であるHg, As, Se, Zn, Cdなどは揮散が起こりやすいので，注意が必要である。食品全般の乾式分解法の一例は以下の通りである。

① 試料5〜20 gを白金製容器や石英ガラス製ビーカーに採取する。
② 水分の多い野菜類，液体状の試料は水分を蒸発させた後，予備灰化する。
③ 電気炉に入れて100℃/h程度の速度で昇温させ，550℃に達したら5〜6時間灰化する。
④ 放冷後，20% HCl，5 mlを加えて灰を溶解させ，ホットプレート上で蒸発乾固させる。
⑤ 1% HCl，約20 mlを加えて，加温しながら残留物を溶かし，ろ過しながらメスフラスコに移し，100 mlに定容する。

b. 湿式分解法

　試料に種々の酸を加え，低温で加熱して分解を行うので，揮発性元素の損失は小さいが，分解に長時間を要することが多い。酸としてはHNO_3-H_2SO_4，HNO_3-H_2O_2，HNO_3-$HClO_4$など酸化力の強い混酸が一般的に使用される。試薬はなるべく，高純度の試薬を採用することによって酸からの汚染の問題が軽減される。ただし，ICP質量分析では，元素によっては$HClO_4$, H_2SO_4のCl, Sに起因するスペクトル干渉があるので使用は避けた方がよい。食品全般の湿式分解法の一例は以下の通りである。

① 試料を乾重量で1〜2 g，分解容器に採取する。

②HNO₃ 10 mlを加え，時計皿で蓋をしてホットプレート上で加熱分解を行う（約100℃）。
③放冷後，60% HClO₄を2 ml加え，150℃で加熱分解する。
④液が褐色になる場合は，冷却後1 mlのHNO₃を加え，分解を続ける。
⑤透明あるいは淡黄色になったら時計皿をはずし，乾固寸前まで濃縮する。
⑥残留物を1% HClで加温溶解し，ろ過後メスフラスコに移し，100 mlに定容する。

c. マイクロウェーブ分解

マイクロウェーブによる分解法が近年注目を集めている。従来のホットプレートを使用するような外部加熱法とは異なり，分解容器内部の試薬を直接加熱することができ，非常に熱効率の高い分解法である。マイクロウェーブは遠赤外線よりも長い波長の電磁波であり，これを試料と酸を入れたテフロン密閉容器に照射すると，極性溶媒（水）に吸収され溶媒の分子運動が活発になり，熱を発生する。これにより分解が促進される。また，温度制御しながら高圧下で分解するので，揮発性元素の損失が少ない，外部からのコンタミネーション（汚染）がない，分解時間が速いなどの利点をもつ。

試料分解例：プルーンの分解例を以下に示す。
①試料0.5 gをマイクロウェーブ分解容器に秤量する。
②高純度硝酸，過酸化水素水を2 ml加える。
③2時間予備反応させ，容器の蓋を閉めた後，テフロン製の分解容器にて約30分の圧力制御した分解シーケンスを行う。
④分解終了後，分解容器の圧力が約40 PSI*以下になったら注意して蓋を開ける。
⑤内容物をポリ容器に移し，超純水を加え50 mlとし分析試料とする。

d. 希酸抽出法

食品中のNaやKの定量のための標準法として

---

* PSI：pound-force per square inch,
　　　100 PSI ＝ 0.7 MPa

希塩酸による抽出法が用いられることがある。これは1% 塩酸溶液を加えて振とうすることにより，無機元素を試料から遊離させて抽出するものである。操作が簡便で汚染は少ないが，脂肪分の多い試料で抽出が不十分な場合は，乾式分解法などを用いる。

e. 試料溶液調製上の注意

乾式分解法，湿式分解法，希酸抽出法を用いる場合，元素によっては使用容器からの金属イオンの溶出の影響を大きく受けることがあるので，容器の材質を検討する必要がある。特に，Na, Kの定量の場合，乾式分解法ではホウケイ酸ガラス製の容器は使用せずに，白金製の容器を用いる。希酸抽出法ではポリプロピレンまたはポリエチレン製の容器を使用する。

（2）吸光光度法

吸光光度法は，試料物質の溶液，あるいはその溶液に適当な発色試薬を加えて呈色させた溶液の吸光度を測定し，試料中の目的成分の濃度を求める方法である。発色反応には酸化還元反応や塩生成反応もあるが，有機試薬による金属キレート生成反応を利用するものが多い。吸光光度法による食品中の無機質の分析は，原子吸光分析が困難な元素については採用されてきたが，最近では誘導結合プラズマ（ICP）発光分析法も使用されている。

a. Pの測定

モリブデンブルー吸光光度法やバナドモリブデン酸吸光光度法などが一般的に用いられている。前者は感度はよいが，リンは食品中に含有されているので，バナドモリブデン酸吸光光度法が採用されている。

バナドモリブデン酸吸光光度法：湿式分解や乾式分解により試料溶液を調製し，リンをオルトリン酸に変換する。これとモリブデン酸が反応してリンモリブデン酸になり，次にバナジン酸が結合してモリブドバナドリン酸が生成される。安定な黄色の呈色があるので，410 nmで吸光度を測定する。

b. Feの測定

食塩含量が多い食品の場合，原子吸光分析では波長200～300 nmにNaClによる分子吸収のため分析値が実際の値より高値になることがある。このような場合，1,10-フェナントロリン吸光光度法が採用される。

1,10-フェナントロリン吸光光度法：溶解した試料溶液中の鉄をアスコルビン酸で2価の鉄に還元する。2価の鉄は1,10-フェナントロリンと反応し，オレンジ色の錯体を生成するため，510 nmで吸光度を測定する。

（3） 原子吸光分析法

食品標準成分表に記載がある無機元素のほとんどが原子吸光法で分析されている。主な元素の測定条件は以下の通りである。

a. Na

前処理上の注意：アルカリ金属類でイオン化傾向が大きく，乾式分解法では損失する可能性があるため，試料溶液の調製には希酸抽出法が多用される。

測定条件：測定波長：589.0 nm，フレームタイプ：アセチレン-空気

イオン化干渉を受けやすいので，イオン化抑制剤としてKやRbなど同属の元素を添加することが望ましい。塩酸や硝酸にもイオン化抑制効果がある。Na含有量が高濃度の場合，フレーム中で自己吸収が起こり，吸光度が低下して検量線の直線性が悪くなる。

b. K

前処理上の注意：Naと同様。

測定条件：測定波長：766.5 nm，フレームタイプ：アセチレン-空気

イオン化干渉を受けやすいので，イオン化抑制剤としてRbなど同属の元素を添加することが望ましい。塩酸や硝酸にもイオン化抑制効果がある。含有量が高濃度の場合，フレーム中で自己吸収が起こり，吸光度が低下して検量線の直線性が悪くなる。また，Naが多量に共存する試料の場合，Naの干渉がKの分析値に誤差を与えることがあるので，マトリックスマッチングが必要になることがある。

c. Ca

前処理上の注意：難溶性の塩を形成することがあるため，乾式分解法が適している。

測定条件：測定波長：422.7 nm，フレームタイプ：アセチレン-空気

化学干渉を受けやすい。試料溶液中にAl，V，リン酸，硫酸，ケイ酸などが共存すると，難溶性の塩が形成されることによりフレーム中でのCaの原子化が抑制され，感度が低下する。干渉抑制剤として0.1～0.5%程度の塩化ランタンや塩化ストロンチウムを添加すると効果がある。

d. Mg

前処理上の注意：Caと同様。

測定条件：測定波長：285.2 nm，フレームタイプ：アセチレン-空気

Caと同様の化学干渉を受けやすいが，Caと比較するとその程度は低い。

e. Fe

前処理上の注意：乾式分解法または湿式分解法を用いる。

測定条件：測定波長：248.3 nm，フレームタイプ：アセチレン-空気

一般的に，食塩含量が5%以下の場合は原子吸光法が，食塩含量が高い場合は吸光光度法が採用されている。

f. Zn

前処理上の注意：乾式分解法または湿式分解法を用いる。

測定条件：測定波長：213.9 nm，フレームタイプ：アセチレン-空気

NaClが多量に共存する場合は，バックグラウンド吸収のためにZnの分析値が高値を示すのでバックグラウンド補正を行う必要がある。また，Feが0.5%以上共存すると分光干渉を受ける。

g. Cu

前処理上の注意：乾式分解法または湿式分解法を用いる。

測定条件：測定波長：324.8 nm，フレームタイ

表 10-1 原子吸光分析およびICP質量分析によるK, Ca, Mgの定量

分析方法		原子吸光分析			ICP質量分析		
試験区	ケイ酸添加	K (%)	Ca	Mg	K (%)	Ca	Mg
A	無	2.84	0.62	1.91	2.72	0.65	2.01
A′	有	2.36	0.80	1.89	2.34	0.80	2.00
B	無	2.45	0.19	1.04	2.56	0.19	1.06
B′	有	2.20	0.10	1.10	2.28	0.11	1.16
C	無	2.11	0.21	1.03	2.19	0.28	1.10
C′	有	2.13	0.26	0.93	2.23	0.25	0.95
D	無	2.40	0.20	0.99	2.32	0.21	1.00
D′	有	2.18	0.22	0.88	2.22	0.22	0.92

プ：アセチレン-空気

干渉は少ない。Cu含量が少ない食品の場合は，Cuを濃縮できるので，キレート抽出法が採用される。

h. 実サンプルの測定（植物）

試料：キュウリの葉（Mg過剰障害試験のため品種・条件を変えて栽培されたもの）

試料の前処理：以下の乾式分解法を用いて分解し，試料溶液とする。

① キュウリ葉約1g（乾燥粉末）を精秤する。
② マッフル炉で加熱（500℃で4時間）。
③ 電源を切り，一晩放置する。
④ 1M塩酸を沸騰しないように温め，10 mlで試料を溶解する。
⑤ メスフラスコで100 mlに定容する。

原子吸光分析：個別に検量線を作成し，Mg, K, Caを定量する。

測定結果：表10-1に示す。

10-2 誘導結合プラズマ質量分析法

原子吸光法や吸光光度法では，金属元素の分析は個別に行う必要があり，測定対象元素が明らかで，濃度的にもある程度の量が含有される場合には簡便な手段である。一方，誘導結合プラズマ（ICP）質量分析法では，超微量レベルの多元素の一斉分析が可能である。ただし，微量分析であるため，分析環境中のコンタミネーションの影響を非常に受けやすいので注意する必要がある。

a. 前処理上の注意

① 試料は完全に溶解し，固形粒子が残らないようにする。残っているとネブライザが詰まる原因となるので，$0.45\mu m$のフィルターを使って除去する。
② 最終的に調製する試料の液性は可能な限り硝酸を使用して酸性にする。他の酸は酸に起因する分子イオンが生成されるため，場合によっては定量値に誤差を招くことがある（表2-5参照）。
③ 試料中のマトリックス濃度（水以外の物質の濃度）は0.1%以下になるように調製する。マトリックス濃度が高いと信号の安定性が悪く，インターフェース部やネブライザの先端に塩が析出し閉塞する。また，目的元素のイオン化効率が下がるため，信号の感度低下の原因にもなる。

b. ICP質量分析法による一斉分析

10-1節(3) hの試料溶液を，微量元素に関しては100倍希釈，含有量の高い元素（Mg, K, Ca）に関してはさらに10倍希釈して測定を行う。検量線溶液は，市販の23元素混合標準液（100 ppm）を0.1 M塩酸で適宜希釈する。測定モードはアルゴンガス起因の干渉イオンを軽減する水素ガスモードを使用するが，塩酸溶液の場合，K ($m/z=39$) に関してはClH_2が干渉してバックグラウンドが高くなるので，ヘリウムモードを採用する。図10-1に測定に使用した検量線を示す。

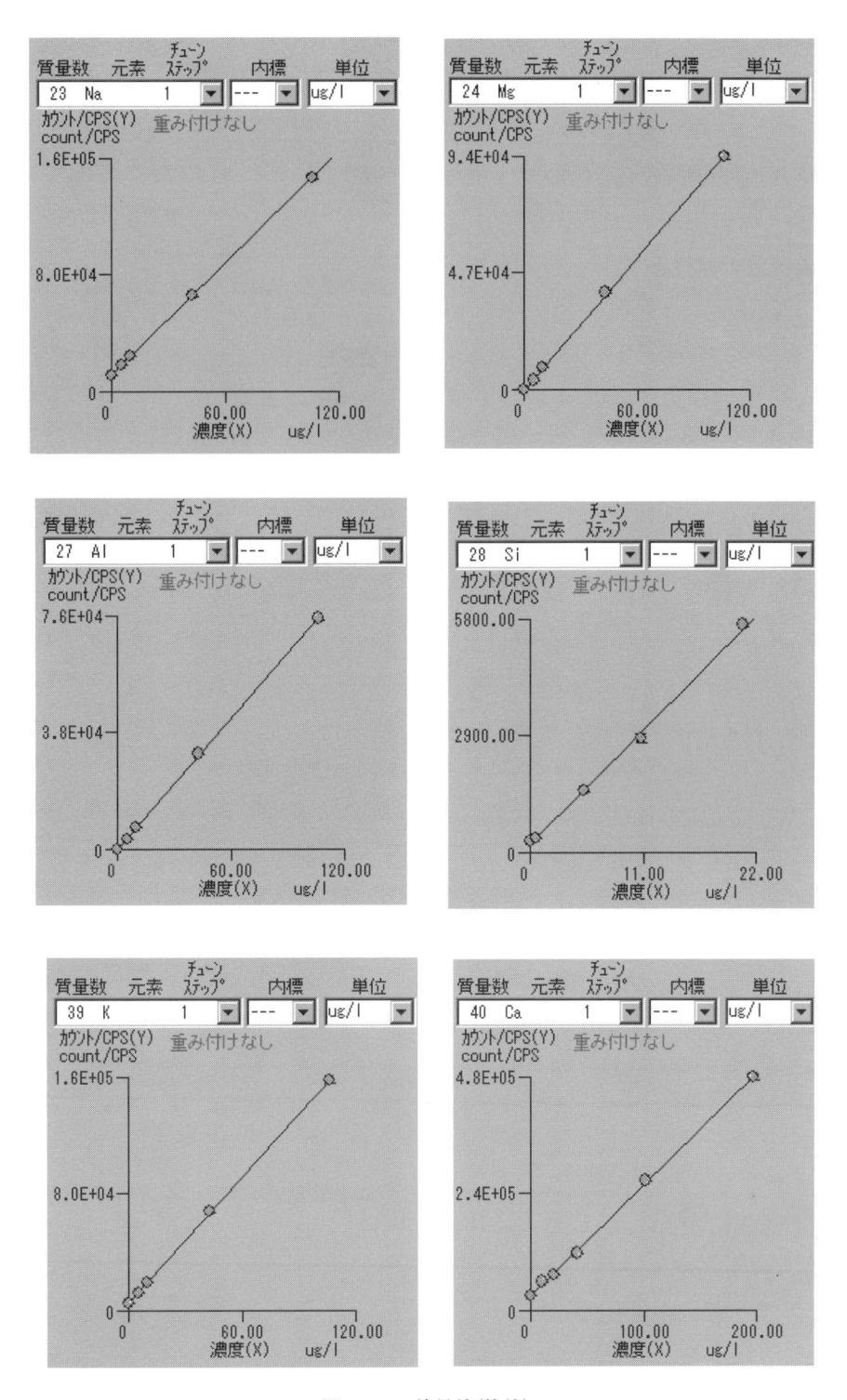

10-2　誘導結合プラズマ質量分析法

図 **10-1**　検量線（抜粋）

含有量の多い Mg, K, Ca に関しては，表 10-1 に示すように，ICP 質量分析と原子吸光分析では同等の結果が得られる．含有量によって希釈倍率を考慮し，干渉の影響を軽減する測定モードを採用すれば，ICP 質量分析ですべての元素の分析が可能である．

10-3 非破壊分析の利用

これまでに説明してきた内容は，前処理が必要で試料を溶解して含有元素の定量を目的とする分析であるが，試料のおよその組成が知りたい，試料が微量である，どこに目的元素が存在しているのか知りたいなどの目的によっては，非破壊分析という手段を採用することもある．これらの個別の原理はここでは触れず，紹介程度にとどめる．

非破壊分析とは言葉通りに試料を溶解するなどの前処理を行わずに分析することであり，試料を回収でき，別の測定に供することができる利点もあるが，何よりも手軽であることが一番の特徴である．例えば，粉末試料の場合は，蛍光 X 線分析がよく用いられている．手順は，試料を専用の容器に入れて，装置にセットし，スタートボタンを押すだけである．試料に照射された X 線により発生した元素固有の蛍光 X 線を利用して，数分で試料に含有される元素のおよその組成を得ることができる(ICP 質量分析のように検量線を作成していないので定量性はない)．検出される元素は Na～U までであり，測定に必要な濃度は元素に依存するが，約 0.1% 以上である．

また，食品中の異物分析のように試料の大きさが 1 mm 角など非常に小さい試料での元素の分布が知りたい場合は，走査電子顕微鏡とエネルギー分散型 X 線分析を組み合わせた装置(一般的に SEM-EDX という略称を使う．正式な名称は scanning electron microscope, energy dispersive X-ray analysis)が便利である．走査電子顕微鏡は試料の表面を拡大して観察する装置であるが，試料室を真空にする必要があるので，本来は試料に導電性があることが必要条件であるが，試料室を「低真空」にすることによって，導電性がない試料もそのまま観察することが可能である．最近の走査電子顕微鏡には，ほとんどこの低真空機能は付加されている．異物を試料室にセットして，加速電圧を on にすれば，モニターに試料の拡大画像が示され，分析したいエリアを決めれば，その部分の元素分析が可能であり，元素分布(マッピング)情報も取得できる．SEM-EDX の場合，検出できる元素は B～U であるので，異物が有機物か無機物かの判断ができるので非常に有用である．消費者からのクレームによる異物分析は，それを証拠として残す必要があるので，まずは非破壊分析を行うことが重要である．

引用・参考文献

1) 島津製作所，原子吸光クックブック．
2) 島津製作所，高周波プラズマ質量分析装置アプリケーションデータ集．
3) 島津製作所，無機分析ワークショップテキスト．
4) 横河アナリティカルシステムズ，Agilent 7500 ICP-MS アプリケーションハンドブック．
5) 日本食品分析センター 編：「五訂 日本食品標準成分表分析マニュアルの解説」，中央法規出版(2000)．
6) 日本分析化学会 編，原口紘炁 他著：「ICP 発光分析法」，共立出版(1988)．
7) 河口広司，中原武利 共編：「プラズマイオン源質量分析」，学会出版センター(1994)．

11 有機酸の分析

有機酸は分子中にカルボキシ基をもつ有機化合物の総称である。食品に含まれる有機酸は，クエン酸，リンゴ酸，酒石酸，コハク酸，アスコルビン酸，乳酸，酢酸，シュウ酸などがあり，有機酸は食品の酸味に大きく影響する。有機酸の分析においては，有機酸の総量を知りたい場合，各有機酸の組成(定性)と量(定量)を知りたい場合がある。総有機酸量を求める場合は，一般的に滴定法を用いる。個別の有機酸を定性または定量分析する場合は，ガスクロマトグラフィー(GC)，高速液体クロマトグラフィー(HPLC)，キャピラリー電気泳動(CE)などの方法が用いられている。近年では，システムの耐圧性を上げて分析時間の短縮を実現した超高速液体クロマトグラフィー(ultra high-speed liquid chromatography：UHLC)なども応用されている[1]。ここでは，それぞれの分析法について述べる。

11-1 総有機酸量

有機酸の総量を求める場合，一般的には pH 指示薬を用いてアルカリ規定液で滴定する。アルカリ規定液は滴定して力価を求めた 0.1 M 水酸化ナトリウム溶液，指示薬はフェノールフタレインが用いられる。分析対象とする野菜や果実などの食品試料は，搾汁を直接用いるか，水またはメタノールあるいは 70% エタノールを用いて抽出し，必要に応じて抽出液をもとの試料量に戻して実験に供する。

実際には，調製した一定量の試料溶液を三角フラスコに取り，フェノールフタレイン指示薬を 2

表 11-1 食品中に存在する主な有機酸の種類とアルカリ滴定による換算係数

名称	分子量	分子式	COOH 数	換算係数*
アスコルビン酸	176.12	$C_6H_8O_6$	2	8.81
ギ酸	46.03	CH_2O_2	1	4.60
キナ酸	192.17	$C_7H_{12}O_6$	1	19.22
クエン酸	192.12	$C_6H_8O_7$	3	6.40
コハク酸	118.09	$C_4H_6O_4$	2	5.91
酢酸	60.05	$C_2H_4O_2$	1	6.01
シュウ酸	90.04	$C_2H_2O_4$	2	4.51
乳酸	90.08	$C_3H_6O_3$	1	9.01
プロピオン酸	74.08	$C_3H_6O_2$	1	7.41
マロン酸	104.06	$C_3H_4O_4$	2	5.20
酪酸	88.10	$C_4H_8O_2$	1	8.81
リンゴ酸	134.09	$C_4H_6O_5$	2	6.71

*0.1 M 水酸化ナトリウム溶液 1 ml に相当する有機酸の mg 数

〜3滴加え，アルカリ規定液で溶液の色が無色からピンク色になるまで滴定する。総有機酸量は滴定数にそれぞれの酸の換算係数(表11-1)を乗じて求める[2]。例えば，ある果実の搾汁2 mlを，フェノールフタレインを指示薬として滴定して，0.1 M 水酸化ナトリウム(力価 $F = 1.02$)溶液の消費量が1.87 mlであったときの酸含量は以下のように求められる。この果汁の主要酸がクエン酸である場合，0.1 M 水酸化ナトリウム溶液1 mlに対するクエン酸の換算係数は6.40 mgであるため，果汁2 mlの中の酸は

$$1.87 \times 1.02 \times 6.40 = 12.2 \text{ (mg)}$$

となり，重量％に換算すると0.61％となる。

11-2 有機酸の定性・定量分析

(1) 抽出・前処理

食品試料からの有機酸の抽出法としては，液体試料の場合，そのまま遠心分離を行う。野菜や果実のような固体試料については，熱水を加えてホモジナイズした後，遠心分離して抽出液を得る。得られた有機酸抽出液は，陰イオン交換樹脂(アンバーライトまたはダウエックス)に吸着させ，希塩酸で溶出することで遊離型有機酸として調製する。

(2) ガスクロマトグラフィー

ガスクロマトグラフィー(GC)による有機酸の一斉分析法としては，ブチルエステル誘導体化法が一般的であり，様々な食品の有機酸分析に応用されている。また，トリメチルシリル(TMS)化による誘導体化法も適用されている。ブチルエステル誘導体化は以下のように行う。水酸化ナトリウムで中和してナトリウム塩とした有機酸に，ブタノール2 ml，無水硫酸ナトリウム2 g，濃硫酸0.2 mlを加え，冷却管をつけて時々かき混ぜながら約30分間マントルヒータ上で穏やかに沸騰させ，有機酸をブチルエステルにする。エステル誘導体化後，水5 mlとヘキサン5 mlを加えて混合し，エステル化物をヘキサンに転溶する。さらに，5 mlのヘキサンで3回抽出し，0.5％ノナデカン(内標準物質)のヘキサン溶液1 mlを入れた20 mlメスフラスコに移す。次に，ヘキサンで20 mlにメスアップし，無水硫酸ナトリウムを約0.5 g加え，微量に混在する硫酸を除く。このように調製した溶液の5 μlをGC分析に供する。

GC分析の際のカラムは，20% Silicone DC 560をコートしたDiasolid Lを3 mm i.d. ×2 mのガラスカラムに充填したものが用いられる。カラム温度は60℃に6分間保った後，250℃まで毎分5℃で昇温する。キャリヤーガス(窒素)流量は60 ml/min，検出器温度は260℃とする。この条件による分離例を図11-1に示す[3]。定量の際は，既知濃度の標準有機酸を同様の方法でブチルエステル化してGC分析を行い，標準曲線を作成する。なお，TMS誘導体化物の分離の際には，キャピラリーカラムが用いられる。

(3) 高速液体クロマトグラフィー

高速液体クロマトグラフィー(HPLC)を用いた有機酸の分析では，一般にイオン交換，イオン排除，逆相の3種類の分離モードが利用されている。有機酸の最も簡便な検出は，カルボキシ基($n \rightarrow \pi^*$)による200〜210 nmの紫外吸収を直接検出するものである。しかし，この波長領域では多くの有機化合物が吸収をもつため，夾雑物による妨害があり，正確な定量が困難となることがある。示差屈折率検出器が用いられることもあるが，感度面で課題が残る。また，電気伝導度検出器による直接検出では，移動相のバックグラウンド電気伝導度を下げる必要がある。そこで，有機酸を選択的に高感度検出するためにポストカラム法も検討されており，pH指示薬法(可視吸光検出法)，pH緩衝化法(電気伝導度検出法)などがある。pH指示薬法は，有機酸によるpH指示薬の色変化を利用した検出法であるが，直線性や操作性に難がある。pH緩衝化法は，感度や選択性に優れた方法であり，イオン排除モードでの分離などに応用されている。以下，イオン交換，イオン排除，逆相の各分離モードにおける有機酸の分析例について述べる。

11-2 有機酸の定性・定量分析

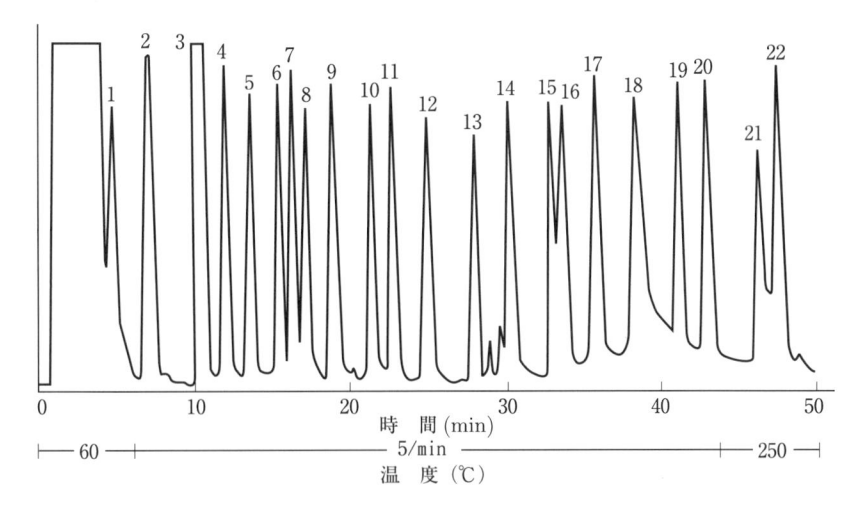

図 11-1 有機酸のガスクロマトグラム
1：ギ酸，2：酢酸，3：ジブチルエーテル(エステル化時に副生)，4：プロピオン酸，5：イソ酪酸，6：n-酪酸＋グリコール酸，7：乳酸，8：イソ吉草酸，9：n-吉草酸，10：イソカプロン酸，11：n-カプロン酸，12：レブリン酸，13：シュウ酸，14：マロン酸，15：マレイン酸＋コハク酸，16：フマル酸，17：リンゴ酸＋グルタル酸，18：酒石酸，19：n-ノナデカン(内標準物質)，20：イソクエン酸，21：シス-アコニット酸＋トランス-アコニット酸，22：クエン酸；3 mmφ×2 m ガラスカラム，10% Silicone DC 560, Diasolid L (60〜80 メッシュ)

a. イオン交換モード

イオン交換モードは，充填剤の正イオンを，移動相中の負イオンと有機酸イオン(負イオン)とで奪い合って分離するものである。このモードでは，有機酸のイオン半径やイオンの価数によって，カラムへの保持挙動が変わる。多種類の有機酸類を分離するには，グラジエント溶出法を行うことが必要であり，分析時間が長くなることが欠点である。

b. イオン排除モード

イオン排除モードは，有機酸の分析で最も汎用されている。充填剤としては水素型陽イオン交換樹脂が用いられ，有機酸はイオン交換体との相互作用による分布比の違いから分離される。有機酸は，その電荷の大きさ(pK_aと考えてよい)により，どれだけ充填剤ポア内部へ浸透できるかが決まり，溶出時間の差が生じる。例えば，pK_aの小さいクエン酸や乳酸は，酢酸などと比べてより大きな静電的排除を受けるため，より速く溶出する。しかし，実際には，充填剤基材との疎水的相互作用も一部生じるため，特に疎水性の高い有機酸の溶出は遅くなることがある。このように，イオン交換モードでは，主に「固定相の負電荷による静電的排除」，「固定相ポアへの浸透」，「固定相マトリックスとの疎水的相互作用」の3つの要素が複合的に作用することにより溶出時間が決定される。検出は紫外吸光検出または示差屈折率検出法が用いられる。

c. 逆相モード

逆相モードは，担体の表面に疎水性のアルキル基(C_8〜C_{18})を化学結合で導入した充填剤に対して，水やメタノールなどの極性溶媒を移動相として用いる。このモードは，HPLCで最も広く用いられているが，有機酸分析にはあまり使われていない。それは有機酸が親水性であるために，十分な保持や選択性が得られないことが多いためである。しかし，有機酸を低pH環境に置き，非解離の状態にすることにより，有機酸の疎水部分と担体のアルキル鎖との疎水的相互作用により数種の有機酸を分離することができるようになる。図11-2に，本モードで分析した標準有機酸混合物のクロマトグラムを示す[3]。

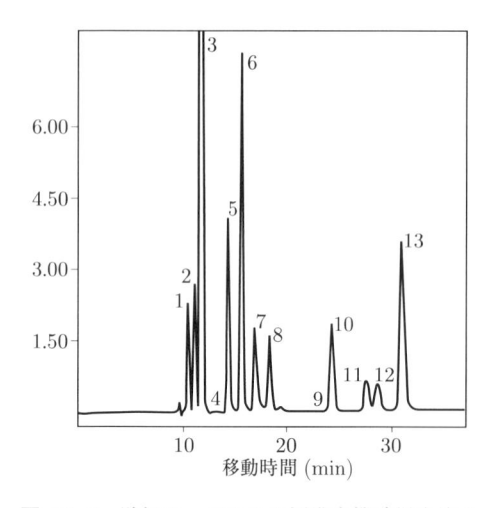

図 11-2 逆相モードによる標準有機酸混合液のクロマトグラム
1：ガラクツロン酸，2：グルコン酸，3：酒石酸，4：未知物質，5：リンゴ酸，6：シキミ酸，7：乳酸，8：酢酸，9：未知物質，10：クエン酸，11：コハク酸，12：シトラリンゴ酸，13：フマル酸；カラム：ODS-2(2本)250×4.6 mm i.d.，移動相：3% メタノールを含む 0.02 M リン酸一水素アンモニウム(pH 2.35, リン酸で調整)，流量：0.5 ml/min，UV検出：210 nm

(4) キャピラリー電気泳動法

キャピラリー電気泳動(CE)法は電場中での化合物の移動度の差を利用した分析法であり，大きく分けてキャピラリーゾーン電気泳動(CZE)法とミセル動電クロマトグラフィー(MEKC)がある。CZE によって分析する場合，通常試料を陽極側に注入し，陰極側に電気泳動することで検出する。有機酸などの陰イオン成分は電気的には陽極側への負の移動度をもつが，キャピラリーカラム内部のシラノール基の解離に伴う電気浸透流が大きな正の移動度を有する。したがって，有機酸は負の移動度と正の電気浸透流移動度を足し合わせた移動度で，陰極側に電気泳動される。一般的に，CE法については分析感度が低いこと，分析時間(泳動時間)の再現性が悪いことなどのデメリットが指摘されている。そこで，シラノール基をスルホ基などで誘導体化したキャピラリーカラムが開発されており，再現性の面で改善されることが報告されている[4]。

引用・参考文献

1) 佐々木碧 他：分析化学，**59**, 247-250(2010).
2) 真部孝明 著：「フローチャートで見る 食品分析の実際」，幸書房(2003).
3) E. G. Romero, *et al.*: *J. Chromatogr. A.*, **655**, 111-117(1993).
4) S. Kodama, *et al.*: *Electrophoresis*, **26**, 4070-4078(2005).

12

核酸関連物質の分析

　本章では核酸関連物質として，ヌクレオチドおよびヌクレオシドの分析について説明する。ヌクレオチドは核酸を構成する成分であり，ヌクレオシド部分とリン酸からなり，ヌクレオシドは塩基部分と糖部分からなる。糖としてリボースを含むヌクレオシドをリボヌクレオシド，デオキシリボースを含むヌクレオシドをデオキシリボヌクレオシドという。塩基部分は，プリン誘導体としてアデニンとグアニン，ピリミジン誘導体としてシトシン，ウラシル，チミンなどがある。リボースおよびデオキシリボースは，プリン塩基の9位の窒素原子とピリミジン塩基の3位の窒素原子に結合している。

　食品分野では，アデノシン三リン酸(ATP)の代謝過程における一連の反応生成物量の比が，魚肉，獣肉の鮮度指標になることから関連化合物の定量がなされている。また，うま味成分としてイノシン酸，グアニル酸などが定量されるほか，食品衛生面からATPの測定値と微生物汚染との関連が論じられている。ここでは，高速液体クロマトグラフィー(HPLC)およびキャピラリー電気泳動(CE)法によるヌクレオチド，ヌクレオシドの分離分析，ならびに酵素法による個別定量法について説明する。

12-1 高速液体クロマトグラフィー

　高速液体クロマトグラフィー(HPLC)による核酸関連物質の測定法は多数報告されており，種々の分離モード，検出法が用いられている。ここでは，HPLC法の適用にあたっての前処理を述べた後，陰イオン交換クロマトグラフィー，イオン対逆相クロマトグラフィー，親水性相互作用クロマトグラフィーについて説明する。

(1) 前処理

　生体試料の調製では，速やかに酵素失活させることと，除タンパクを行い清澄な抽出液を得ることが必要である。最もよく用いられている方法は，細胞や組織をホモジナイズまたは超音波処理すると同時に，除タンパクするものである。除タンパク剤として，過塩素酸(PCA)，トリクロロ酢酸(TCA)，トリフルオロ酢酸(TFA)が用いられる。遠心分離後の上澄みについて，TCAではFreon(1,1,2-トリクロロ-1,2,2-トリフルオロエタン)で，PCAでは水酸化カリウムまたは炭酸カリウム-トリエタノールアミンで中和する。還元型ピリジンヌクレオチドの場合，酸による除タンパクは不都合(不安定)であるので，水酸化カリウムによる抽出を行う。

(2) 陰イオン交換クロマトグラフィー

　塩基，ヌクレオシド，ヌクレオチドの一括分析の場合，充填剤としてAminex A-14系または相当品を用い，緩衝液Aとして0.1 M 2-メチル-2-アミノ-1-プロパノール(MAP)-0.1 M 塩化ナトリウム(pH 9.90)，緩衝液Bとして0.1 M MAP-0.4 M 塩化ナトリウム(pH 10.0)を用い，カラム温度55℃，流速1.5 ml/min程度で緩衝液AからBへの直線濃度勾配をかけて溶出し，254 nmでUV検出する。検出感度は注入量あたり数十 pmol

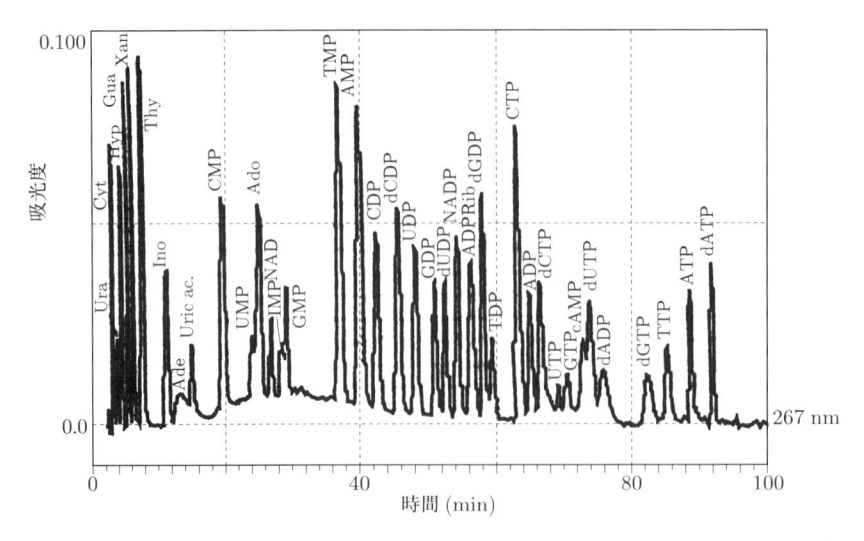

図 12-1 イオン対逆相 HPLC によるヌクレオチド類，ヌクレオシド類，オキシプリン類，塩基の分離

Ade：アデニン酸，Ado：アデノシン，ADP：アデノシン二リン酸，ADPRib：アデノシンジホスホリボース，AMP：アデノシン一リン酸，ATP：アデノシン三リン酸，cAMP：アデノシン環状一リン酸，CDP：シチジン二リン酸，CMP：シチジン一リン酸，CTP：シチジン三リン酸，Cyt：シトシン，dADP：デオキシアデノシン二リン酸，dATP：デオキシアデノシン三リン酸，dCDP：デオキシシチジン二リン酸，dCTP：デオキシシチジン三リン酸，dGDP：デオキシグアノシン二リン酸，dGTP：デオキシグアノシン三リン酸，dUDP：デオキシウリジン二リン酸，dUTP：デオキシウリジン三リン酸，GDP：グアノシン二リン酸，GMP：グアノシン一リン酸，GTP：グアノシン三リン酸，Gua：グアニン，Hyp：ヒポキサンチン，IMP：イノシン一リン酸，Ino：イノシン，NAD：ニコチンアミドアデニンジヌクレオチド，NADP：ニコチンアミドアデニンジヌクレオチドリン酸，TDP：チミジン二リン酸，Thy：チミン，TMP：チミジン一リン酸，TTP：チミジン三リン酸，UDP：ウリジン二リン酸，UMP：ウリジン一リン酸，Ura：ウラシル，Uric ac.：尿酸，UTP：ウリジン三リン酸，Xan：キサンチン

(数 ng)から数百 pmol(数十 ng)程度である．ヌクレオチドのみの場合，例えば Partisil 10-SAX などのカラムを用い，溶離液として濃度の異なるリン酸系緩衝液の濃度勾配をかけて分離する．検出には同様に 254 nm の UV 吸収を用いる．

(3) イオン対逆相クロマトグラフィー

イオン対試薬として，2～10 mM 程度のテトラブチルアンモニウムイオンを用い，溶離液として 100 mM を超えない濃度のリン酸塩緩衝液(10～100 mM)を用いる．塩基，ヌクレオシド，ヌクレオチドの一斉分析では，溶離液 A として 10 mM KH_2PO_4-10 mM 水酸化テトラブチルアンモニウム-30% メタノール(塩酸で pH 5.50 に調整)を用い，100% 溶離液 A から順次 100% 溶離液 B まで適切な濃度勾配をかけることにより分析する．流速 1.5 ml/min，温度 21℃ で約 100 分以内に検出する．検出には 267 nm または 254 nm の UV 吸収を用いる．実測例を図 12-1 に示す．

(4) 親水性相互作用クロマトグラフィー

親水性相互作用クロマトグラフィー(hydrophilic interaction chromatography：HILIC)は，高極性化合物を親水性の低いものから溶出する分離法である．したがって，極性の高いヌクレオシドやヌクレオチドの分離に有効と考えられる．例え

ば，HILIC 用カラムとして YMC-PACK Diol-NP を用い，溶離液として 90% アセトニトリルを含む 10 mM 酢酸アンモニウム溶液を用い，カラム温度 30°C，流速 0.2 ml/min，検出波長 254 nm の条件下で塩基，ヌクレオシドを分析した例がある。HILIC 法では，分析対象物の溶出に対して溶離液中の溶媒濃度を高く設定できることから，LC/MS 法による高感度分析が期待できる。

12-2 キャピラリー電気泳動法

核酸塩基およびヌクレオシドは，ミセル動電クロマトグラフィー(MEKC)により分離できる。塩基およびヌクレオシドの分離は，SDS(0.075 M)を含む緩衝液(10 mM リン酸＋6 mM ホウ酸，pH 8.4)を満たしたキャピラリー(内径 60 μm，長さ 68.5 cm)を用い，10 kV の電圧を印加して行う。この条件下で，8 種のヌクレオシドが 20 分程度で分離できる。

ヌクレオチドは自由溶液中でのキャピラリー電気泳動(CE)でも分離可能である。例えば，9 種のヌクレオチド三リン酸塩(ATP など)は，緩衝液(50 mM リン酸＋2 mM EDTA，pH 2.7)を満たしたキャピラリー(内径 70 μm，長さ 69.5 cm)に 20 kV 印加すると，16 分で完全に分離できる。

12-3 個別的方法によるヌクレオシド，ヌクレオチドの定量

(1) 生物発光による ATP の測定

ルシフェリン-ルシフェラーゼを用いる生物学的発光により，ATP が高感度に測定できる。反応は次式で表される。

$$\text{ルシフェリン}(LH_2) + ATP \xrightarrow[Mg^{2+}]{\text{ルシフェラーゼ}}$$
$$LH_2 \cdot AMP + PPi \quad (12-1)$$

$$LH_2 \cdot AMP + O_2 \xrightarrow{\text{ルシフェラーゼ}}$$
$$\text{オキシルシフェリン} + CO_2 + AMP + \text{光} \quad (12-2)$$

生物発光による ATP 測定装置は各社から専用器が市販されているが，一般の発光検出器を用いることもできる。専用器では発光のピーク付近(5 秒程度)を避け，発光 5～10 秒後の光強度を 5～10 秒積算して発光量を測定している。試薬としては ATP 測定用キットが多種市販されている。測定範囲は使用する機器やキットによって異なるが，10^{-12}～10^{-8} M の ATP に対し検量線が得られる。生物発光による ATP の測定は，特に生菌数との関係で重要である。ATP はあらゆる生物に普遍的に存在するエネルギー貯蔵物質であり，細菌にも ATP がほぼ一定量含まれている。細菌が死滅すると ATP は急速に分解されるため，ATP 濃度を測定することによって生菌数を算定することができる。

(2) 酵素法によるイノシン酸および鮮度関連因子の測定

イノシン酸(IMP)は，うま味成分の 1 つとして食品工業で重要である。IMP を酵素法によって定量する場合，次の 3 つの酵素が用いられる。

$$\text{イノシン酸(IMP)} + H_2O \xrightarrow{\text{アルカリホスファターゼ}}$$
$$\text{イノシン(HxR)} + \text{リン酸} \quad (12-3)$$

$$\text{イノシン(HxR)} + \text{リン酸} \xrightarrow{\text{ヌクレオシドホスホリラーゼ}}$$
$$\text{ヒポキサンチン(Hx)} + \text{リボースリン酸} \quad (12-4)$$

$$\text{ヒポキサンチン} + 2O_2 \xrightarrow{\text{キサンチンオキシダーゼ}}$$
$$\text{尿酸} + 2H_2O_2 \quad (12-5)$$

検出は式(12-5)で消費される酸素の消費量をモニターするか，最終生成物である過酸化水素を電極あるいは酵素発色による比色法で測定する。

一方，魚介類，獣肉類の ATP は死後，次式で急速に分解する。

$$ATP \rightarrow ADP \rightarrow AMP \rightarrow IMP \rightarrow HxR \rightarrow Hx \rightarrow \text{尿酸} \quad (12-6)$$

したがって

$$K\text{値} = \frac{HxR + Hx}{ATP + ADP + AMP + IMP + HxR + Hx} \times 100 \quad (12-7)$$

が鮮度指標として用いられる。

また，簡易指標として

$$K_i 値 = \frac{HxR+Hx}{IMP+HxR+Hx} \times 100 \quad (12-8)$$

も鮮度をよく反映するといわれている。

　これらに従った鮮度測定試験紙キットや専用測定装置が市販されている。

引用・参考文献

1) 日本分析化学会 編:「分析化学便覧」, 丸善 (2011).

13 香気成分の分析

　食品中には分子量，沸点，極性などが大きく異なる数百種の揮発性成分が含まれており，個々の成分の濃度は通常極めて低く μg〜mg/kg 程度である。したがって，香気成分の分析は，微量，多成分分析の典型的なものと考えることができる。香気成分の分離・濃縮操作においては，揮散しやすいうえに化学的に不安定な成分も多いことから細心の注意が必要となる。なお，ほとんどの揮発性有機化合物は，強弱の違いはあるものの特有のにおいを呈することから，「揮発性成分」と「香気成分」は厳密に区別することなく使用されている。

13-1　香気成分の捕集

　香気成分の捕集においては，以下の点が特に重要である。

①試料調製から機器分析までの時間を可能な限り短くすること。
　香気成分は揮散しやすく，反応性も高いものが多いので，操作中の香気変化が問題となる。
②高い濃縮率を得ること。
　分析機器と嗅覚の感度差を補うためである。
③香気濃縮物は，もとの試料の香りをよく再現したものであること。
④香気濃縮物は，難揮発性および不揮発性成分を含まないこと。
　ガスクロマトグラフィー(GC)において，試料注入部，キャピラリーカラムへの付着が問題となる。

⑤試薬，器具，実験室の環境などに由来する外来成分の混入に注意すること。
　ブランク実験は有効な対策である。

(1)　溶媒抽出法

　本法は，難揮発性および不揮発性の脂溶性成分をほとんど含まない試料，あるいは香気成分の濃度が比較的高い試料に適用される。溶媒としては，ジエチルエーテル，イソペンタン，ペンタンなどが単独あるいは混合して用いられる。抽出効率を高めるためには，塩化ナトリウムを添加し，塩析効果を利用して抽出することも効果的である。回分法では，試料量の 1/5〜1/3 程度の溶媒を用いて 3 回ほど抽出し，それらを合わせて香気成分抽出液とする。抽出溶液に溶解している少量の水分は，無水硫酸ナトリウムを適量(20〜30 g/溶媒 100 ml 程度)添加し数時間放置することにより，完全に除去することができる。これを行わないと濃縮時に水分が分離し，均一な香気成分濃縮物を得ることができない。内標準は抽出前の試料に添加するのが基本であるが，個々の香気成分の化学的性質が異なることから，単一の標準物質では多成分の抽出率を補正することは困難である。したがって，溶媒抽出後に無水硫酸ナトリウムの添加と同時に内標準を添加する場合もある。内標準物質としては，化学的に安定で試料中に含まれている可能性がなく，さらに，ガスクロマトグラム上で他のピークと重ならないものを選ばなければならない。

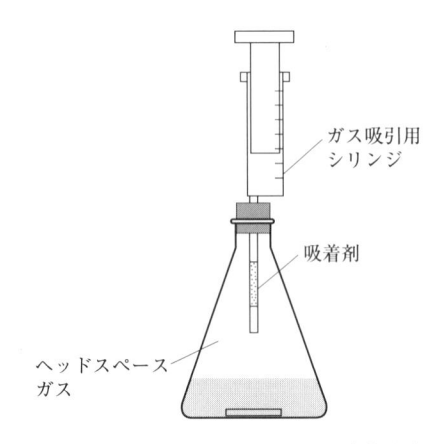

図 13-1　ヘッドスペースガス吸着濃縮法

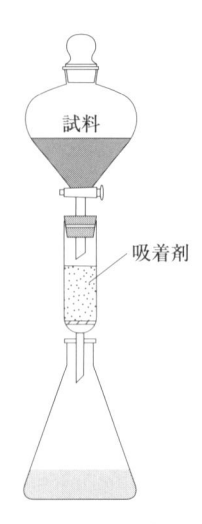

図 13-2　カラム濃縮法（固相抽出法）

（2）ヘッドスペースガス分析法

a. スタティック HSG 分析法

　密閉容器（数十～数百 ml 容）に試料を入れ，一定時間恒温に保つことによりヘッドスペースガス（HSG）中の揮発性成分を平衡化した後，この HSG をシリンジで採取し GC 分析に供する方法である。試料のインキュベート温度は 30～60℃ 程度であるが，この温度が高い場合にはシリンジ内面への揮発性成分の吸着が顕著になるので注意を要する。HSG 採取量は 0.5～3 ml 程度であるが，GC に導入される各成分の絶対量は極めて微量であるために，GC への導入はスプリットレスで行う必要がある。したがって，充填カラムあるいは内径 0.53 mm の大口径キャピラリーカラムの使用が推奨される。

b. ダイナミック HSG 分析法
　　（パージアンドトラップ法）

　HSG 中の揮発性成分の捕集は，①恒温条件下に置かれた試料容器に窒素ガス（数十～数百 ml/min）を数分間から数十分間通気し，窒素気流中の揮発性成分を吸着剤（Tenax GC, Tenax TA, 活性炭など）を充填したカラムで捕集する方法，②大容量シリンジの吸引口に捕集カラムを直結して，一定体積の HSG をこのカラムを通して吸引することにより香気成分を捕集する方法がある（図 13-1）。分析の再現性は②の方法が優れている。捕集成分の GC への導入はキャリヤーガスを流しながら捕集カラムを試料気化室で加熱（210～230℃）し，香気成分を脱着させることにより行う。

（3）カラム濃縮法（固相抽出法）

　本法は，非極性のポーラスポリマービーズを充填したカラムを用いて以下の手順で行う（図 13-2）。①液体試料をカラムに流し疎水性成分を選択的に吸着させる。②カラム内に残留する水溶性成分を少量の水で溶出しカラムを洗浄する。③ジエチルエーテルで香気成分を溶出する。操作は非常に簡単であり特別の器具や技術を要求しないことから利用価値は高い。また，ビール，清酒，ワインなどアルコール飲料からの香気成分の回収にも優れた特性を示す。ポーラスポリマービーズとしては，Porapack Q, Chromosorb 101, Amberlite XAD-2 などのスチレンとジビニルベンゼン共重合樹脂が用いられる。このカラムは，エーテル，メタノール，水で順次洗浄することにより再生できることから，繰り返し使用が可能である。固相抽出法では，吸着樹脂から微量の不純物（アルキルベンゼン類）が溶出することがあるので，微量分析ではコントロール実験が必須である。

（4）減圧水蒸気蒸留法

　本法は，揮発性成分を水蒸気蒸留により分離することから，香気成分分析の前処理に多用されて

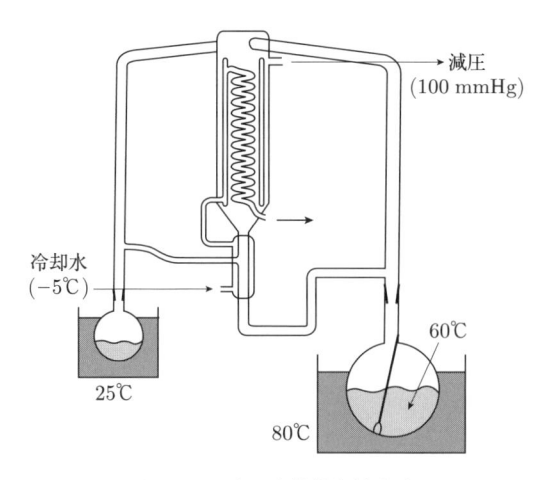

図 13-3 減圧連続蒸留抽出法

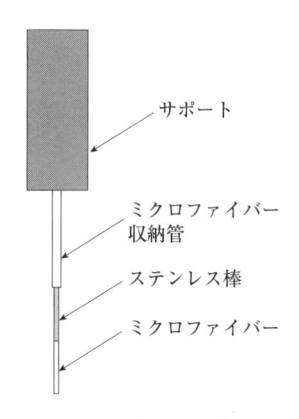

図 13-4 固相ミクロ抽出器

いる。欠点としては，熱不安定成分の分解，蒸留の進行に伴い試料の濃縮が起こるために，高沸点成分の回収率が低いことである。蒸留は，10〜80 mmHg，20〜60℃で行われる。得られた蒸留液から上述の抽出操作により，香気濃縮物が調製される。冷却器が縦型で内部に，氷＋塩化ナトリウムあるいはドライアイス＋メタノールなどの冷媒を入れて使用するタイプの，低沸点成分の回収に優れたロータリーエバポレータを用いることにより本法を簡単に行うことができる。ガラスのすり合わせ部分につけたシリコングリスは，水素炎イオン化検出器(FID)では検出されないが，GC-MS分析では典型的なスペクトルを与えるので注意しなければならない。

(5) 減圧連続蒸留抽出法

減圧下で水蒸気蒸留と溶媒抽出を同時に，しかも連続的に行う抽出法として，減圧連続蒸留抽出(simultaneous distillation extraction : SDE)法がある。図 13-3 のようなガラス製の蒸留器(特注品)が用いられる。本法によると，蒸留中に試料の濃縮が起こらないので，高沸点成分についても比較的高い抽出率が得られる。さらに，抽出溶媒が循環再利用されるために，その使用量が少ないなどの長所を有する。溶媒としては，ジエチルエーテルやジクロルメタンなどが使用できる。本法は，圧力 80〜100 mmHg，試料温度 60〜70℃，溶媒温度 20℃，冷却液温度 −5℃で運転される。抽出時間は 40〜90 分間程度である。

(6) 固相ミクロ抽出法

簡易迅速な香気成分の濃縮法として，固相ミクロ抽出(soild phase micro extraction : SPME)法がある。SPME 法で使用されるミクロ抽出器(SUPELCO 社製)の外観(図 13-4)は，一見通常のシリンジと似ている。シリンジの針に該当する部分は，フィルムがコーティングされた長さ 1 cm のミクロファイバーとそれを収納するための収納管からなる。抽出相としてのフィルムには，非極性フィルム(polydimethylsiloxane)，極性フィルム(polyacrylate, carbowax)，多孔質フィルム(carboxen)，ジビニルベンゼンポリマーがある。香気成分の抽出は，ミクロファイバーを試料液中あるいは HSG 中に一定時間露出させることにより行う。次に，ファイバーを収納管に収納した状態で GC セプタムを貫通させ，気化室(200〜230℃)内でこのファイバーをキャリヤーガスの流れに露出させることにより，香気成分を脱着させる。

13-2　ガスクロマトグラフィー

ガスクロマトグラフィー(GC)の原理，定性・定量分析に関しては，3-2 節で詳細に述べている

ので，ここでは，香気成分分析への適用に絞って説明する。

一般的に，香気成分分析においては，食品中に存在する数百にも及ぶ揮発性成分について，可能な限り多くの成分を同定・定量することが求められる。そこで，揮発性成分の最も優れた分離分析装置であるGCがほぼ独占的に使用されている。しかも最高の分離能が要求されることから，キャピラリーカラムを装着したGCが使用される。

香気成分分析のGC条件としては，次のようなものが一般的である。①キャピラリーカラムの選択：香気成分としては，アルコール類，アルデヒド類，エステル類，含窒素化合物，含硫化合物が多いことから，これらの成分の分離に適したcarbowaxを化学結合させたフィルムをもつカラムが最もよく使用される。極性が比較的低く，高沸点成分を多く含む試料に対しては5% diphenyl 95% dimethyl polysiloxaneをフィルムにもつキャピラリーカラムも使用される。②におい濃縮物のGCへの導入：溶媒としてジエチルエーテルなどが使用されることから，香気成分の濃度は自由に調節することができる。したがって，高濃度の液体試料を直接注入することができるスプリット注入法が一般的に採用されている。③カラム温度の設定：香気濃縮物は，低沸点から高沸点まで極めて多くの成分を含んでいることから，すべての成分を効率的に分離するために昇温分析法が採用される。昇温速度はカラムサイズによって決めるべきであるが，通常2.0〜8.0℃/min程度である。④検出器：すべての香気成分を検出することができ，定量性に優れた特性をもつ水素炎イオン化検出器(FID)が通常使用される。しかし，強いにおいを有する含硫化合物を選択的に検出できる炎光光度検出器(FPD)も香気成分分析では重要である（FID，FPDは3-2節(2)参照）。

香気成分の定量は，内標準法によって行われるのが一般的である。しかし，すべての成分について検量線を作成することは困難な場合が多いので，内標準物質を含め，すべての成分に対する検出器(FID)の応答特性が等しいと仮定して定量を行うこともある。すなわち，単位質量あたりの応答が等しいと仮定すると，内標準に対するピーク面積比から香気成分の質量(濃度)を算出することができる。

香気成分の定性に関しては，保持指標が利用できる(3-2節(4))。しかし，保持指標のみではピークを同定できないので，最終的に未知成分を同定するにはマススペクトルの測定が必要となる。

香気成分分析の例として，図13-5に脱脂粉乳を減圧連続蒸留抽出して得られた，におい濃縮物のガスクロマトグラム(検出器はFID)を示す。

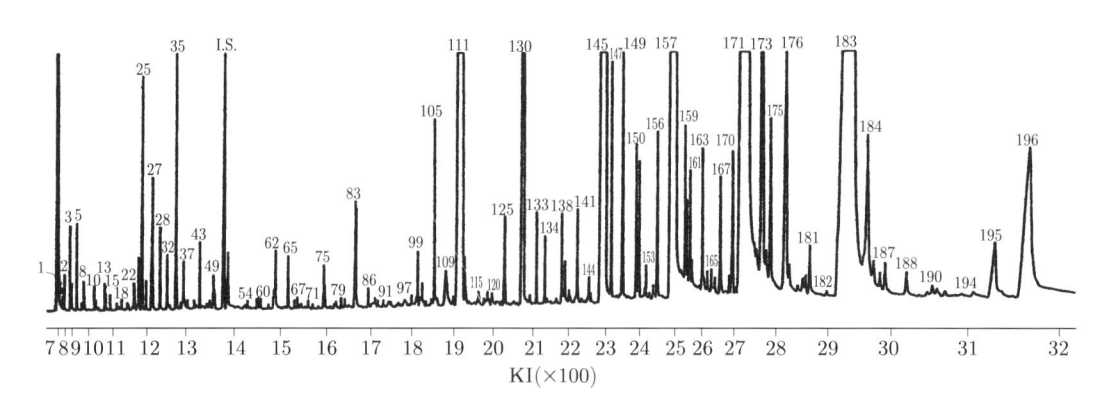

図 13-5 脱脂粉乳中の香気成分のガスクロマトグラム
キャピラリーカラム：DB-WAX, φ0.25 mm×60 m, カラム温度：50→230℃ (2℃/min), 検出器：水素炎イオン化検出器(FID)，キャリヤーガス：ヘリウム(30 cm/s)，試料注入法：スプリット法(スプリット比1:20)。横軸は保持指標×100

13-3 ガスクロマトグラフ質量分析法

ガスクロマトグラフ(GC)は，個々の成分(ピーク)の分離および定量に優れた性能を発揮するが，それらの成分を同定することができない。一方，質量分析計(MS)は試料中の各成分を分離する能力はないが，マススペクトルによる同定に著しい能力を発揮する。両装置は，必要試料量や試料成分の揮発性など，試料に対する要求性がほぼ完全に一致することから，理想的な複合装置(GC-MS)として重要な地位を占めている。現在では，香気成分分析にはGC-MSが必須の装置となっている(GC/MS法は3-2節(3)参照)。

図13-5には196本のピークが検出されているが，このうち174個の成分がGC-MS分析の結果，同定された。ここでは，化合物名を列記することは避けるが，香気成分をグループごとに分類した脱脂粉乳中の濃度を表13-1に示す。

13-4 香気成分とその官能特性

(1) 官能的特性

a. におい強度

ある化合物に関して，半数の人がにおいを感じ，半数がにおいを感じることができない濃度を，におい閾値とよぶ。したがって，閾値が小さな化合物ほどにおいが強いことになる。そこで，食品中の香気成分濃度をその閾値で割った値は，その化合物が閾値の何倍の濃度で存在しているのかを示す。したがって，この値を用いると食品全体のにおいに対して，その香気成分がどの程度寄与しているのか(におい寄与率)を知ることができる。表13-2に食品中に含まれる代表的な香気成分の閾

表 13-2 代表的な化合物の水溶液中のにおい閾値

化合物	閾値(mg/l)
ピラジン	300
エチルアルコール	100
マルトール	35
ヘキサノール	0.7
バニリン	0.02
ヘキサナール	0.0045
α-ヨノン	0.004
酪酸エチル	0.001
メチルメルカプタン	0.00002
β-ヨノン	0.000007

表 13-3 食品のにおい表現用語

抽象的表現
広がりのある	芳香性のある
穏やかな	重い
深みのある	特徴のない
冷たい	暗い
パンチ	生き生きした
ツンツンした	さわやかな
むかっとくるような	湿っぽい
暖かい	乾いた

具体的表現
生臭い	発酵臭
腐敗臭	すっぱい
バター臭	チーズ臭
ミルク臭	脂臭い
アーモンド様の	カビ臭
青臭い	花様の
柑橘様の	果実臭
アルコール様の	日向臭
木の匂い	ハッカ様の
血の臭い	肉様の
バニラ様の	ニンニク様の
焦げた臭い	スパイシー
甘い	金属臭
温泉臭	薬品臭

表 13-1 脱脂粉乳中の主要な香気成分含量

香気成分の分類 (検出された成分数)	含量 (μg/kg 脱脂粉乳)
揮発性脂肪酸(28)	9275
フェノール類(7)	1344
炭化水素類(5)	292
ラクトン類(11)	231
含窒素化合物(18)	98
ケトン類(8)	82
アルデヒド類(19)	78
アルコール類(25)	47
エステル類(12)	34
フラン類(2)	26

値を示す．この表の値から，香気成分の閾値が非常に広範囲にわたることがわかる．

b. においの質

においの強弱，快不快はともかく，においの質を評価するのは極めて困難である．これは，においを表現するための言葉の問題に帰着する．下田らは食品のにおい用語として105個を選び，これらの言葉から人が受けるイメージを解析し，最終的に食品のにおい表現用語として44個の用語を選抜している（表13-3）．

（2） 香気成分

a. モノテルペン類・セスキテルペン類

植物界には，イソプレン2分子が結合したような構造をもつモノテルペン類（構成炭素数10個）とイソプレン3分子が結合した構造をもつセスキテルペン類（構成炭素数15個）が香気成分として存在する．これまでに数百のテルペン化合物が明らかにされており，しかも各成分は特有のにおいを呈することから，野菜や果物の香気成分として重要である．

b. 加熱生成香気

加熱により生成する香気成分は，とりわけ調理食品の香りの形成に重要である．例えば，低分子アルデヒド類はアミノ酸のストレッカー分解により生成することがわかっている．ゴマやコーヒー豆の焙煎によって生じる香ばしい香りには，アミノ酸を前駆物質とするピラジン類の寄与が大きい．同じ焙煎香気でも含硫アミノ酸からはチアゾール類が生成し，ステーキなど焼肉の風味を形成するのに寄与している．糖類の熱分解により生ずる各種フラノン類はカラメル様の甘い香気を呈する．このように，加熱調理された食品においては，原料中に含まれる各種成分の熱分解により，特有の加熱香気が生成することが知られている．

c. においの鍵化合物

食品中には膨大な数の香気成分が含まれているが，いくつかの食品の香りは特定の化合物で再現できることがわかっている．このような化合物をにおい鍵化合物（flavor key compound）とよんで

表 13-4 代表的なにおい鍵化合物

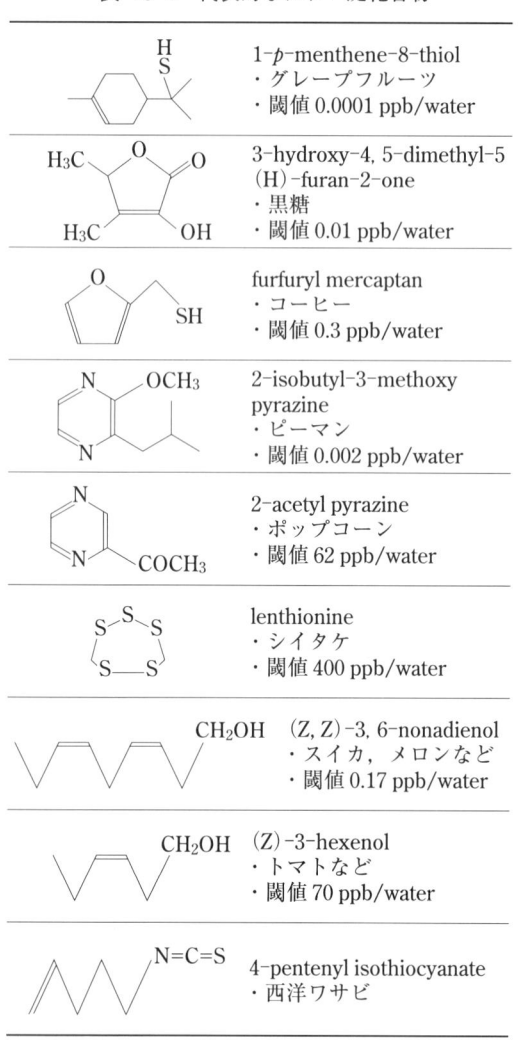

構造	名称・特徴
	1-*p*-menthene-8-thiol ・グレープフルーツ ・閾値 0.0001 ppb/water
	3-hydroxy-4, 5-dimethyl-5(H)-furan-2-one ・黒糖 ・閾値 0.01 ppb/water
	furfuryl mercaptan ・コーヒー ・閾値 0.3 ppb/water
	2-isobutyl-3-methoxy pyrazine ・ピーマン ・閾値 0.002 ppb/water
	2-acetyl pyrazine ・ポップコーン ・閾値 62 ppb/water
	lenthionine ・シイタケ ・閾値 400 ppb/water
	(Z, Z)-3, 6-nonadienol ・スイカ，メロンなど ・閾値 0.17 ppb/water
	(Z)-3-hexenol ・トマトなど ・閾値 70 ppb/water
	4-pentenyl isothiocyanate ・西洋ワサビ

いる．表13-4に代表的なにおい鍵化合物をあげる．

d. 異臭成分

本来食品中に存在しないにおい成分が，食品製造工程，とりわけ加熱工程，流通工程，貯蔵中に生成することがある．これは食品本来の香りを異なったものに変質させるので，食品の品質劣化因子として非常に重要である．表13-5に代表的な異臭（オフフレーバー，off-flavor）成分とそれが問題となる食品をあげる．

13-4 香気成分とその官能特性

表 13-5 代表的な異臭と原因化合物

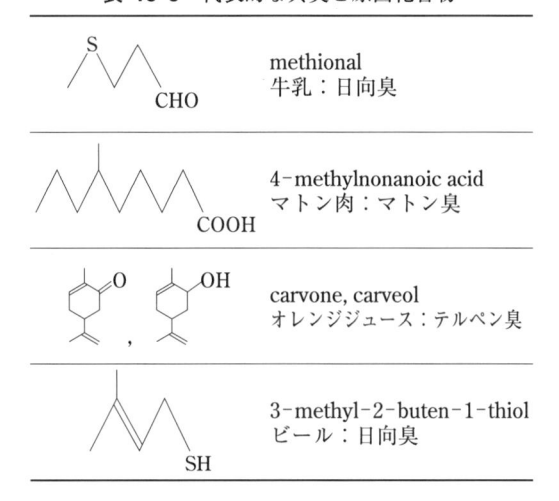

構造	化合物名	異臭
(S-CH2-CH2-CHO)	methional	牛乳：日向臭
分岐脂肪酸 COOH	4-methylnonanoic acid	マトン肉：マトン臭
(環状ケトン, アルコール)	carvone, carveol	オレンジジュース：テルペン臭
(SH 化合物)	3-methyl-2-buten-1-thiol	ビール：日向臭

引用・参考文献

1) 下田満哉, 筬島豊：「香気成分の分析と評価（その1）」, 日本調理科学会, **33**-4(2000).
2) 下田満哉, 筬島豊：「香気成分の分析と評価（その2）」, 日本調理科学会, **34**-1(2001).
3) 下田満哉, 筬島豊：「香気成分の分析と評価（その3）」, 日本調理科学会, **34**-2(2001).

マツタケの香りと光学異性体

　日本産か，韓国産か，モロッコ産か？　マツタケはその香りが商品価値を大きく左右する。種類は同じであっても産地により香気に大きな隔たりがあるが，これはおそらく香気成分の発生量の違いであろう。

　マツタケの香気成分については，これまで多くの研究があり，1-オクテン-3-オール（マツタケオール），桂皮酸メチル，2-オクテン-1-オールなどが主成分であることがわかっている。特に，1-オクテン-3-オールは香気成分の大半を占めている。しかし，香気成分はその光学異性体により香りの質が大きく異なる。マツタケの香りの本体は光学異性体の片方である(R)-1-オクテン-3-オールであり，もう一方のS体は草のようなにおいをもち，閾値はR体の1/10である。(R)-1-オクテン-3-オールは明らかなキノコ臭で，この物質だけでもマツタケの香りそのものを強く感じさせる。1-オクテン-3-オールを化学合成すると，R体とS体はほぼ等量の割合（ラセミ体）で生成することがほとんどである。そこで，光学異性体を自由に分割できれば，より本物らしい香りを実現することができることになる。最近，新規なアセタール型光学分割剤が開発され，マツタケの香りの本体である(R)-1-オクテン-3-オールが容易に光学分割されるようになった。

14 色素の分析

　生物のもつ色素は，大きく植物色素(微生物色素も含む)と動物色素に分けられる。主な植物色素を表14-1に示す。種類は多いが，特にカロテノイド，クロロフィル，ポリフェノール系色素が植物に広く分布している。カロテノイドとポリフェノール類は，多様な構造をもつ化合物群が含まれる。

　カロテノイドは，炭素数40の長鎖の共役二重(ポリエン)結合を特徴とする一群のテトラテルペン色素の総称である。現在600種類以上知られており，表14-1のようにβ-カロテンなどの炭化水素類とゼアキサンチンなど酸素分子を含むキサントフィル類などに分類される。図14-1に主な2種のカロテノイドを示す。カロテノイドは動物にも含まれるが，動物自体は生合成できないため餌由来のカロテノイドが蓄積・代謝したものである。炭化水素類は石油エーテル類には易溶，アルコール類には不溶である。キサントフィル類は，石油エーテルに難溶，アルコールには易溶である。

　クロロフィル(葉緑素)は，緑色植物の葉，茎，

表 14-1　主な植物色素

色　素	色　調	存　在	溶解性	体調調節作用
カロテノイド ・炭化水素類(カロテン類，リコピンなど) ・キサントフィル類(ゼアキサンチン，クロシン，カプサンチン，アスタキサンチンなど) ・その他	黄〜橙〜赤	ニンジン，トウモロコシ，ホウレンソウ，サツマイモ，クチナシ，カキ，柑橘類，スイカ，パプリカ，海藻，魚介類(サケ，マス，甲殻類，ウニなど)，鶏卵など	脂溶性	プロビタミンA，活性酸素消去，抗酸化，制がんなどの作用
クロロフィル クロロフィルa, b, その他，クロロフィルc(藻類)，バクテリオクロロフィル(細菌)など	緑	葉，茎などすべての緑色部分，藻類など	脂溶性	傷の治癒，細菌の生育阻止，造血，肝機能増進，脱臭などの作用
ポリフェノール系色素 ・フラボノイド系色素(フラボン，フラボノール，オーロン，カルコンなど) ・アントシアニン	淡黄〜黄 橙〜紫〜青	多くの高等植物の植物体全体	脂溶性〜水溶性	ビタミンP，抗酸化，抗腫瘍，肝機能改善などの作用
キノイド	黄〜橙〜紫	紫根のシコニン，アリザリンなど	脂溶性〜水溶性	
ベタレイン	黄〜赤〜紫	ビート，サボテンなど	水溶性	

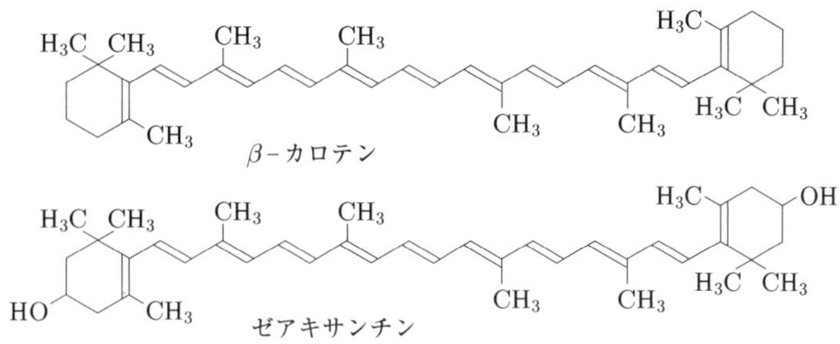

β-カロテン

ゼアキサンチン

図 14-1 主なカロテノイド

未熟果実，根などや，藻類および一部の微生物に含まれている緑色の色素である。図14-2のように，マグネシウムを含むポルフィリン環をもち，動物の血色素（ヘモグロビン）や肉色素（ミオグロビン）の構造に類似しているためポルフィリン系色素と総称される。高等植物ではクロロフィルa，クロロフィルbの2種類しか存在しない。その他，藻類のクロロフィルcや細菌のバクテリオクロロフィルなどが知られているだけである。分子中のマグネシウムは外れてフェオフィチンになりやすく，さらに他の金属に置換することもある。また，アルカリ処理すると水溶性のクロロフィリンに変わる。クロロフィルは水に不溶で，メタノール，エタノール，アセトン，酢酸エチルなどの有機溶媒に可溶である。

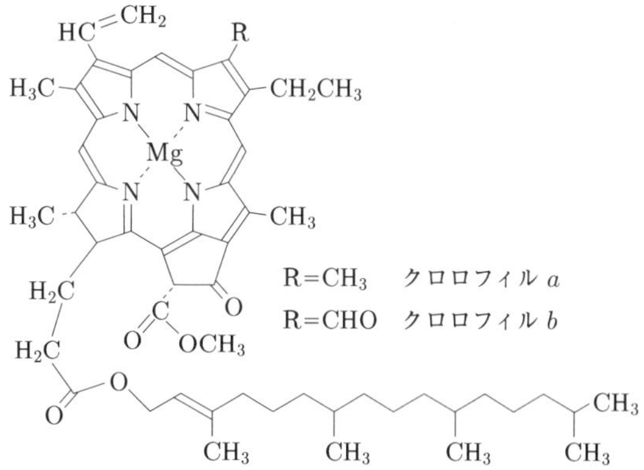

$R=CH_3$　クロロフィルa
$R=CHO$　クロロフィルb

図 14-2 主なクロロフィル

ポリフェノールはベンゼン環にヒドロキシ基（OH基）を複数もつ物質を総称し，膨大な数が知られている。そのうち色をもつポリフェノールは，淡黄～黄色のフラボノイド系色素や橙～紫～青色のアントシアニン系色素などに絞られるが，それでも多様な構造をもつ多くの化合物群が含まれる。フラボノイドはジフェニルプロパノイド（C_6—C_3—C_6）骨格をもつポリフェノールであり，同じ生合成経路で生成することが知られている。フラボノイドのうち色をもつものは，フラボン，フラボノール，オーロン，カルコン，アントシアニジン（アントシアニンのアグリコン）などであるが，アントシアニンは特異な構造と多様な色調をもつことから，別にアントシアニン系色素として分類されることが多い。また，緑茶などに含まれるフラバノール（カテキン）類自体は無色であるが

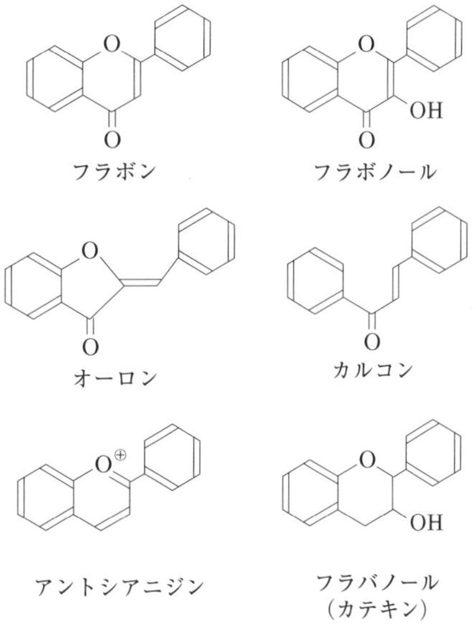

フラボン　　フラボノール

オーロン　　カルコン

アントシアニジン　　フラバノール（カテキン）

図 14-3 主なフラボノイド系色素の基本骨格

紅茶の色素成分の前駆物質でもあるため，ここでは色素関連化合物として取り上げる．図14-3に主なフラボノイド系色素の基本骨格のみ（フェノール性OH基などを省いてある）を示す．一般に，メタノール，エタノールなどの有機溶媒に可溶である．

植物色素は様々な生物学的役割を担っていると考えられている．クロロフィルやカロテノイドは光合成など生物の存在そのものに不可欠で明確な役割を担っているが，フラボノイド系色素に関してはその役割が不明瞭なものが多い．

植物色素は園芸分野では観賞性の要素として重要な価値がある．一方，食品分野では野菜や果実などの鮮度の目安になる．また，食生活を豊かにするため（第2次機能）の天然着色料として利用されてきたが，近年危険性の疑われている合成着色料の代わりとして再度見直されている．さらに，カロテノイドのプロビタミンA作用やヘスペリジンのビタミンP作用をはじめ，抗酸化作用など数々の体調調節作用（第3次機能）が見いだされ，機能性食品素材や医薬品素材としての応用も積極的に考えられるようになってきている（表14-1）．

しかし，いずれの色素成分も，植物体での含量が比較的低く，組成が複雑な場合が多い．また，光，熱，pH，酵素，酸素，共存物に影響され，複雑に分解・変化して退色や変色しやすいなどの共通した特徴があり，取扱いには注意が必要である．したがって，植物体やその加工食品などに含まれる植物色素を検出，分離，同定，定量するためには，①抽出が簡易，②分析時間が短い，③一斉分析ができる，④誘導体化を必要としない，⑤感度が高い（微量分析ができる），などの条件に合った分析手段が望まれる．

以前は，物質の定性・定量分析には，カラムクロマトグラフィー（CC），ペーパークロマトグラフィー（PPC），薄層クロマトグラフィー（TLC）などが用いられていた．特に，TLCは展開が比較的短時間で済み，また結晶性セルロース微粉末（アビセル），ポリアミド，シリカゲル，化学結合型（逆相C18）シリカゲルなど担体の種類が多く，PPCでは分離が困難な物質でもセルロース以外の担体の使用で分離が可能であるなどの長所をもっているため広く使われた．しかし，これらのクロマトグラフィー（CC，PPC，TLC）は，簡便で経済的であるが，試料が比較的多く必要であり，定量性に欠ける，適用物質の範囲が限られるなどの難点があった．

近年，植物色素などの分離・分析には，高速液体クロマトグラフィー（HPLC）が最も適していると考えられるようになった．現在では，ハード面やソフト面が充実し，高性能化したことにより，溶媒に溶解するほとんどの物質に適用できるようになった．さらに，HPLC用の高感度で高選択性の検出器を適切に選択することにより，植物色素摂取後の生体内での吸収や代謝・動態をナノグラムスケールで知ることができるようになった．

14-1 カロテノイド

(1) 高速液体クロマトグラフィー

カロテノイドは一般に酸化されやすく，酸素，熱，光，酸などに対して不安定で，抽出や分離の過程で酸化分解や異性化しやすい．また，生体に含まれるカロテノイドは構造の類似した化合物の混合物であり，しかも抽出の段階で多量の脂溶性物質（油脂類，クロロフィル，ステロイド，テルペノイドなど）が混在することが多いので注意が必要である．カロテノイドのHPLC分析には通常2〜5 mm×100〜250 mmの逆相系カラムを用い，検出波長430〜500 nm，流速0.2〜2.5 ml/minとし，クチナシ色素など水溶性カロテノイドを除いて，低極性に抑えた溶媒系（ジクロロメタン，アセトン，酢酸エチル，テトラヒドロフラン，アセトニトリル，メタノールなど）の組合せによる溶出系を用いる．

14-2 クロロフィル

(1) 高速液体クロマトグラフィー

高等植物のクロロフィルはa, bのみで単純であるが，ほとんどの場合，植物材料中ではカロテ

ノイドやその他の脂溶性物質が共存する。また，生体外に取り出すと，熱，光，酸，アルカリ，酵素クロロフィラーゼなどにより分解されやすい。比較的穏やかな条件でも，マグネシウムの脱離やエピマー化が容易に起こり，強い条件下に置くとさらに激しい変化が加わり，複雑な組成をもたらすことになる。したがって，迅速かつ変性なく分離できる抽出，分析手段が必要になる。HPLC分析には主に2〜5 mm×100〜250 mmの逆相系カラムを用い，検出波長420〜470 nm，654〜658 nm，流速0.2〜2.0 ml/minとし，低極性に抑えた溶媒系（ヘキサン，ジクロロメタン，アセトン，酢酸エチル，2-プロパノール，アセトニトリル，メタノールなど）の組合せを用いる。

14-3　ポリフェノール

(1) フラボノイド系色素

a. 薄層クロマトグラフィー

フラボノイドは高等植物の葉，茎，果実，種子などいたるところに含まれ，多くのポリフェノール成分と共存している。フラボノイドはアグリコン*型でも配糖体型でも存在するため脂溶性から水溶性まで広い溶解性を示す。フラボノイド系色素の分析用TLC担体としてシリカゲル，ポリアミド，アビセルなどを用い，代表的な展開溶媒系としてn-ブタノール-酢酸-水やクロロホルム-メタノールなどを用いる。展開後の成分スポットの検出は色をもっているので目視でよい。また，シリカゲルTLCを用いた場合には濃硫酸による検出も適用できる。まず，共存するポリフェノール成分を紫外線ランプ（365 nm付近）照射下で検出し，その後，塩化アルミニウム-エタノール溶液，塩化鉄(III)-メタノール溶液，スルファニル酸試薬などの適切な呈色試薬を噴霧して各スポットを発色・検出すると効率的である。さらに，異なる溶媒による2次元展開を試みたり，各種検出法を組み合わせたりすることにより各成分が分離・推定され，標品との混合展開などにより確実に同定することができる。担体にセルロースを用いた場合は，PPCと同様なクロマトグラムが得られる。

b. 高速液体クロマトグラフィー

フラボノイド系色素のHPLC分析には主に逆相系カラムを用い，アセトニトリル（またはエタノールやメタノール）と水の基本的組合せに，酢酸（または，リン酸，ギ酸，トリフルオロ酢酸（TFA）など）を少量加えた溶媒系を用いる場合が多い。通常2〜5 mm×100〜250 mmの逆相系カラムが使用され，流速は0.2〜2.0 ml/minで，それぞれの成分に応じたλ_{max}付近の波長（280 nm，310〜360 nm）で検出する。成分の同定は保持時間や標品との混合展開によって，また定量はピーク面積などから行われる。一般に，逆相系カラムを用いた場合，より極性の高いフラボノイド配糖体が相当するアグリコンより速く溶出する。また，アグリコンどうしでは，よりヒドロキシ基の多い方が，ヒドロキシ基の少ないものや，メチル化されたものより溶出が速い。さらに，適切なグラジエントをかけることにより，より複雑な組成のフラボノイド試料の分離が改善できる。

(2) カテキン類

日本で最も広く飲用されている緑茶の主要ポリフェノール成分であるカテキン類は，図14-4に示すような無色のフラボノイド（フラバノール）であり，緑茶に苦渋味（第2次機能）を与えたり，植物ポリフェノールの中でも強力かつ多様な第3次機能を与えることから，注目されている成分である。しかし，熱により異性化されやすく，また酸化酵素により着色した酸化重合物（紅茶の色素成分であるテアフラビン類など）を与える。そのため，茶カテキン類の含量や吸収・体内挙動を知るための有効な分析法が追求されている。

a. 高速液体クロマトグラフィー

カテキン類は水溶性物質で，HPLC分析には主に2〜5 mm×100〜250 mmの逆相系カラムを用い，アセトニトリル（またはエタノールやメタノ

---

*　アグリコン：配糖体の糖にグリコシド結合でつながれている部分。ここでは，フラボノイドの骨格部分をさす。

(−)-エピカテキン (EC)   (−)-エピカテキンガレート (ECg)

(−)-エピガロカテキン (EGC)   (−)-エピガロカテキンガレート (EGCg)

図 14-4 主な緑茶カテキン

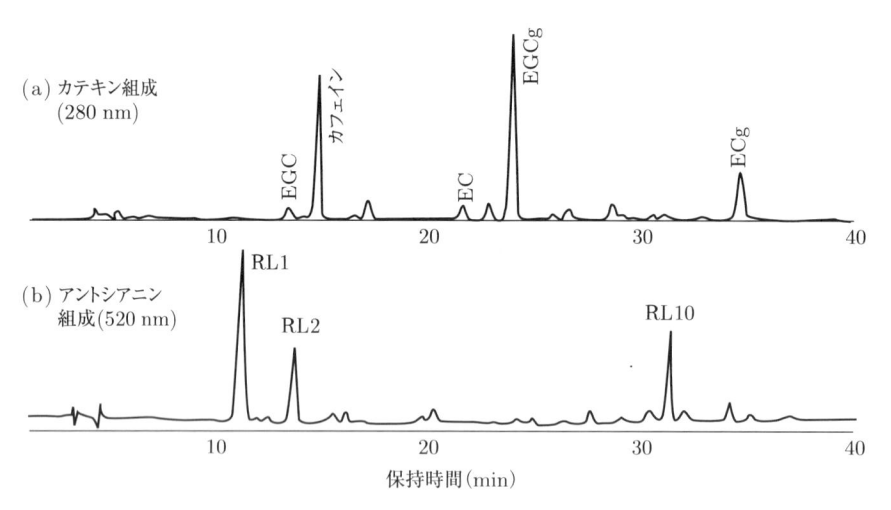

図 14-5 紅花チャ葉の抽出物の HPLC クロマトグラム

ール)と希リン酸(または酢酸など)水溶液を組み合わせた溶媒系を用いる場合が多い。一般に，検出には 231 nm や 270～280 nm，流速は 0.2～2.0 ml/min が用いられる。

カテキンの HPLC 分析の実例として，「紅花チャ」の葉に含まれる成分の HPLC 分析の結果を示す。「紅花チャ」といわれる中国系統のチャは花や葉が赤紫色をしており，その葉には緑茶の通常の成分(カテキンやカフェインなど)以外にアントシアニンが含まれている。そのため，新規機能性食品素材としての可能性があり，有効利用のためにチャ葉成分の HPLC 分析を行う。

紅花チャの乾燥葉を 0.5% TFA-50% アセトニトリル水溶液で撹拌抽出し，ろ過後，0.5% TFA で 2 倍に希釈して HPLC の測定試料とする。HPLC は，Inertsil ODS-3 カラム (4.6 mm × 250 mm)，移動相はアセトニトリル-0.05 M リン酸水溶液の系で 40 分間のグラジエント溶出，フォトダイオードアレイ多波長検出器(PDA)による 280 nm, 520 nm での検出によって(HPLC-PDA

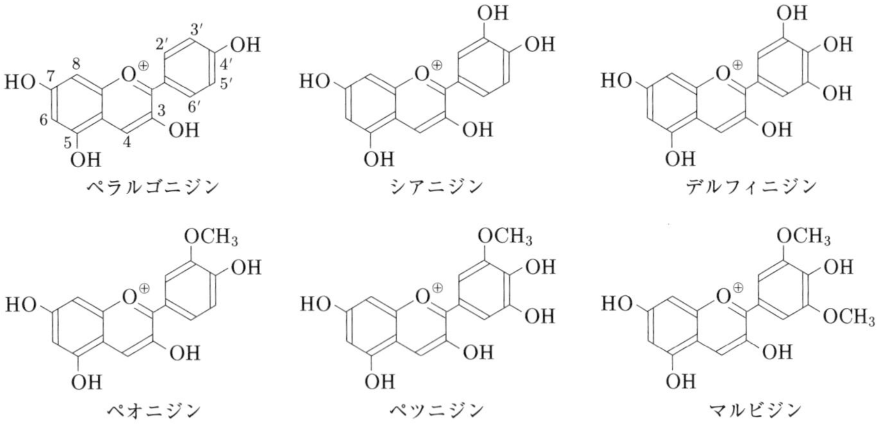

14-3 ポリフェノール

図 14-6 主なアントシアニジン（フラビリウムイオン型）

法），図 14-5 のように，約 10 種類のカテキン（図(a)）とカフェイン，約 10 種類アントシアニン（図(b)）の同時一斉分析が可能である．

（3）アントシアニン

アントシアニンはフラボノイド系色素の一種で，花，果実，野菜などにおける赤，紫，青などの多彩な色調を発現する一群の配糖体である．糖がアントシアニジンに多様に結合し，さらに有機酸などが結合しているものもあり，これまでに800 種近くものアントシアニンが報告されている．しかし，その主なアントシアニジンは図 14-6 に示すようにわずか 6 種類である．

アントシアニンは各種の条件によって構造変化を受け，退色や変色しやすい性質をもつ．色調の変化に与える因子としては，色素自体の化学構造，濃度，色素溶液の pH，熱などの影響や，コピグメント*，金属イオン，酵素，酸素，アスコルビン酸，糖などとの共存下における相互作用がある．したがって，アントシアニン含有食品の調理・加工や貯蔵などの過酷な条件下では，種類によっては分解の割合が高くなることは免れない．

─────
* コピグメント：補助色素．溶液中でアントシアニンがフラボン，フラボノールなどの共存物質（コピグメント／補助色素）と会合し，アントシアニンの色調が青色化，濃色化，安定化する．

a. 高速液体クロマトグラフィー

アントシアニンはほとんどが配糖体なので高極性（水溶性）物質である．溶液の pH により大きく影響を受け，pH が低いときはフラビリウムイオン型で安定であるが，弱酸性から中性にかけては構造変化や水和反応を起こし退色しやすい．したがって，抽出・精製・分析の全過程において，用いる溶媒の pH は常に低く保つ必要がある．HPLC分析は基本的にフラボノイドと同様で，逆相系カラム（2～5 mm×100～250 mm），アセトニトリル（またはメタノール）と水（またはリン酸緩衝液）に酢酸（またはリン酸，ギ酸，TFA など）を加えた溶媒系（pH は 3 以下が望ましい）を用いる場合が多い．検出波長は 280 nm，310 nm，510～530 nm，流速は 0.2～2.0 ml/min である．この条件で，アグリコン部がデルフィニジンのようなヒドロキシ基の多いものや，より多く配糖化されたアントシアニンほど速く溶出し，メトキシ基の多いものやアシル化の進んだアントシアニンほど遅く溶出する傾向にある．

ここでは，紅花チャ葉に含まれるアントシアニンおよびカテキン成分の HPLC-PDA 同時一斉分析の例を図 14-5(b) に示す．紅花チャ葉には，約10 種類のアントシアニンが含まれており，そのうち，主要色素 RL 1, RL 2, RL 10 を分取用逆相系 HPLC で単離・精製できた．

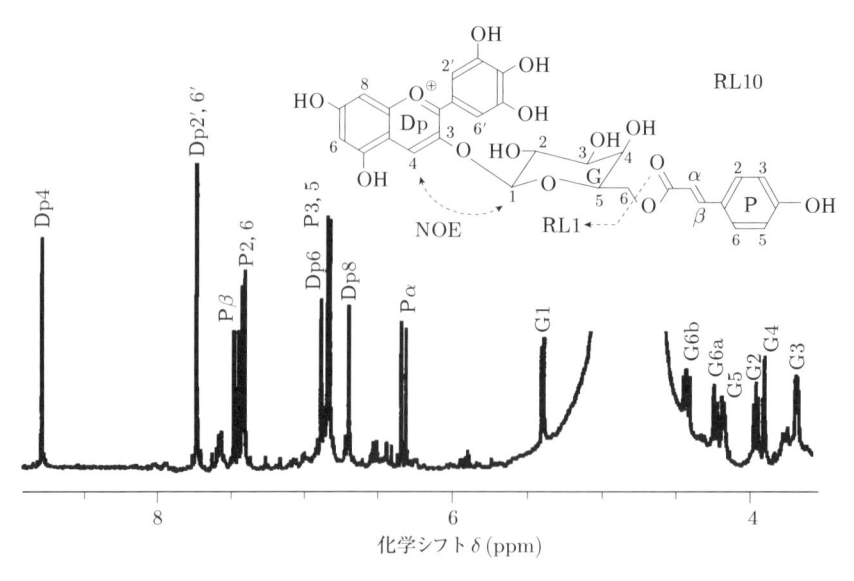

図 14-7 紅花チャ葉のアントシアニン RL10 の ¹H-NMR スペクトル (500 MHz, DMSO-d_6-TFA 中)

b. 核磁気共鳴による構造解析

アントシアニンは強酸性溶液中ではフラビリウムイオン型のみで存在するので，プロトン(¹H)-NMR スペクトル，カーボン13(¹³C)-NMR スペクトルは酸性溶液で測定する方が好都合である。CD₃OD-TFA, DMSO-d_6-TFA, D₂O-DCl, CD₃OD-DCl, DMSO-d_6-DCl などの強酸性の混合重溶媒系に溶解して測定される。

¹H-NMR スペクトル，¹³C-NMR スペクトルのシグナルの帰属は，1次元(1D)スペクトル中のシグナルの化学シフトとスピン結合定数を用いる。多くの糖や有機酸をもつアントシアニンのような複雑な配糖体分子では，帰属が必ずしも一義的に決まらないので，DQF-COSY, HOHAHA (TOCSY), HSQC のような2次元(2D)法の相関解析を補助的に用いて行うのが一般的である。また，糖や有機酸の結合位置は，結合している糖の酸素原子の隣の炭素原子上のプロトンが低磁場シフトすることによりわかる。プロトンどうしが空間的に近い場合はスピン結合がなくても，核オーバーハウザー効果(nuclear overhauser effect : NOE)に基づいた差 NOE, NOESY, ROESY 法などにより，立体的な近接関係の確認ができる(4-2節)。さらに，エステル結合やグリコシド結合のように酸素を介した3結合以上の C—H ロングレンジカップリング関係は HMBC でわかるため，結合位置が明瞭に決定できるようになった。

ここでは，紅花チャ葉の主要アントシアニンの ¹H-NMR スペクトルを例として示す。紅花チャ葉の色素のうち，単離できた RL1, RL2, RL10 を，酸およびアルカリ加水分解，UV-Vis, FAB-MS 測定の結果より，RL1 はデルフィニジン 3-ガラクトシド，RL2 はシアニジン 3-ガラクトシド，RL10 は RL1 に p-クマル酸が1分子結合した分子と推定された。

次に，RL1 と RL10 の詳細な構造を決定するために，¹H-NMR スペクトル，¹³C-NMR スペクトルを測定する。各単離色素を DMSO-d_6-TFA(9:1)に溶解し，500 MHz の NMR 装置で測定する。図 14-7 には，RL10 の 1D ¹H-NMR スペクトルを示す。各プロトンシグナルは，DQF-COSY の相関ピークをもとに帰属を進めた結果，低磁場領域にはデルフィニジン特有(Dp 2′, Dp 6′ と Dp 6, Dp 8 のシングレットシグナル)の1分子のトランス p-クマル酸特有(Pα, Pβ のダブレット，J = 16 Hz ; および P2, P6 と P3, P5 がカッ

プリングした2組のダブレット, $J = 8\text{Hz}$)のシグナルが観察された。また, 高磁場領域には1分子のガラクトピラノースのシグナル(G4のみが $J = 3.1\text{Hz}$ でありエカトリアルプロトンをもつガラクトースであること；G1のシグナルが比較的低磁場でみられ(δ 5.3 ppm), かつ, G1, G2, G3, G6のカップリングが $J = 7.6\sim 8.5\text{Hz}$ と比較的大きいことより, ピラノース型である)が観察された。また, ガラクトースの結合位置は差NOE(G1の照射でDp4に差NOEが観察された)により, Dp3-OHにβ-グリコシド結合していることが判明した。さらに, p-クマル酸の結合位置はRL10のガラクトースメチレンプロトン(G6a, G6b)がRL1のそれより低磁場シフトをしていることより, G6-CH$_2$OHであることを確定した。以上の結果から, RL1はデルフィニジン3-O-β-D-ガラクトピラノシド, RL10は新規化合物のデルフィニジン3-O-β-D-(6-O-(E)-p-クマリル)-ガラクトピラノシドと構造決定された(図14-7)。

引用・参考文献

1) 林孝三 編：「植物色素」, 養賢堂(1988).
2) 中林敏郎, 木村進, 加藤博通 共著：「食品の変色とその化学」, 光琳(1994).
3) 藤井正美, 清水孝重, 中村幹雄 共著：「食用天然色素」, 光琳(2001).
4) 鈴木郁生, 斎藤行生, 豊田正武 共著：「薄層クロマトグラフィーの実際(第2版)」, 廣川書店(1990).
5) 日本分析化学会関東支部 編：「高速液体クロマトグラフィーハンドブック(第2版)」, 丸善(2000).

15 抗酸化性評価

活性酸素をはじめとするフリーラジカルは生体障害の大きな原因の1つであり，老化に密接に関連した疾病，特に生活習慣病とよばれるがんをはじめ，動脈硬化や糖尿病の合併症などを引き起こすと考えられている。一方，生物は活性酸素やフリーラジカルに対して，優れた防御システムを構築することによって自らを守っている。それらの役割を担うものを総称して抗酸化物(質)という。私たちは多種多様な抗酸化物を体内で産生したり，食物から取り入れたりしている。食品に含まれる抗酸化物は，機能の面から次のように分類することができる。

①活性酸素種，フリーラジカルの発生を未然に防ぐ抗酸化物
②フリーラジカルを捕捉，安定化する抗酸化物

ここでは，活性酸素種，フリーラジカルの発生を防いだり，捕捉したりすることのできる成分の活性評価法について説明する。

15-1 活性酸素種の捕捉と発生予防

分子状酸素が4電子還元されて水になる過程で生じるスーパーオキシドアニオン(O_2^-)，過酸化水素(H_2O_2)，ヒドロキシラジカル($\cdot OH$)とそれに一重項酸素($^1O_2$)を加えて，狭義には活性酸素種という。

$$O_2 \xrightarrow{e^-} O_2^- \xrightarrow{e^-} H_2O_2 \xrightarrow{e^-} \cdot OH \xrightarrow{e^-} H_2O \quad (15\text{-}1)$$

このうち最も反応性が高いのが$\cdot OH$で，ほとんど拡散律速で様々な分子と反応する。O_2^-は$\cdot OH$ほど高い反応性はもたないが，$\cdot OH$の前駆体であることから，O_2^-との反応性を有するO_2^-消去物質は，フリーラジカルの性質を有するO_2^-の捕捉とともに，O_2^-よりも反応性の高い活性酸素種の発生を防止する効果を有する。一方，光が当たり高エネルギー状態となった色素(光増感剤)から基底状態の酸素($^3O_2$)がエネルギーを受け取ると，$^1O_2$が発生する。$^1O_2$は不飽和脂肪酸と反応し，脂質過酸化物(ヒドロペルオキシド)を生成する。$^1O_2$の消去物質としてはカロテノイド類などがあげられる。活性酸素種の消去活性評価法として，$\cdot OH$や$^1O_2$の消去活性測定法も開発されているが，ここではO_2^-の消去活性評価法を中心に解説する。

O_2^-の消去活性評価は，酵素スーパーオキシドジスムターゼ(SOD)の活性評価に準じて行われる。

$$2O_2^- + 2H^+ \xrightarrow{SOD} H_2O_2 + O_2 \quad (15\text{-}2)$$

SODはO_2^-を不均化して過酸化水素と酸素に変える反応を触媒するが，食品成分では不均化以外にも様々なO_2^-の捕捉反応が含まれる。

活性評価に必要なO_2^-の生成には，酵素キサンチンオキシダーゼ(XOD)によるキサンチンの酸化反応が利用される。反応溶液には生成したO_2^-を検出するためのプローブを共存させておく。試料を添加していないときのプローブの変化をコントロールとして，各試料を添加した際のプローブ変化の抑制率をその試料が示す阻害率と表現する。通常，試料が50%の阻害を示すときの

濃度(IC$_{50}$)を各試料の活性評価に利用する。一方、本活性測定法において発生した O$_2^-$ は自発的な不均化反応で酸素と過酸化水素に変化している。この自発的不均化反応は酸性領域で速く、生理的 pH 付近(7～8)での速度は $8.5×10^5$～$8.5×10^4$ M^{-1}s^{-1} である。したがって、活性測定に用いる O$_2^-$ と検出プローブとの反応の 2 次反応速度定数は、その不均化反応速度定数よりも大きいことが望ましい。両者がほとんど変わらない場合には、使用するプローブ濃度を高くする必要がある。用いられるプローブは O$_2^-$ との反応で、色が変化する発色プローブ、光を発する化学発光プローブ、蛍光を発する蛍光プローブ、特徴的なラジカル種を生成するスピントラップ剤に分類される。

(1) 吸光光度法による O$_2^-$ 消去活性評価

色の変化で O$_2^-$ を検出する方法は最も典型的な SOD 活性測定法で、現在、食品への適用が可能なプローブとして水溶性テトラゾリウム塩 WST-1 が用いられている(図 15-1)。本プローブは、高い水溶性があり、O$_2^-$ の発生に用いる XOD と相互作用しないなどの特徴がある。本法を測定原理とした市販のアッセイキットも開発され、嗜好性飲料、各種農産物の O$_2^-$ 消去活性の測定に利用されている。測定では、96 穴マイクロプレートに試料溶液 20 μL、WST-1 溶液を 200 μL、XOD 溶液 20 μL を順次添加し、プレートシェーカーで室温にて 10 分間撹拌した後、マイクロプレートリーダーを用いて 450 nm の吸光度を測定する。試料添加時の吸光度を A_{sample}、試料溶液の代わりに純水を添加した際の吸光度を A_{blank1}、XOD 溶液の代わりに緩衝液を用いた際の吸光度を A_{blank2}、XOD 溶液の代わりに緩衝液を加え、かつ試料溶液の代わりに純水を添加した際の吸光度を A_{blank3} とし、次式から各試料の阻害率(%)を求めることができる。なお、SDS などの界面活性剤やアスコルビン酸などの還元物質は、一定濃度以下であれば許容されるが、これら共存物質が WST-1 の発色に直接影響を及ぼす可能性があるため、A_{blank2} の測定が必須である。

$$阻害率(\%) = \frac{(A_{blank1}-A_{blank3})-(A_{sample}-A_{blank2})}{A_{blank1}-A_{blank3}} \times 100 \quad (15\text{-}3)$$

阻害率を試料添加濃度に対してプロットして得られた阻害曲線をもとに各試料の IC$_{50}$ が算出され、O$_2^-$ 消去活性(superoxide anion-scavenging activity: SOSA) (U) が見積もられる。キットでは「WST 還元の 50% 阻害を示す試料溶液 20 μL に含まれる SOD を 1 単位(U)とする」と定義されており、この定義に従って試料重量あたりの SOSA(U) が求められる。

(2) 電子スピン共鳴法による O$_2^-$ 消去活性評価

O$_2^-$ は室温、溶液中では電子スピン共鳴(ESR)シグナル(4-2 節(2))は観測できないが、スピントラップ法を用いることで間接的に測定される。現在用いられている最も汎用性の高いスピントラップ剤は、5,5'-ジメチル-1-ピロリン-N-オキシド(DMPO)である。O$_2^-$ を捕捉した DMPO は特徴的な ESR スペクトルを示すので、ESR 法は O$_2^-$ に対する最も特異性の高い方法といえる(図 15-2)。しかし、生理的条件における DMPO と O$_2^-$ の 2 次反応速度定数は O$_2^-$ の自発的不均

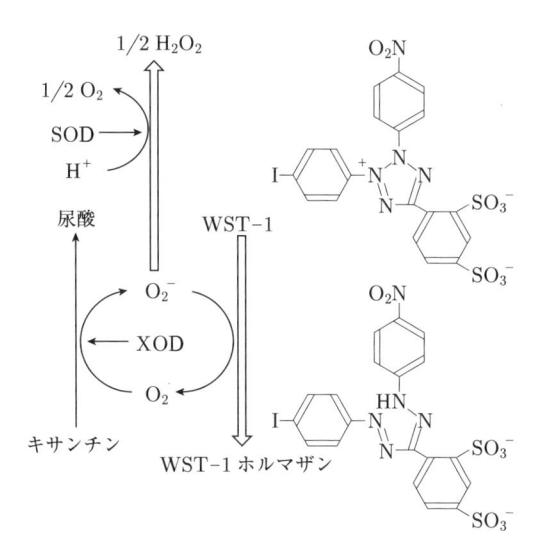

図 15-1 WST-1 を用いた SOD 活性とスーパーオキシドアニオン消去活性評価法の原理

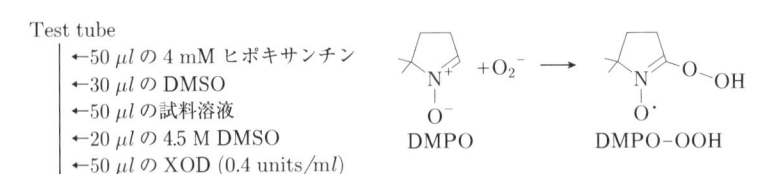

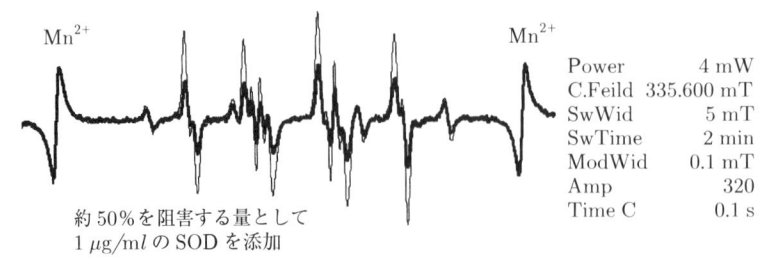

図 15-2 ESRを用いたSOD活性とスーパーオキシドアニオン消去活性評価法
ESRスペクトルにおいて，細線は反応液にSODを添加していないコントロールを，太線は 1 μg/ml の SOD を添加した際の試料溶液のシグナルを示す。

化反応の速度定数に比べて小さく，その結果，反応系に大過剰のDMPOを添加する必要がある（例えば終濃度で 0.45 M）。現在，DMPO を用いた ESR 法は食品の O_2^- 消去活性測定の標準法として幅広く利用されている。

(3) XOD阻害活性評価

酵素 XOD はキサンチン，ヒポキサンチンを酸化する際に O_2^- を生成する。血液の流れが止まった虚血状態では，キサンチンの代謝に関与する酵素キサンチン脱水素酵素（XDH）がその虚血時間に依存してXODに変化している。一方，酸素が供給されないため，ATPの合成が止まり，ATPの分解が進む(式(12-6))。虚血時間が長くなれば，ヒポキサンチン，キサンチンの濃度も上昇する。この状態で血管に再び血液が流れ始め（再灌流），酸素が供給されると，XOD の反応が進行して，局所的に大量の O_2^- が発生する。これは大きな酸化ストレスであり，程度によっては組織の壊死にもつながる。このように，虚血-再灌流は，酸化ストレスを亢進させる大きな原因であると考えられるが，再灌流の際に XOD 活性を阻害できれば，組織の傷害を抑えることが可能となる。このような考え方に基づくと，食品成分の有する XOD 阻害活性も広い意味では，O_2^- 消去活性の一部とみなされる。

XOD 阻害活性測定には，XOD 反応の生成物である尿酸を 295 nm における紫外吸収でモニターするか，反応で消費される酸素量を測定する方法が利用される。尿酸の紫外吸収は試料成分の影響を受けやすいため，酵素反応を停止させてから，高速液体クロマトグラフィー（HPLC）で尿酸を分離分析する方法も提案されている。本原理に基づいて，各種フラボノイドに XOD 阻害活性があることが明らかにされており，今後の研究の進展が期待される。

15-2 フリーラジカルの捕捉と発生予防

フリーラジカルの捕捉活性は様々な方法で評価されるが，反応原理は SET(single electron transfer)機構と HAT(hydrogen atom transfer)機構に大別される。SET 機構とは，抗酸化物がラジカルに1電子を供与することで基質を還元する反応である。この原理に基づく代表的な測定法として，DPPH(1,1-ジフェニル-2-ピクリルヒドラジル)ラジカル消去活性測定法と ABTS(2,2'-アジノ-ビス-(3-エチルベンゾチアゾリン-6-スルホン酸))ラジカル消去活性測定法がある。金属イオン

に対する抗酸化物の還元能力を評価するFRAP（鉄イオン還元能）法やCUPRAC（銅イオン還元能）法などもSET機構に属する。また，HAT機構とは，抗酸化物がラジカルに水素原子を供与することにより基質の酸化を抑制する反応で，脂質過酸化反応において生じるペルオキシラジカル（LOO•）の消去反応がこの代表例である。この原理に基づく代表的な評価法がORAC（活性酸素吸収能）法である。

（1） DPPHラジカル消去活性測定法

DPPHはそれ自体が安定な紫色（520 nm付近に極大吸収をもつ）のラジカルであり，抗酸化物質（水素供与体）が存在すると水素を奪って非ラジカル（淡黄色）に変化し，見かけ上は紫色がしだいに退色する（図15-3）。したがって，分光光度計を用いて簡単に，食品やその成分のラジカル消去能を測定することができる。具体的には，試料溶液とDPPH溶液を混合し，反応後の517 nmにおける吸光度A_sを測定する。試料溶液の代わりにエタノールを添加した場合の吸光度をコントロールA_cとし，またDPPH溶液の代わりにエタノールを添加した場合の吸光度をブランクとする。コントロールの吸光度A_cに対する試料添加時の吸光度の減少$A_c - A_s$をもとに，式（15-4）によって阻害率（％）を求めることができる。

$$阻害率（\%）= \frac{A_c - A_s}{A_c} \times 100 \quad (15\text{-}4)$$

得られた阻害率を試料添加濃度に対してプロットすることにより，試料のIC_{50}が算出される。同様の手順で標準物質であるトロロックス（水溶性ビタミンE誘導体）のIC_{50}を求め，式（15-5）を用いて，各試料のトロロックス等価活性（TEAC）値を算出する。

$$TEAC = \frac{トロロックスのIC_{50}}{試料のIC_{50}} \times 100 \quad (15\text{-}5)$$

試料のもつ色が測定を妨害する場合には，HPLCでDPPHラジカルを分離分析して，その残存量から消去能を測定する。DPPHラジカルは

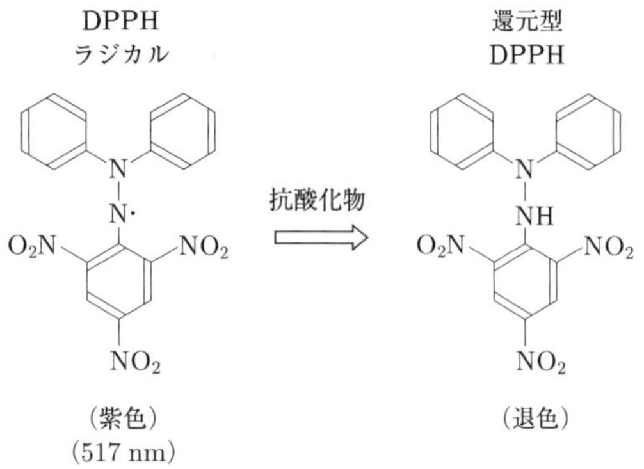

図15-3 DPPH（1,1-ジフェニル-2-ピクリルヒドラジル）ラジカルの反応

ESRにおいて5本の超微細分裂を示す（図4-16）。しかし，溶媒の極性が高くなると（エタノールでは終濃度50％以下になると），分裂線がブロードになり，そのフリーラジカルの構造が変化していることがわかる。したがって，DPPHラジカルを用いたフリーラジカル消去活性の測定には，溶媒の極性を常に考慮しておく必要がある。

（2） ABTSラジカル消去活性測定法

試料の極性が極めて高く，エタノールの添加が困難な場合には，完全な水溶液でも評価が可能なABTSラジカルを用いるのが有効である。ABTSラジカルは，過酸化水素とメトミオグロビン，あるいはペルオキシダーゼを組み合わせて発生させる場合や，ペルオキソ二硫酸カリウムを用いる場合がある。ラジカルは特徴的な青緑色を呈するが，抗酸化物の作用を受けると退色する（図15-4）。

測定は，試料溶液とABTS溶液を混合し反応させた後，溶液の730〜750 nmにおける吸光度A_sを測定する。阻害率は，DPPHラジカルと同様に式（15-4）により算出し，得られた阻害率をもとに試料溶液のIC_{50}を求めた後，同様の手順によって求めた標準物質トロロックスのIC_{50}をもとに，試料のTEAC値を式（15-5）により算出する。なお，ABTS法とDPPH法によるラジカル消去活性はともにTEAC値を用いて評価されるが，ABTS法の別名としてTEAC法という名称が用いられる場合がある。

図 15-4 ABTS (2,2′-アジノ-ビス-(3-エチルベンゾチアゾリン-6-スルホン酸))ラジカルの反応

(3) 活性酸素吸収能法

HAT機構による測定の代表例として活性酸素吸収能(ORAC)法がある。ORAC法はアメリカの国立老化研究所のカオ(G. Cao)らによって開発された方法である。ORAC法では，AAPH(2,2′-アゾビス-(2-アミノプロパン)二塩酸塩)から発生するペルオキシラジカル存在下で，蛍光プローブであるフルオレセイン(励起波長：$\lambda_{ex}=485\,nm$，検出波長：$\lambda_{em}=515\,nm$付近)が分解される過程を経時的に測定する(図15-5)。

抗酸化物質が共存すると蛍光強度の低下が抑えられるため，この遅延効果を評価する。測定にはトロロックスを基準物質として用い，既知濃度のトロロックス存在下での蛍光強度の経時変化曲線の曲線下面積(AUC)と非存在下(ブランク)でのAUCの差(net AUC)を求める。得られたnet AUCをx軸に各トロロックス濃度をy軸にプロットすることにより，トロロックス検量線を作成する。次に，被検溶液の測定を行い，得られたnet AUCをトロロックス検量線に代入することによりORAC活性が求められる。なお，AAPHからのラジカル生成(分解)は反応温度の影響を強く受けることから，測定は温度制御可能な蛍光マイクロプレートリーダーを用いて37℃で行われる。試料はAWA溶液(アセトン：水：酢酸=70：29.5：0.5，v/v/v)に溶解して用いられることが多いが，試料の脂溶性が高く溶解が困難な場合にはランダムメチル化β-シクロデキストリン，2-ヒドロキシプロピル-β-シクロデキストリンなどで可溶化して測定が行われる。

(4) ロダン鉄法・チオバルビツール酸法

ORAC法以外にも，脂質の過酸化によって生成する脂質過酸化物(ヒドロペルオキシド)を測定する方法がある。脂質過酸化物はアルコキシラジカルなどの酸素ラジカルの発生源となりやすい。したがって，脂質過酸化物の生成抑制は，フリーラジカルの発生予防として抗酸化能の指標となる。ロダン鉄法は，脂質過酸化物により2価の鉄(Fe^{2+})が3価の鉄(Fe^{3+})へ酸化され，その3価の鉄がチオシアン酸アンモニウムと反応して赤色のチオシアン酸鉄(Ⅲ)(ロダン鉄，$Fe(SCN)_3$)を生じることを利用している。

$$LOOH + Fe^{2+} \longrightarrow LO^{\cdot} + HO^{-} + Fe^{3+} \quad (15\text{-}6)$$

$$Fe^{3+} + 3SCN^{-} \longrightarrow Fe(SCN)_3 \quad (15\text{-}7)$$

ここで，LOOHは脂質過酸化物，$LO^{\cdot}$はアルコキシラジカルである。この反応溶液500 nmにおける吸光度を測定し，脂質過酸化物の生成量の指標とする。抗酸化物が含まれた系では，その活性に依存して脂質過酸化物の生成量が抑制される。

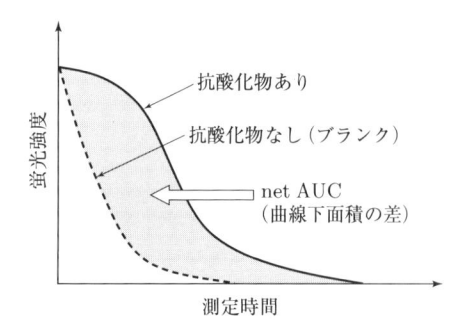

図 15-5 ORAC測定における蛍光強度の時間変化 37℃，フルオレセイン($\lambda_{ex}=485\,nm$，$\lambda_{em}=515\,nm$)

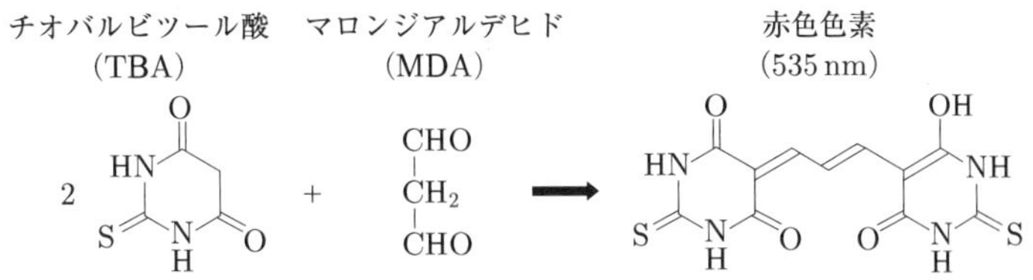

図 15-6　TBA 法の反応機構

　脂質過酸化度の評価には，チオバルビツール酸(TBA)を用いた方法も利用される。TBA法では，脂質過酸化物の分解により生成するマロンジアルデヒド(MDA)やMDA様物質が，酸性条件下で2分子のTBAと反応し生じる赤色色素を測定(535 nmにおける吸光度)することにより評価される(図15-6)。

引用・参考文献

1) 篠原和毅, 鈴木建夫, 上野川修一 編著：「食品機能研究法」, 光琳(2000).
2) 石川洋哉 他：FFIジャーナル, **215**, 5-16 (2010).
3) 川岸舜朗 編著：「食品中の生体機能調節物質研究法（生物化学実験法38）」, 学会出版センター(1996).

索　引

■ 欧文

AAPH　202
AB 10 B　127
ABTS　201
ATR　88
CBB G-250　127
CBB R-250　76, 79
CE　80, 135, 157, 178, 181
CGE モード　83
COLOC　97
COSY　97
CZE　80
CZE モード　81
DART　112
DMPO　199
DPPH　201
DQF-COSY　196
ECN　148
EIA　120
EKC　80
EKC モード　82
ELISA　121
EOF　81
EPR　98
ESR　98, 199
FAO　19
GC　63, 145, 148, 149, 155, 176, 185
GC/MS　71, 102, 187
GC-MS　71, 102, 187
GPC　57
HAT 機構　200
HMBC　196
HOHAHA　196
HPLC　47, 50, 133, 147, 148, 150, 155, 167, 176, 179, 192, 193, 195
HSQC　196
ICP　36
IMP　181
IR　86
LC　47
LC/MS　102
LC-MS　102
MDA　203
MEKC　82
MS　102
NDA 法　131
NMR　90, 97, 98
NOE　96, 196
NOESY　196
OPA 法　131
ORAC　202
PAGE　77
pH ガラス電極　31
PTH 誘導体化　137
qNMR　98
ROESY　196
SDS　76
SDS-PAGE　75, 76
SDS ミセル　83
SET 機構　200
SOD　198
SP 値　57
TAE 緩衝液　77
TBE 緩衝液　77
TEAC　201
TLC　62, 143, 193
TOCSY　196
XOD　198, 200
β-カロテン　162, 163
β-ヨノン構造　163

■ あ 行

アガロースゲル電気泳動　77
アグリコン　193
L-アスコルビン酸　167
アミドブラック 10 B　127
アミノ酸シーケンサー法　136
アミノ酸分析　125
アミログルコシダーゼ　16
アミロース　159
アミロペクチン　159
アルカリ加水分解　131
アンスロン硫酸法　153
アントシアニン　195
アントシアニン系色素　191
イオン活量　30
イオン化法　104
イオン化率　36
イオン交換カラムクロマトグラフィー　143
イオン交換クロマトグラフィー　55
イオン交換モード　177
イオンセンサー　31
イオン選択性電極法　30
イオン対逆相クロマトグラフィー　180
イオントラップ型質量分析計　108
イオン排除モード　177
異臭成分　188
イソクラティック溶出法　50
移動相　47
移動速度　74
イノシン酸　181
イムノブロット法　76
陰イオン交換クロマトグラフィー　179
インジケーター酵素反応　118

索　引

ウエスタンブロッティング　76
うま味成分　181
栄養表示基準　3, 14, 15
液体クロマトグラフィー　47
エドマン分解法　131, 136
エネルギー　18
エネルギー換算係数　18
炎光光度検出器　70
塩酸加水分解　129
円錐四分法　4
塩析　183
エンドポイント法　116
遅れ係数　83
オフフレーバー　188
オルトフタルアルデヒド　127

■ か 行

カイザー　87
外部磁場　91
化学干渉　35
化学シフト　91, 92
化学発光法　29
過ギ酸酸化　130
核オーバーハウザー効果　96
核酸　179
核磁気共鳴法　90, 196
過酸化物価　140
過シュウ酸エステル化学発光　30
ガス感応電極　32
ガスクロマトグラフ　63
ガスクロマトグラフィー　63, 145, 148, 149, 155, 176, 185
ガスクロマトグラフ質量分析法　71, 102, 187
ガスクロマトグラム　64
ガスセンサー　32
活性化因子　115
活性原子核　90
活性酸素　198
活性酸素吸収能法　202
カテキン類　193
荷電　74
加熱乾燥法　7
ガラス製秤量容器　8
カラム　49
カラムクロマトグラフィー　47, 48, 143
カラム濃縮法　184
カールフィッシャー法　9
カロテノイド　190, 192
カロテン　163

簡易指標　181
還元糖　153
乾式分解法　169
乾燥助剤法　7, 8
緩和　91
希酸抽出法　170
キサンチンオキシダーゼ　198
基質特異性　114
気体セル　88
逆相クロマトグラフィー　54
逆相モード　177
キャピラリーカラム　64, 66
キャピラリーゾーン電気泳動　80
キャピラリー電気泳動法　80, 135, 157, 178, 181
キャリヤーガス　63
吸光係数　23
吸光光度法　21, 22, 170, 199
吸光度　23
吸光度検出器　59
吸光度測定法　23
吸光分析　22
吸収スペクトル　23
吸着カラムクロマトグラフィー　143
吸着係数　48
キュベット　24
競合法　121
共存元素　38
共鳴　90
共鳴周波数　91
共役　118
キレート剤　168
均一EIA法　121
近赤外スペクトル　40
銀染色法　76
駆動力　74
クマシーブリリアントブルーG-250　127
クマシーブリリアントブルーR-250　76, 79
グラジエント溶出法　50
グリセリド分子種　148
クロマトグラフ　47
クロマトグラフィー　47
クロマトグラム　47
クロロフィル　190, 192
蛍光　27
蛍光・化学発光分析法　26
蛍光検出器　60
蛍光光度法　27

蛍光スペクトル　27
蛍光染色法　76
蛍光法　127
蛍光量子収率　28
ケイ砂　9
けいそう土　9
結合定数　95
ケミカルシフト　92
ケモメトリックス　44
ゲル浸透クロマトグラフィー　57
ケルダール法　10
ゲル電気泳動法　75
減圧加熱乾燥法　7
減圧水蒸気蒸留法　184
減圧連続蒸留抽出法　185
けん化　138
けん化価　138
原子吸光分析法　33, 171
検出限界　76
恒温分析法　72
香気成分　183, 188
抗酸化性評価　198
酵素　114
酵素-HPLC法　15, 16
酵素活性　115
酵素キット法　151, 154
高速液体クロマトグラフィー　47, 50, 133, 147, 148, 150, 155, 167, 176, 179, 192, 193, 195
酵素-重量法　14, 15
酵素センサー　32
酵素的サイクリング法　119
酵素電極　32
酵素分析法　116
酵素免疫測定法　120
光電子増倍管　24
高分解能マススペクトル　109
国際連合食糧農業機関の推奨法　19
固相EIA法　120
固相抽出法　129, 184
固相ミクロ抽出法　185
固定相　47
コピグメント　195
コールドオンカラム注入法　69
コレステロール　149

■ さ 行

酢酸マグネシウム添加灰化法　17

索　引

差スペクトル　43
サリチル酸添加改良ケルダール法　10
酸価　140
酸化防止剤　162
サンドイッチ法　121
サンプリング　3
酸分解法　13
紫外・可視分光分析法　21
紫外吸収法　126
色素　190
色素結合法　127
磁気モーメント　91
ジクロロフルオレセイン法　145
2,3-ジケト-L-グロン酸　167
示差屈折検出器　60
脂質　12, 138
脂質過酸化物　202
脂質定量　20
四重極型質量分析計　38, 107
湿式分解法　169
質量分析法　102
至適pH　114
至適温度　114
磁場　91
磁場型質量分析計　106
脂肪酸メチル　146
指紋領域　90
重水素交換反応　93
充填カラム　64, 66
自由誘導減衰　91
縮分　3, 4
順相クロマトグラフィー　54
常圧加熱乾燥法　7
昇温分析法　72
硝酸態窒素　10
蒸留法　10
植物色素　190
植物ステロール　149
食物繊維　14
試料調製　3, 5
試料の保管　7
伸縮振動　87
親水性相互作用クロマトグラフィー　180
振動スペクトル　86
水素炎イオン化検出器　69, 145
水分　7
水分定量条件　8
水溶性食物繊維　14, 159

ステップワイズ溶出法　50
スーパーオキシドアニオン　198
スーパーオキシドジスムターゼ　198
スピン結合定数　93
スピン-スピンカップリング　93
スピントラッピング法　101
スプリット注入法　68
スプリットレス注入法　68
スペクトル干渉　38
赤外線　86
赤外分光分析法　86
積分値　93
絶対検量線法　61
セル　24
染色法　76
全浸透限界　57
選択イオンモニタリング法　72
選択係数　31
鮮度指標　181
相対移動度　77
総有機酸量　175
阻害率　201
粗脂肪　141
粗タンパク質　125
ソックスレー抽出法　12
ソモギ-ネルソン法　153

■ た 行

多価イオンピーク　103
炭化　18
ダンシル法　131
炭水化物　18, 152
タンデム型質量分析計　108
タンパク質　10, 125
タンパク質定量　19
チアミン　165
チオバルビツール酸法　202
窒素含量比率　10
窒素・タンパク質換算係数　10
中空陰極ランプ　33
チューニング　40
直接灰化法　17
抵抗力　74
定性分析　60, 100
ディットマー試薬　145
低分子水溶性食物繊維　14
定量NMR　98
定量分析　60, 101
テトラゾリウム塩　199

デヒドロアスコルビン酸　167
デュマ法　11
テーリング　61
電位　30
電位勾配　75
電気泳動移動度　81
電気泳動法　74, 84
電気化学検出器　60
電気浸透流　81
電気二重層　81
電子常磁性共鳴　98
電子スピン共鳴　98, 199
電子捕捉型検出器　70
デンプン定量　158
同位体イオンピーク　103
透過度　23
透過率　23
糖質　152
動電クロマトグラフィー　80
トコトリエノール　163
トコフェロール　163
トータルイオンクロマトグラム　72
トーチ　36
ドデシル硫酸ナトリウム　76
ドラーゲンドルフ試薬　145
トランス型脂肪酸　146
トランスメチル化　146, 147
トリメチルシリル化　149
トロロックス等価活性　201

■ な 行

内標準法　61, 73
内標準補正　38
難消化性オリゴ糖　14
におい閾値　187
におい鍵化合物　188
ニコルスキーの式　31
2次元NMR　97
ニンヒドリン試薬　145
ヌクレオシド　179, 181
ヌクレオチド　179, 181
ヌジョール法　88
熱安定α-アミラーゼ　15
熱伝導度検出器　69
熱量　18
ネブライザー　36
ネルンストの式　30
燃焼法　11

■ は 行

排除限界　57

灰分　17
薄層クロマトグラフィー　62, 143, 193
波数　87
発光　26
ハプテン　120
バンスライク法　125
反応速度法　117
ビウレット法　126
光分析法　21
非競合法　121
飛行時間型質量分析計　107
ビタミン　161
ビタミンA　162
ビタミンB₁　165
ビタミンC　167
ビタミンE　163
非タンパク態窒素　10
ヒドラジン法　167
ヒドロキシラジカル　198
ヒドロペルオキシド　140, 202
非破壊分析　40, 174
非分光学的干渉　38
微分スペクトル　43
標準添加法　74
ピロガロール　162
ファンディムーターの式　65
フェナシル誘導体　147
フェノール試薬　126
フェノール硫酸法　152
フェーリング液　153
ブーゲの法則　22
ブーゲ-ベールの法則　23, 33
不けん化物価　140
蓋付アルミ製秤量容器　8
ブチルエステル誘導体化法　176
物理干渉　35
不溶性食物繊維　14, 159
フラグメンテーション　103, 109
フラグメントイオンピーク　103
プラスチックフィルム法　7
フラボノイド系色素　191, 193
ブランチング　161
フリーラジカル　198
ふるい効果　76
プレカラム法　60, 166
フレーム法　34

フレームレス法　34
プロスキー変法　14, 15, 159
プロスキー法　14, 15
プロテアーゼ　16
プロビタミンA　162
分光学的干渉　35, 38
粉砕　5
分子イオン　38
分子イオンピーク　103
分子凝集エネルギー　57
分配係数　51, 64, 65
分配比　65
分配平衡　51
分別定量　155
分離係数　52
分離効率　65
分離度　52
平面クロマトグラフィー　47, 62
ヘッドスペースガス分析法　184
ペーパークロマトグラフィー　62
ヘプタデカン酸　146
ペプチド　133
ベールの法則　23
ヘンダーソン-ハッセルバルヒの式　25
ペンタデカン酸　146
補因子　114
補酵素　114
保持時間　52
保持指標　72
ポストカラム法　60, 166
補正保持時間　65
ポリアクリルアミドゲル電気泳動　77
ポリフェノール　193
ポリフェノール系色素　190
ホルモール滴定法　125

■ ま 行

マイクロウェーブ分解　170
前処理　50
膜電位　30
摩砕　5
マジョニア管　13
マスクロマトグラム　72
マススペクトル　71, 73, 102, 103

マトリックス　104
マトリックス干渉　39
マロンジアルデヒド　203
ミカエリス-メンテンの機構　115
ミセル動電クロマトグラフィー　82
ミネラル　169
無機質　169
メチル化　146, 147
モノクロメーター　24
モル吸光係数　23

■ や 行

有機酸　175
誘起磁場　92
誘導結合プラズマ質量分析法　36, 172
誘導体化　60
ヨウ化カリウム　140
ヨウ素価　140
ヨウ素法　145
溶媒抽出法　183
溶媒分画法　142
溶離液　48
予備乾燥　6
予備脱脂　6
予備灰化　18

■ ら 行

ライブラリー検索　72
ラインウィーバー-バークの式　116
落差法　84
リーディング　61
硫酸法　145
利用可能炭水化物　20
理論段数　53, 65
燐光　27
ルシゲニン　29
ルミネッセンス　26
ルミノール　29
励起エネルギー　91
レイン-エイノン法　153
レチノール　162
レムリ法　76
ローダミン6G法　145
ロダン鉄法　202
ロフィン　29
ローリー法　126

編者略歴

松 井 利 郎
1986年 九州大学農学部食糧化学工学科卒業
1991年 九州大学大学院農学研究科博士課程修了
現 在 九州大学大学院農学研究院教授，農学博士

主要著者
機能性食品の科学（分担執筆，産業技術サービスセンター）
試料分析講座（分担執筆，丸善出版）
機能性食品（分担執筆，技術情報協会）
Biologically Active Food Proteins and Peptides in Health—Fundamental and Clinical Aspects（分担執筆，Wiley Blackwell）
Natural Bioactive Molecules: Impacts and Prospects（分担執筆，Narosa Publishing House）

松 本 清
1969年 九州大学農学部食糧化学工学科卒業
1974年 九州大学大学院農学研究科博士課程修了
現 在 九州大学名誉教授，農学博士

主要著者
図説フローインジェクション分析法（分担執筆，廣川書店）
機器分析入門 改訂3版（分担執筆，南江堂）
新・食品分析法（分担執筆，光琳）
食品成分のはたらき（分担執筆，朝倉書店）

Ⓒ 松井利郎・松本清 2015

2006年4月6日 初版発行
2015年7月10日 改訂版発行
2025年3月26日 改訂第8刷発行

食 品 分 析 学
機器分析から応用まで

編 者 松 井 利 郎
　　　 松 本 清
発行者 山 本 格

発行所 株式会社 培 風 館
東京都千代田区九段南4-3-12・郵便番号102-8260
電話(03)3262-5256(代表)・振替 00140-7-44725

港北メディアサービス・牧 製本

PRINTED IN JAPAN

ISBN978-4-563-07364-0 C3077